보조기학 이해하기 쉬운 임상적 접근

Orthotice *A Comprehensive Clinical Approach*

보조기학

이해하기 쉬운 임상적 접근

안덕현 · 장문영 · 정도영 · 황기철 옮김

Orthotics

A Comprehensive Clinical Approach

Joan E. Edelstein · Jan Bruckner

영 문 출 판 사

■ 옮긴이
안덕현 인제대학교 의생명공학대학 물리치료학과 교수
장문영 인제대학교 의생명공학대학 작업치료학과 교수
정도영 순천제일대학 의료보장구과 교수
황기철 영동대학교 작업치료학과 교수

Orthotice A Comprehensive Clinical Approach
by Joan E. Edelstein, Jan Bruckner
The original English language work has been published by SLACK Incorporated Company
Philadelphia, Pennsylvania, U.S.A

보조기학

이해하기 쉬운 임상적 접근

2006년 10월 25일 초판인쇄
2006년 10월 28일 초판발행

지은이 : Joan E. Edelstein, Jan Bruckner
옮긴이 : 안덕현 외
발행인 : 박 병 조
발행처 : 도서출판 영문출판사
등 록 : 1987년 12월 21일 제2-419호
주 소 : 서울시 강남구 삼성동 69-1
전 화 : (02) 514-5590, 776-5590
팩 스 : (02) 756-8943
E-mail : yeongmunsa@empal.com
정 가 : 25,000원
ISBN 89-7224-136-9 93510

목 차

역자서문 ··· vii

감사의 글 ··· ix

저자소개 ··· xi

서문 ··· xiii

1장 보조기학 개론(Introduction to Orthotics) ··· 1

2장 발 보조기(Foot Orthoses) ··· 21

3장 단하지보조기(Ankle-Foot Orthoses) ··· 45

4장 장하지보조기와 슬관절보조기(Knee-Ankle-Foot Orthoses and Knee Orthoses) ··· 69

5장 하반신마비 환자와 고관절 질환을 위한 보조기(Orthoses for Paraplegia and Hip Disorders) ··· 91

6장 하지보조기를 위한 평가 절차(Evaluation Procedures for Lower-Limb Orthoses) ··· 115

7장 체간 및 경부보조기(Trunk and Cervical Orthoses) ··· 125

8장 상지보조기(Upper-Limb Orthoses) ··· 147

9장 화상과 기타 연부조직 장애를 위한 보조기 (Orthoses for Burns and Other Soft Tissue Disorders) ··· 165

10장 목표 설정과 치료 계획(Goal Setting and Treatment Planning) ··· 177

찾아보기 ··· 185

역자서문

보조기학을 처음 접한 지가 20여년 전인데 아주 빠르게 지난 것 같다. 배울 때나 가르칠 때나 늘 쉬우면서 이해가 빠른 새로운 책을 접하지 못해 아쉬움이 많았다. 그러던 중 모처럼 소화하기가 좋고 맛있는 책을 만나게 되어 번역에 대한 욕심이 생기게 된 것이 이 책이었다.

Edelstein JE와 Bruckner J는 모두 물리치료사로 물리치료사적인 관점에서 보조기의 제작원리 및 특징에 대하여 상세히 기술하였다. 두 저자는 실제 병원에서의 경험과 제작과정의 직접적 참여에 따른 생동감 있는 기술을 하였고, 각 신체 부위별 보조기적 접근을 통해서 독자로 하여금 쉬운 이해가 될 수 있도록 기술하였다. 또한 이 책의 큰 장점은 각 장의 끝에 사례연구에 대한 질문을 던지고, 두 명의 현직 보조기제작사의 서로 다른 견해를 예로 들어주며 바른 적용에 대한 고정된 정답이 아닌 여러 가지 적용을 생각하게 하는 점이다. 이것은 주입식 또는 암기식으로 본 과목을 대하는 물리 · 작업치료학과 학생들의 사고에 폭을 넓혀줄 것이다.

본 원서의 번역은 임상 경험이 풍부한 물리 · 작업치료학과, 의료보장구과의 교수진으로 구성되었으며 각 영역별로 전문적인 지식을 바탕으로 작업에 임하였고 한 용어를 선정할 때에도 신중을 기하여 논의를 통해 작성하였다. 그러나 어려운 부분은 현재 사용되는 보조기 관련 용어들이 여러 내용으로 혼용되거나 명확하게 정해진 용어도 없는 경우가 있었다. 따라서 이 경우 의미전달에 중점을 두어 용어를 정의하여 사용하였고, 최초 사용 시에는 영어 원어를 같이 병용해서 기술하여 혼돈을 최소화하려고 하였다. 앞으로 좋은 번역서를 만들기 위해서 잘못된 부분을 계속 수정해 나갈 것이며, 이를 읽게 될 독자들의 비평을 겸허하게 받아들이고 수정할 것이다.

우리의 삶을 지키시고 좋은 길로 인도하시는 하나님께 늘 감사드리며, 항상 늦게 귀가하는 남편을 변함없이 따뜻하게 맞아주는 아내와 늘 귀엽기만 한 딸과 아들에게 고맙다는 말을 전하고 싶다. 또한 이 책을 출간하기까지 도움을 주신 영문출판사 박병조 사장님과 편집진들의 수고에 감사의 말을 전한다.

2006. 9.
김해공항이 내려다보이는 전망 좋은 곳에서
역자 대표

감사의 글

우리는 이 책을 만드는 기간 동안 Michael Carasik과 Haskell Edelstein의 격려, 조언, 예견을 해 준 것에 진심으로 감사함을 전한다. 꿈을 현실로 만들 수 있게 책을 만드는데 끊임없는 협력을 제공한 SLACK 출판사의 John Bond, Amy Drummond, Carrie Kotlar에게 감사한다. Nicole Barbagello는 부록의 제작에 도움을 주었다. 우리의 전문가적 통찰력을 갖게 만들어준 은사님들, 환자들, 동료들에게 매우 감사한다. 마지막으로, 임상 경험의 실행적인 측면과 연구적인 측면이 조화를 이루기 위해 우리와 함께 계속적으로 도전했던 학생들의 기여에 감사를 전한다.

저자 소개

Joan E. Edelstein(MA, PT, FISPO)은 보조기학과 의수족학 분야에서 세계적으로 알려져 있다. 뉴욕대학교를 졸업 후에 그녀는 Children's Division of the Institute of Physical Medicine and Rehabilitation에서 임상 경험을 시작하였고, 이 기관은 후에 Rusk Institute of New York University로 개명하였고, 물리치료실 실장이 되었다. Madison 시에 위치한 위스콘신 대학교의 교원으로 합류하기 위해 방문했을 때 그녀 경력의 학문기가 시작되었다. 뉴욕으로 돌아와서, 그녀는 후에 Department of Orthopedic Surgery와 the School of Education으로 분리된 공학대학의 New York University's Prosthetics and Orthotics Program에서 주임 연구자가 되었다.

그녀는 상지, 하지, 체간을 보조하기 위한 다양한 범위의 의수족과 보조기의 실험실 연구와 임상 실험을 지휘하였다. 의사, 물리 · 작업치료사, 보조기제작사, 의수족제작사, 재활상담가들을 위한 졸업 후 교육과정에서 매우 열정적인 강의를 하였다. 그녀는 대학 졸업 후 보조기학과 의수족학 분야의 교과 과정을 만든 개척자이다. New York University's Prosthetics and Orthotics Program에 관여하고 있고, 뉴욕 시에 있는 Columbia University의 College of Physician and Surgeons에서 물리치료학과의 부교수로 있으며 물리치료 프로그램을 관장하고 있다.

대학에서 교수의 역할을 뛰어넘어 Scientific Merit Review Board of the Department of Veterans Affairs(퇴역군인회의의 과학적 업적 평가 기관)의 위원으로 활동하고 있다. 그녀는 Archives of Physical Medicine and Rehabilitation, Journal of the Association of Children's Prosthetic-Orthotic Clinics, Journal of Rehabilitation Research and Development, Physical and Occupational Therapy in Geriatrics의 편집자와 편집위원으로 활동하고 있다. 그녀는 Fellow of the International Society for Prosthetics-Orthotics의 주요 구성원이다.

Edelstein 교수는 남미, 유럽, 아프리카, 중동으로 각 과정을 소개하고 있다. 그녀는 전문적인 회의에서 주요 연설가로 활동한다. 전문저서, 수많은 논문, 책 중간 저자, 학위논문지도 등 모든 영역에서 전문가의 역할을 하고 있다.

Jan Bruckner(PhD, PT)는 1977년부터 임상 경험을 시작하였다. 그녀는 1975년에 뉴욕에 있는 Columbia University의 Barnard College의 인류학 학사학위를 취득했고, 1977년에 메사추세추주에 있는 Boston University의 Sargent College에서 물리치료의 이학석사학위를 취득하였다. 그녀는 1년 동안 뉴욕에 있는 Rochester 노인 요양원에 종사하였고, 미국 평화단(US Peace Corps.)에 합류하였다. Barbados에서 2년 6개월 동안 노인, 소아, 스포츠 의학을 한 후, 후에 Manhattan Developmental Center가 된 New York 시에 있는 뉴욕주 뇌성마비 연합(United Cerebral Palsy of New York State)으로 돌아갔다. 이 프로그램에서는 Willowbrook class clients를 다루었고, 그녀는 유명한 Willowbrook 간염연구에 익숙하게 되었다. 1982년에 그녀는 물리치료 인류학과 생물윤리 전공 박사과정 동안 Indiana University Physical and Occupational Therapy Program의 강의 요원으로 참여하였다. 1992년에 생물인류학 석사학위를, 1992년에는 생물인류학을 주 전공으로, 생물윤리학을 부전공으로 이학박사 학위를 취득하였다. 1998년 까지 그녀는 펜실베니아주에 있는 필라델피아의 Thomas Jefferson University에 물리치료학과에서 주임연구원으로 종사하였다.

Bruckner 박사는 미국 평화단(US Peace Corps.)에서 환자를 치료하는 동안 그리고 뉴욕 주 뇌성마비 연합(United Cerebral Palsy of New York State)에서 일하는 동안 보조기에 대한 관심이 생겼다. 그녀는 Edelstein 교수가 New York University's Prosthetics and Orthotics Program에 강의 위원으로 재직할 당시 여러 번의 교육과정을 이수하였다. 1985년부터 물리치료학과 학생들에게 의수족 보조기학을 가르쳐 왔다. 발레가가 발끝으로 서는 것(en pointe) 시에 발생하는 통증, 변형, 장애를 최소화하는 새로운 발레용 신발을 개발하게 하였다. 그녀는 2001년 5월에 이 디자인에 대한 특허를 받았다.

Bruckner 박사는 미국물리치료사협회(American Physical Therapy Association), 미국 물리치료 인류학협회(American Physical Anthropological Association) 등의 여러 가지 전문가 조직에서 활동하고 있다. Thomas Jefferson University에 물리치료학과 학생들과 함께 Bruckner 박사는 걸인들을 위해서 필라델피아 시청에서 발 클리닉을 운영하고 있다. 그녀는 관찰적 보행이라는 책을 저술했고, 생체윤리와 이동 기술의 책 중간저자이며, 형태학, 생체윤리학, 골학, 걸인을 위한 물리치료 관리에 관한 수많은 논문이 있다.

Bruckner 박사는 현재 필라델피아 시청에서 의사로 종사하는 남편 Michael Carasik과 함께 살고 있으며 모두 지역사회에서 활동적으로 봉사하고 있다. Bruckner 박사는 Kesher Israel Women's Davening Group에서 참여하는 Center City Eruv Corporation의 재정 수석으로 활동하고 있으며, 또한 Society Hill Civic Association의 구성요원이다. Bruckner 박사의 취미 중에 하나는 정원가꾸기, 퀼트제작(quilting), 새롭고 재미있는 가구를 만드는 것이다.

서 문

보조기는 많은 환자의 재활에 있어 통합적인 부분의 역할을 한다. 선천적으로 고관절 탈구가 된 유아나 뇌졸중으로 고생하는 100세 이상자(centenarian) 모두 보조기를 착용한다. 내측 반월판이 찢어진 스포츠 선수나 신경병성 당뇨로 인하여 족하수를 조정하고 있는 은퇴한 선생님이나 전문가적 지식이 있는 의사, 환자, 그리고 가족 간에 적절한 관리를 위한 상호작용을 해야 한다. 보조기학의 전제는 포괄적인 임상적 접근(Comprehensive Clinical Approach)으로 환자가 생체역학적, 신경근골격계적, 심리사회적 예견으로부터 치밀하게 평가되어 졌을 때 최대로 얻어지는 보조기 처방과 활용이다. 임상의사는 환자가 좋아하고 이득이 있는 처방에 도달하기 위한 보조기 디자인과 재질의 전 범위를 고려해야 한다.

임상가, 선생님, 연구가로서 물리치료사, 의사, 작업치료사, 보조기제작사, 족부제작사, 재활간호사, 다른 건강관리 제공자, 이런 전문 분야의 학생들은 환자의 신경근계, 근골격계, 심혈관계, 피부계와 보조기와의 상호관계를 이해함으로써 최선의 방법을 제공해야 함을 인식해야 한다. 종종 여러 종류의 보조기가 개인의 기능을 개선할 수 있으나 임상에서는 환자에 의해서 받아들여지는 최고의 보조기를 선택해야 한다.

이 책의 계획은 보조기학 분야의 확대이고 학생들을 위한 교과서나 임상가들의 참고 서적으로 사용되게 하는 의도가 있다. 첫째 장에서는 용어, 보조기 관리가 필요한 사람, 처방의 고려사항, 생체역학, 재료와 조립 방법의 주개념에 대해서 소개하였다. 다음 장에서는 하지, 체간, 경부, 상지를 위한 보조기의 광범위한 범위 기술과 하반신 마비 환자와 연부조직 장애가 있는 환자를 위한 보조기의 특별한 정보를 기술하였다. 토론은 잘 맞은 보조기의 모습, 이득, 잠재적 결점, 평가과정에 대하여 구분하여 설명하였다. 마지막 장에서는 치료 계획과 목표 설정에 대하여 조명하였다. 참고서적으로서 이 책의 가치를 강화하기 위해서 부록에 전문 기관을 나열하였고, 보조기의 재료, 구성요소를 기술하였고, 도움을 줄 수 있는 인터넷 주소를 기술하였다.

각 장의 맨 끝에 생각을 유도하는 질문과 사례연구는 임상 원인과 문제해결 기술(clinical reasoning and problem-solving skills)을 기르게 할 것이다. 견해/반대견해(point/counterpoint) 부분은 같은 환자를 다른 방법으로 관리하는 임상가들의 경험을 기술하였다. 같은 것을 시행하는데도 환자관리에 있어 부위별 차이를 인지하게 되고 뿐만 아니라 보조기 디자인이나 재료를 변화시켜 적용하는 것을 알게 된다. 독자가 정상과 병리적 보행의 생체역학 뿐만 아니라 해부학적 용어를 알고 있다고 가정한다. 임상적 관리에 관한 생각을 넓히고, 재활의 이해를 깊어지게 하여서 환자의 기능과 안녕 상태가 최고 수준으로 성취되기를 기원한다.

Joan E. Edelstein, MA, PT, FISPO
Jan Bruckner, PhD, PT

1장

보조기학 개론
(Introduction to Orthotics)

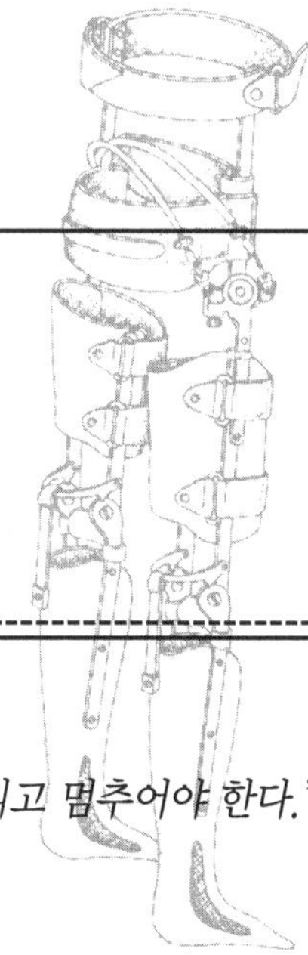

"처음의 시작" 왕은 위엄있게 말하였고, "그리고 너는 끝이 올 때까지 가야 하고; 그리고 멈추어야 한다."
Lewis Carroll, Alice in wonderland(이상한 나라 엘리스)

보조기학 분야는 하지, 체간, 경부, 상지를 위한 보조기구들을 포함한다. 이 장에서는 보조기를 착용하는 신체분절에 상관없이 보조기를 적용하는 핵심 개념을 서술한다. 보조기의 정의, 보조기의 처방 대상, 적응증, 보조기의 역학적 원리, 보조기 재료, 제작방법에 대한 내용을 다룬다.

용어
(TERMINOLOGY)

그리스 용어로 보조기(orthosis)는 "똑바로 한다"라는 표현이다. 신체 일부의 움직일 수 있는 기능을 향상시키거나 신체의 일부의 기형을 교정 또는 예방 및 정렬, 지지하는 정형외과적 기구를 보조기라고 한다.[1] Orthesis라는 용어는 종종 보조기(orthosis)를 뜻할 때 사용되며 브레이스(brace)는 보조기와 유사 용어이다. 스플린트(splint)는 임시적인 용어이다. 슬링(sling), 코르셋(corset), 압박 의복(pressure garment), 커프(cuff)를 포함하는 특별한 보조기 디자인의 용어들이 함께 쓰인다. 수술적 장치(surgical appliance)는 보조기를 포함하는 넓은 범주이다. Orthotic은 보조기와 관련한 형용사형이나 발 보조기를 뜻할 때 쓰이기도 한다. 보조기제작사(orthotist)는 보조기를 설계, 제작하고 환자에게 착용시키는 건강관리 전문가(healthcare practitioner)이다. 보조기학(orthotics)은 보조기와 보조기 사용법에 관련한 학문을 일컫는다.

역사적 배경
(HISTORICAL BACKGROUND)

현재 보조기의 발달을 이해하고 보조기 제작과정의 다양함을 이해하기 위해서는 보조기의 역사를 알아야 한다. 몇몇 현재까지 사용하고 있는 보조기는 개발자의 이름으로 불리는 것도 있다.

BC 2750~2625년경에 왕성했던 5대 고대 이집트 왕조시대의 그림에서는 보조기를 착용한 남자에 대하여 묘사되어 있다. 골절, 탈구, 선천성 기형의 치료를 위한 다양한 브레이스와 스프린트는 BC 4세기 그리스의 외과의사인 Hippocrates에 의해서 발달하였다.

서기 2세기에는 히포크라테스의 가르침을 서술한 Galen은 척추측만증을 위한 보조기에 대하여 언급하였다. 1575년에 첫 번째 자서전을 발간했던 "현대 정형외과학의 아버지"인 Ambroise Paré는 다양한 보조기와 의지 중에 만곡족(club foot)을 교정하기위한 단하지보조기(족관절-발 보조기, ankle-foot orthosis, AFO)와 척추측만증 교정을 위한 구멍 뚫린 금속 보조기(steel orthosis)를 만들었다. 1607년 독일인 Hieronumus Fabricus of Hilden은 화상에 의한 구축을 줄이기 위한 보조기를 서술하였다. 파리 의과대학의 교수인 Nicholas Andry는 체간보조기(trunk orthoses)를 포함한 소아 기형 예방과 교정에 대한 내용에 대하여 서술하였다. 그는 지체부자유아를 똑바르게 한다는 의미의 정형학(orthopedic)이라는 신조어를 고안하였다. 베니스 의사인 Antonio Scarpa는 다양한 만곡족 보조기를 설명하면서 선천성 발 기형에 대한 학술논문을 발표하였다. 영국 정형외과 의사인 Hugh Owen Thomas는 1875년에 발간된 자신의 책에서 무게지지를 위한 하지 보조기를 고안하였다. 그와 동시대 사람인 미국 정형외과 의사인 James Knight는 그의 이름 붙인 요천추 보조기(lumbosacral orthosis)를 고안하였다. 독일 보조기 기술자인 Freiderich von Hessing은 19세기 후반에 브레이스를 제작하는 기술을 발전시켰다.[2]

구성원
(PERSONNEL)

과거의 보조기 제작은 한사람의 판단을 필요로 했던 반면에 오늘날의 가장 좋은 제작은 보조기 임상 팀의 심사숙고한 의사결정을 반영한다. 팀의 전문 구성원들은 보조기제작사, 의사, 물리치료사가 포함된다. 종종 발 보조기기사(pedorthist), 작업치료사, 사회사업가, 족부의사와 같은 다른 건강관리 전문가들이 이 팀에 속한다. 환자는 과거의 보조기 경험, 미관상의 선호도, 기능적인 요구와 관련한 중요한 정보를 제공하는 팀의 가장 중요한 구성원이라 할 수 있다.

보조기제작사 | *Orthotists*

현재 제작에 있어서 보조기제작사는 다양한 형태의 형식적인 대비를 하고 있으며 그들은 자신이름의 성(initial) 앞에 CO(Certified Orthotist) 또는 CPO(Certified Prosthetist-Orthotist)를 붙인다. 수년 동안 제작을 해온 보조기제작사는 대개 그 분야의 다양한 면들에 있어서 단기 대학 과정(brief university courses)의 연속강의를 수강해왔다. 최근 보조기제작사는 보조기학 또는 보조기학 및 의지학 전공을 한 전문대학 졸업생 또는 대학졸업 후의 자격증 과정을 수료한 사람들이다. 자격증을 위한 모든 지원자들은 1,900시간의 임상실습이 있어야 한다. American Board for Certification in Orthotics and Prosthetics, Inc.의 관리 운영하는 시험에 합격한 보조기제작사는 Certified Orthotist(CO)로 지명된다. 몇몇 보조기제작사들은 부가적인 교육과 시험을 마치고 Certified Prosthetics - Orthotist(CPO)로 불리게 된다. Board for Orthotist-Prosthetist Certification의 인증을 받은 보조기제작사들은 그들의 이름이 BOC(Board for Orthotist-Prosthetist Certification)에 등록이 된다. 미국의 여러 주(state)에서는 보조기 제작사에게 면허를 주기도 한다.

발 보조기기사 | *Pedorthists*

발 보조기기사들은 치료적인 구두(shoe)를 포함한

발 보조기를 치료 목적과 수정을 목적으로 하는 디자인, 제작, 맞춤에 대해 전공한 사람들이다. Board for Certification in Pedorthics는 발 보조기기사들이 시험을 보게 하고 면허증을 주며 이러한 발 보조기기사들은 C. Ped.라고 한다.

의사 | *Physicians*

정형외과학 또는 재활의학의 전문의들은 보조기 처방 권한에 대한 책임이 있다. 두 전문의 시험(board examination)에서는 보조기학에 관련한 문제들을 포함한다. 대부분의 보조기의 보험 보상 범위(insurance coverage)는 대개 의사의 승인을 필요로 한다. 그럼에도 불구하고 의사가 현재의 디자인과 재료에 대하여 지식이 있을 때 환자들에게 도움이 된다. 의사는 환자의 질환이 보조기에 의해 개선하는지를 결정짓는 신체적 요인과 그 외의 개인적인 요인들을 평가한다.

물리치료사 | *Physical Therapists*

물리치료교육 인가 위원회(Commission on Accreditation of Physical Therapy Education)의 요구로서 기본적인 전문교육의 일부는 가장 자주 처방되는 보조기와 보조기를 적용하는 원리에 대한 것들이 포함된다. 임상실습은 대개 보조기를 착용하는 환자와의 상호관계 특히 보조기를 착용한 상태에서 환자의 기능을 훈련하는 것들이 포함된다. 보조기의 사용에 대한 문제가 물리치료 면허시험 내용 안에 있다. 물리치료사들은 환자의 평형감각, 관절운동(joint excursion), 운동 힘(motor power), 피부 상태, 현재의 기능과 잠재적인 기능을 평가하고 보조기를 올바르게 사용하는 방법과 그것을 유지하는 방법을 가르쳐 줄 뿐만 아니라 환자에게 보조기 착용 및 탈의하는 방법을 가르쳐 주는데 주요한 책임이 있다.

작업치료사 | *Occupational Therapists*

작업치료사들은 특히 상지보조기를 필요로 하는 환자에 관한 보조기 처방에 기여한다. 작업치료 교육은 스프린트 제작과 스프린트와 유사한 장치들에 대한 것들이 포함된다. 신체장애와 관련한 분야는 대개 보조기를 사용하는 환자를 대상으로 한다. National Board for Certification in Occupational Therapy에서는 보조기와 관련한 문항이 있는 시험을 관장한다. 시험은 작업치료사에게 면허를 주는 주(states)와 등록(registration), 자격증(certification) 또는 등록상표법을 가지고 있는 사람에게는 필수적이다.

사회사업가와 심리학자 | *Social Workers and Psychologists*

환자가 보조기 처방 또는 사용하는데 미치는 심리사회적인 문제점들이 있을 때 사회사업가 또는 심리학자들의 조언이 도움이 될 수 있다. 예를 들어, 사지마비 척수손상환자는 심한 우울증이 있고 보조기를 착용한 상태에서 보행훈련에 참여하는 것을 거절할 수 있다. 요통환자들은 자신이 환자의 역할을 유지하기를 원하기 때문에 심지어 척추보조기가 필요치 않은 경우에도 계속 사용하려고 할 수 있다. 상담은 그런 환자와 가족들에게 심리적인 지지를 제공할 수 있고 사회사업가들은 보조기 서비스에 대한 자금조달 출처의 위치를 알려주는데 도움을 준다.

처방 요소
(FACTOR IN PRESCRIPTION)

환자를 치료하는데 특별한 점에서 주어진 환자를 위한 가장 적절한 보조기를 결정하는 것은 많은 고려대상을 심사숙고해야한다. 고려대상은 다양한 임상 팀의 구성원에 의해 평가되는 환자의 현 상태, 보조기 사용의 예상되는 지속성, 환자의 환경, 재원, 심리사회적인 관심들이 포함된다.

임상 팀 | Clinic Team

임상 팀의 주요한 목적은 보조기 처방에 대한 내용들의 조직적인 체계를 세우는 것, 착용 후 적합성 평가, 착용하는 동안의 환자 기능을 평가하는 것이다. 더 큰 목적은 보조기를 착용하면서 훈련을 통한 환자의 재활을 담당하는 것이며 의사, 재활간호사, 레크레이션 치료사, 다른 임상가들의 서비스들을 포함한다. 가장 좋은 환경에서 임상 팀은 보조기를 추천할 수 있는 근거를 얻는다. 전체 팀이 모임 전에 각 팀의 구성원들은 적절한 평가결과가 모든 구성원들이 공유할 수 있도록 평가가 이루어져야 한다. 환자마다 팀 구성원들은 처방에 영향을 주는 중요한 정보를 제공하고 그 다음에 가능한 디자인과 재료를 고려해야 한다. 최종의 처방은 전체 임상 팀의 고려된 판단이 수렴되어야 한다. 팀은 또한 보조기가 잘 맞는지 그리고 적절하게 기능을 하는지의 확인이 퇴원하기 전에 이루어져야 한다. 다른 팀은 보조기를 교체할 것이지 혹인 제거할 것인지에 대한 내용을 중심으로 환자의 상태를 점검해야 한다.

환자의 가장 적절한 보조기를 선택하는 것은 중요한 책임이다. 대부분의 환자들은 다양한 보조기로 관리될 수 있다. 금기는 드물다. 오히려 임상적인 도전은 환자의 역학적 요구와 보조기의 수용에 영향을 끼치는 여러 요인들을 고려하여 최적의 판단을 실행하는 것이다. 이상적인 처방은 보조기 사용과 밀접한 관계있는 환자와 전문 인력에 의한 공동의 노력으로 만들어진다.

처방 목표 | Prescription Goals

처방을 위한 올바른 출발점은 임상 팀이 보조기 사용을 위한 합리적인 목표가 수립될 때이다. 임상 팀은 다양한 요구를 호소하는 환자를 위해서 우선순위를 정할 필요가 있다. 예를 들어, 편마비 환자는 관절구축, 골다공증 예방, 침대에서 의자로 이동과 지역사회에서의 안전한 이동을 위해 서기 자세를 할 필요가 있다. 비록 보조기가 환자의 안전한 서기자세와 침대에서 의자로 이동에 도움이 될 수 있어도, 의자로부터 사람을 들어올리거나 보도에서의 갈라진 틈을 제거하지 못하며 그것은 환자의 이동을 방해할 것이다.

이학적 검사 | Physical Examination

검사와 평가는 환자의 기능을 방해하는 병리학적 질환을 규명한다. 비정상적인 골격과 관절 정렬은 환자의 안정성을 방해할 수 있다. 근력 약화는 관절 낭에 과도한 스트레스를 주게 되어 보행에 악영향을 끼친다. 신경병증 또한 보행을 방해한다. 평가 내용에는 협응 능력, 감각, 반사 능력이 포함된다. 처방의 필수요소는 피부와 피부하 조직의 상태 검사이다. 치유되지 않은 흉터 조직의 위축된 부위는 보조기 선택에 영향을 미친다. 또 다른 신체적 요인은 시력이다. 심각한 손상을 받은 환자는 보조기를 독립적으로 가장 잘 착용할 수 있는 보조기의 동여매는 방법과 보조기 디자인의 선정이 필요하다. 보조기 착용 부위와 상관없이 검사는 손 기능의 고려가 포함되어야 한다. 환자가 보조기의 착용을 수작업으로 할 수 있는가 또는 수정이 요구되는가?

기간 | Duration

환자는 보조기를 착용하다가 닳는 때와 주간 또는 월별 재평가 시간의 사용 기간에 대하여 들어야 한다. 만약 보조기를 장기간 사용하기 위해서는 더 강한 재료와 구성요소가 필수적이다.

사용 장소 | Places of Use

보조기 처방은 환자가 보조기를 사용하는 장소를 반영해야 한다. 환자가 보조기를 이용하여 보행 프로그램에 도움이 되는 집에 충분한 공간이 있는지 확인한다.

예를 들어, 혼잡한 아파트는 보행을 할 수 있는 기회를 거의 제공하지 못한다. 학교에서 아동은 비교적 짧은 기간동안 서기자세와 보행하고 일차적 활동은 앉아서 한다. 작업 환경에서 종업원은 휠체어가 이동할 수 있도록 넓은 공간이 있는 것을 볼 수 있다.

재정 | *Finances*

모든 최적의 처방에 방해가 되는 것은 불충분한 재정 조건이다. 재정적인 범위 내에서 처방을 조정하거나 적절한 기금을 마련해야 한다. 사회 공공사업 기관(social service agency)은 중대한 역할을 한다.

심리사회적인 문제점 | *Psychosocial Issues*

비록 보조기가 신체를 지지하는 장치이더라도 환자의 인지, 감정, 사회적 상태는 환자가 받아들일 수 있는 보조기를 선택하는 중요한 요인이 된다.

인지 능력 (Cognitive Abilities)

임상 팀은 환자들의 착용, 사용, 보조기를 유지하는 것을 이해하는 능력인 인지 능력을 고려해야 한다. 예를 들어, 뇌졸중 환자는 운동 실행증을 보이는데 이것은 마비된 팔에 슬링을 착용하는 것을 방해한다.

보조기 경험 (Orthotic Experience)

보조기 처방에 필수적인 요소는 환자의 보조기 사용 경험이다. 환자가 이전에 보조기를 사용했다면 어떠한 특성을 받아들일 수 있는가? 어떤 디자인, 재료, 외관을 싫어하는가? 이전 보조기 사용으로 기능이 어떻게 잘 향상되었는가?

예상되는 순응 | Probable Compliance

임상 팀은 제안된 보조기 착용 계획으로 환자의 적응 정도를 추정해야한다. 환자가 자발적인 회복에 대해 비현실적으로 표현한다면 보조기 사용에 적응하기 위한 프로그램이 필요하다. 반대로 몇몇 사람들은 보조기가 처음 배달되어진 후 피부와 다른 연부조직의 상태를 점검하기위해 빈번하게 보조기를 착탈하는 것의 중요성을 이해하지 못한다. 다른 사람들은 회복을 가속화 하기위한 그릇된 시도에 지나치게 힘을 쏟는다. 척추보조기를 착용하는 것을 거절하는 청소년들은 학교 친구들에게 놀림을 받을 지라도 수술이나 다른 중재보다 더 좋을 수 있다. 유사하게 적합한 디자인의 구두착용에 중요성을 모르는 환자는 더 잘 맞는 구두를 리벳한 하지보조기가 더 유익할 수 있다는 것을 이해하지 못할 것이다. 척수신경 손상의 기능회복에 관한 상상을 하는 환자에게는 여분으로써 수부관절-수부 보조기의 사용을 고려한다.

세밀한 임상 팀은 항상 환자의 선호도를 고려한다. 일반인들이 보조기 착용자를 무능력하고 적절치 못하다고 인정하는 것은 오점으로 간주한다. 보조기를 학교나 직장에서 착용한다면 보조기의 외관은 매우 중요하다. 환자가 보조기의 외관에 당황하지 않을까? 일반적으로 눈에 띄지 않을수록 더 좋다. 반면에 스포츠 손상 환자는 운동복과 어울리거나 가볍고 밝은 색깔의 보조기를 요구한다. 아이들은 보조기의 받침대에 만화 캐릭터가 그려진 것을 좋아한다. 만약 밤이나 병원 환경에서 사용된다면 덜 중요하다.

보조기 명칭 (ORTHOTIC NOMENCLATURE)

역사적으로 보조기들은 주로 고안자(예, Thomas ring), 유래된 장소(예, Milwaukee brace), 또는 기능 손상(예, wrist drop splint)을 따서 이름을 붙인다. 비록 몇몇 전통적인 명칭들은 공통적으로 사용하면서 남겨져 있으나 현재 대부분의 보조기들은 손상된 신체부위와 보조기의 기능에 따른 명칭을 가지고 있다. 예를 들어, 척추측만증 보조기들을 흉요천추 보조기(thoracolumbosacral orthoses)라고 한다. 특별한 명칭 없는 Boston 또는 Charleston 보조기들과 같이 고안이 의미하는 것이 무엇인지는 알 수 없다.

하지보조기 | Lower-Limb Orthoses

발 보조기(foot orthosess: FOs)는 구두 안쪽에 접착된 내부 수정물과, 구두 창(sole) 또는 구두굽(heel)에 고정시키는 외부 수정물이다. 단하지보조기(족관절-발 보조기, ankle-foot orthoses: AFO)는 발과 하퇴 부위에 부착한다. AFO 용어는 특별한 단하지보조기를 지칭할 때 수정될 수 있다. 예를 들어, 경성 발목 단하지보조기(AFO-SA)는 경성 발목(solid ankle)을 포함한 단하지보조기이다. 슬관절 보조기(knee orthoses: KOs)는 원위 대퇴에서 근위 하퇴까지 덮는다. 장하지보조기(슬-족관절-발 보조기, knee-ankle-foot orthosis: KAFO)는 대퇴, 하퇴, 발까지 덮는다. 고관절 보조기(hip orthoses: HOs)는 고관절을 둘러싸는 보조기이다. 고관절 장하지보조기(고-슬-족관절 발 보조기, hip-knee-ankle-foot orthosis: HKAFO)는 골반에서 시작하여 발까지 덮는다. 체간 고관절 장하지보조기(체간-고-슬-족관절 발보조기, trunk-hip-knee-ankle-foot orthosis: THKAFO)는 체간, 대퇴, 하퇴, 발까지 덮는다.

체간과 경부보조기 | Trunk and Cervical Orthoses

대부분의 체간보조기는 보조기에 의해 제공되는 제어뿐만 아니라 둘러싼 몸통 부위에 따라 이름을 붙인다. 예를 들어, 요천추 굴곡-신전 조절 보조기(lumbosacral flexion-extension control orthosis: LSFEO)는 체간중간 지점에서 골반하부까지 이르며 수직 지지대(vertical bar)와 전방에는 착용자의 굴곡과 신전을 제한하는 직물 복대(canvas front)가 있다. 현재 용어는 일정하지가 않다(예를 들어, 하지의 내용에서는 "T"는 체간〔trunk〕을 의미하고 체간보조기〔trunk orthosis〕에서 서술된 내용이라면 흉추〔thoracic〕를 의미한다). 마찬가지로 경부보조기(cervical orthoses)는 좀처럼 CO라고 하지 않는다. 왜냐하면 CO는 자격을 갖춘 보조기제작사(certified orthotist)라는 용어의 또 다른 줄임말이기 때문이다. 결국 특별한 보조기들의 이름을 기술하는 것이 바람직하다. 7장에서 체간과 경부보조기에 대한 명칭들에 대하여 상세하게 설명한다.

상지보조기 | Upper-Limb Orthoses

유사한 형태로 상지보조기에 대해서도 명칭들이 붙여진다. SO는 견관절 보조기(shoulder orthosis), EO는 주관절 보조기(elbow orthosis), WHO는 수근관절-수부보조기(wrist-hand orthosis)라고 한다. 수부와 손가락 보조기(hand and finger orthosis)는 다양한 기능을 수행하므로 더욱 다양하게 이름이 붙여진다. 8장에서는 상지보조기에 대한 중요한 내용들을 제공한다.

생체역학적 원리
(BIOMECHANICAL PRINCIPLE)

모든 보조기는 착용된 신체에 힘을 적용시킨다. 이런 적용된 힘의 치료적 장점은 움직임에 대한 저항이나 보조, 힘의 이동, 또는 신체부위의 보호 등이다. 힘의 크기와 적용되는 신체의 면적은 편안한 보조기 착용에 영향을 미친다.

보조기의 치료적 이점 | Therapeutic Benefits of Orthoses

움직임 저항 (Resist Motion)

보조기는 과도한 또는 원하지 않는 움직임을 조절하는데 사용된다(예를 들어, 체간보조기의 전략적으로 패드〔pad〕가 흉추 척추측만증을 막는 것). 대퇴사두근 마비가 있는 여성은 슬관절을 고정하는 기계적인 잠금장치를 가지고 있는 장하지보조기(KAFO)를 착용한다. 척수손상인 남성은 기립할 수 있도록 고관절, 슬관절, 족관절을 고정하는 체간 고관절 장하지보조기(THKAFO)를 착용한다. 움직임을 제한할 뿐만 아니라 보조기는 특별한 정렬을 유지할 수 있다. 고관절 보조기(HO)는 대퇴골두에 Legg-Calvé-Perthes 질환이 있는 젊은 환자에게 대퇴골두(femoral head)가 관골구(acetabulum) 안에 유지하도록 한다. 수근관절-수부 보조기는 류마티스 관절염 환자의 척측 편위를 최소화할 수 있다.

움직임 보조 (Assist Motion)

보조기는 착용자가 특별한 기능을 수행할 수 있도록 약하거나 마비된 근육들의 기계적인 보조를 제공할 수 있다(예를 들어, 수근관절-수부 보조기〔WHO〕는 마비된 손의 수근관절의 신전으로 수지 굴곡을 할 수 있도록 한다). 비골신경(peroneal nerve)이 손상된 환자는 보행의 유각기 동안 발을 끌면서 보행하므로 걸려서 넘어질 위험이 있다. 족관절에 플라스틱 또는 금속 스프링이 있는 보조기는 유각기 동안에 발의 배측굴곡을 도와줌으로써 손상을 예방 할 수 있다.

힘 이동 (Transfer Force)

보조기는 신체부의 한 부분에서 다른 부분으로 힘을 전달하도록 고안된다(예를 들어, 족저골극〔heel spur〕이 있는 부위의 하중을 전족부로 이동시키는 발 보조기). 하중의 이동은 발 보조기(FO)에서 자주 이용된다. 중족골통(metatarsalgia)을 갖는 여성은 중족골 축(metatarsal shaft) 아래에 패드를 포함한 발 보조기의 착용으로 편안해 질 수 있다. 패드는 통증이 있는 중족골두(metatarsal head)로부터 발생하는 힘을 덜 민감한 중족골 축(shaft)으로 이동시킨다. 좌골 시트(ischial seat)와 패턴 버텀(pattern bottom)이 함께 있는 보조기는 하지 골격을 우회하면서(circumduction) 무게지지 스트레스를 골반에서 보조기의 원위부 끝으로 이동시킨다.

신체부위 보호 (Protect Body Parts)

몇몇 보조기는 기형 또는 손상을 예방하면서 신체부위를 보호한다. 예를 들어, 화상 환자는 이차적인 손상으로부터 새롭게 이식된 피부를 보호할 필요가 있다. 유사하게 신경질환의 이차적인 증상으로 무감각하고 불안전한 족관절을 보호하는 단하지보조기(AFO)로 더 안정될 수 있다.

편안함 | *Comfort*

보조기는 착용 목적에 상관없이 우선적으로 편안해야 한다. 그렇지 않으면 환자는 보조기를 착용하려고 하지 않는다. 만일 불편한 보조기를 착용한다면 피부와 피부 아래 있는 구조물까지 자극하거나 손상 받게 된다. 편안하게 하는 중요한 요소는 보조기를 착용하는 부위에 압박을 최소화하는 것이다. 편안함을 개선하는 또 다른 방법으로는 보조기에 적용하는 장축 체절(longitudinal segment)을 따라서 충분한 지렛대(leverage)를 제공하는 것이다.

착용 부위 최대화 (Maximizing Area)

보조기를 착용하는 신체부위가 크면 클수록 단위 압력은 작아진다. 예를 들어, 하퇴의 후방부위의 전면이 접촉되는 단하지보조기의 플라스틱 장딴지 받침(plastic shell)은 하퇴의 근위부에 5㎝ 넓이의 가느다란 조각으로 접촉하고 있는 금속 장딴지 밴드(metal calf band)가 있는 단하지보조기보다 더 편안하다. 그러나 너무 큰 신체부위를 접촉하는 것은 보조기 아래의 피부가 쉽게 열을 분산할 수 없기 때문에 불편하다. 결국 환자는 보조기 아래에 축적하고 있는 발한이 피부를 부드럽게 할 수 있기 때문에 보조기 아래에 면 재질의 옷을 입어야 한다. 피하지방과 근육의 양은 보조기 착용에 영향을 준다. 체간 위축(atrophy)이 있는 사람은 연부조직이 정상적인 양을 가지고 있는 사람보다 더 많이 접촉할 수 있는 보조기가 필요할 것이다.

좋은 적합성 (Snug Fit)

재료 또는 디자인에 상관없이 보조기의 몇몇 부분은 신체와 접촉해야 한다. 접촉 부위가 조이는 느낌보다는 꼭 맞는 느낌이어야 한다. 과도하게 단단한 밴드는 표면의 혈관을 압박할 수 있고 통증과 찰과상을 일으킬 수 있다. 예를 들어, 느슨한 장딴지 밴드를 지닌 단하지 보조기는 보행 중 입각기 동안에 환자의 피부를 자극시킬 수 있다.

지렛대 (Leverage)

같은 기능을 갖는 서로 다른 보조기에서는 장축 체절이 길수록 각 끝 부위에서 적용되는 압박이 적어진다. 수근관절-수부 보조기(WHO)에서는 비교적 긴 전완바(forearm bar)가 짧은 전완 바보다 근위 전완에 압박이 적게 가해진다. 그러나 너무 과도한 길이는 전방주와(antecubital fossa)에 충돌이 일어나 불편함을 느끼게 된다.

보조기의 효과 | *Orthotic Effectiveness*

편안함이 모든 보조기의 중요한 필수조건일지라도 보조기가 효과적으로 힘을 적용시킬 경우에 보조기의 치료적 이점이 현실화된다. 잘못 정렬된 신체 체절에 착용한 보조기는 해부학적 관절이 수동적인 힘을 야기하여 기형을 교정 또는 경감시킬 것이다. 만약 기형이 수동적으로 줄여질 수 없다면 보조기는 잘못된 정렬을 조절해야만 한다. 예를 들어, 외반슬(genu valgum) 기형을 갖고 있는 환자에게 임상가는 적절한 도수력(manual force)을 적용했을 때 슬관절은 바른 정렬을 성취할 수 있었다. 이런 경우에는 환자는 향상된 자세를 유지 할 수 있는 교정적인 보조기로부터 치료효과를 얻을 수 있다. 반대로 교정적인 힘을 적용했을 때 변화가 없는 고정된 엄지 건막류(bunion) 기형을 갖는 환자에게는 비록 발의 정렬은 변화가 없으나 편안하게 해줄 수 있는 수정된 신발을 적용하여 치료효과를 얻을 수 있다.

압력원리 (Pressure Systems)

압력원리(pressure system)라고 하는 지지 체계(supportive systems)는 가해지는 힘과 이것에 상응하는 반대되는 힘을 포함한다. 보조기에서 기본적인 압력원리는 삼점압 원리이다. 이 시스템은 한 방향의 힘과 반대되는 두 방향의 힘으로 구성된다. 예를 들어, 체간 굴곡은 요천추 굴곡-신전 조절 체간보조기(LS FEO)의 후방지주(posterior upright)의 중간지점으로부터 전방으로 작용하는 힘과 흉골 판(sternal plate)과 상치골 판(suprapubic plate)에 적용되는 후방으로 작용하는 힘에 의해서 조절된다(그림 1-1a). 유사하게 외반슬이 있는 환자는 슬관절의 내측에서 외측으로 작용하는 힘과 대퇴와 하퇴의 외측에서 내측으로 작용하는 힘에 의한 장하지보조기(KAFO)를 착용함으로써 조절된다(그림 1-1b).

몇몇 보조기는 사점압 원리를 이용한다. 체간 고관절 장하지보조기(THKAFO)인 파라포디움(parapodium)은 흉곽밴드(chest band)와 전방하퇴밴드(anterior leg band)로부터 후방으로 작용하는 힘과 배측 요부밴드(dorsolumbar band)와 구두지지대(shoe support)의 후면으로부터 전방으로 작용하는 힘이 적용된다(그림 1-2).

몇몇 예에서 보조기는 전체 신체 체절을 둘러쌓아 주위 전면 접촉 압력을 적용한다. 예를 들어, 팔에 3도 화상이 회복 중에 있는 환자는 가장 큰 면적에 압력을 분산하는 탄력성 슬리브(elastic sleeve)를 착용한다.

지면 반발력 (Floor Reaction)

가해지는 힘에 반응하여 바닥으로부터 신체에 적용되는 힘을 바닥 또는 지면 반발력(floor or ground reaction force)이라고 한다. 이것은 환자에 의해 적용되는 힘의 방향과 반대 방향이며 힘의 크기는 같다. 보행 시 지면 반발력은 중력과 가속도의 상호작용으로 나타나는 수직력(vertical force), 전방으로 미끄러지려는

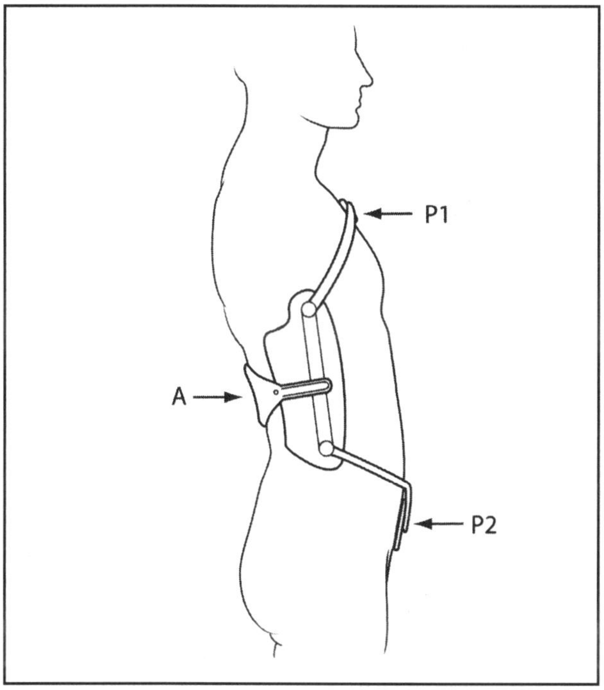

그림 1-1a. 체간굴곡을 조절하는 요천천추 굴곡 조절 보조기의 삼점압 원리. A = 전방으로 작용하는 힘. P1과 P2 = 후방으로 작용하는 힘.

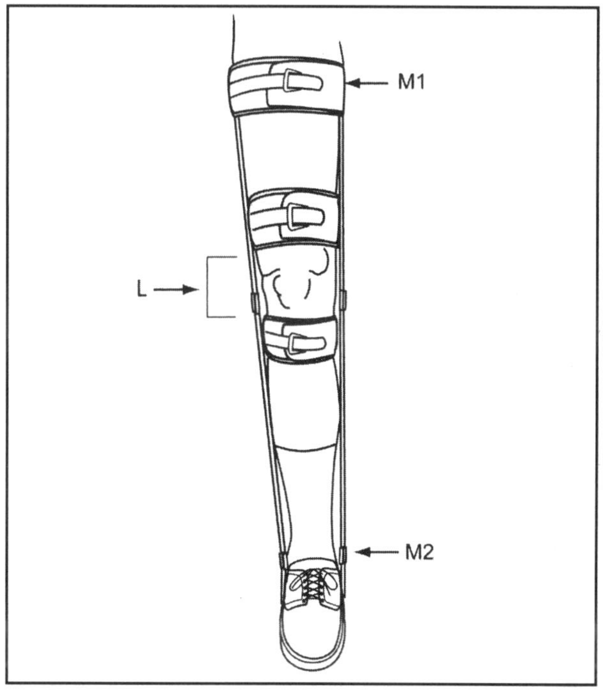

그림 1-1b. 외반슬을 조절하기위한 좌측 장하지보조기의 삼점압 원리. L = 외측으로 작용하는 힘. M1과 M2 = 내측으로 작용하는 힘.

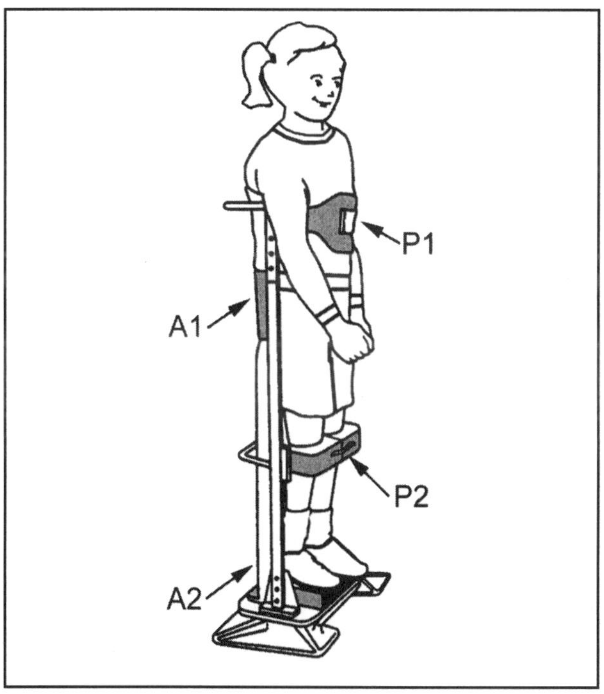

그림 1-2. 파라포디움(parapodium)의 사점압 원리. A1과 A2 = 전방으로 작용하는 힘. P1과 P2 = 후방으로 작용하는 힘.

경향인 수평힘(horizontal force), 하퇴의 회전 움직임을 막기 위한 회전력(rotational force)의 결과물이다. 발뒤꿈치 접촉 시(heel contact)에는 정상적으로 지면반발력이 족관절의 뒤쪽으로 지나가게 되어 족저굴곡 모멘트가 형성된다. 하지보조기 착용자들은 기립 시 또는 보행 시 지면반발력에 영향을 받는다. 기립 시 웅크리는 자세(crouched posture)를 갖는 뇌성마비 아동은 경골조면(tibial tuberosity)의 근접부위에 후방으로 힘을 적용함으로써 족관절의 배측굴곡에 저항을 주는 한 쌍의 단하지보조기(AFO)로부터 이점을 얻을 것이다(그림 1-3).

재료
(MATERIALS)

보조기는 다양한 재료로 만들어진다. 보조기들은 플라스틱이나 금속 성분을 포함하고 있고 가죽, 고무, 나

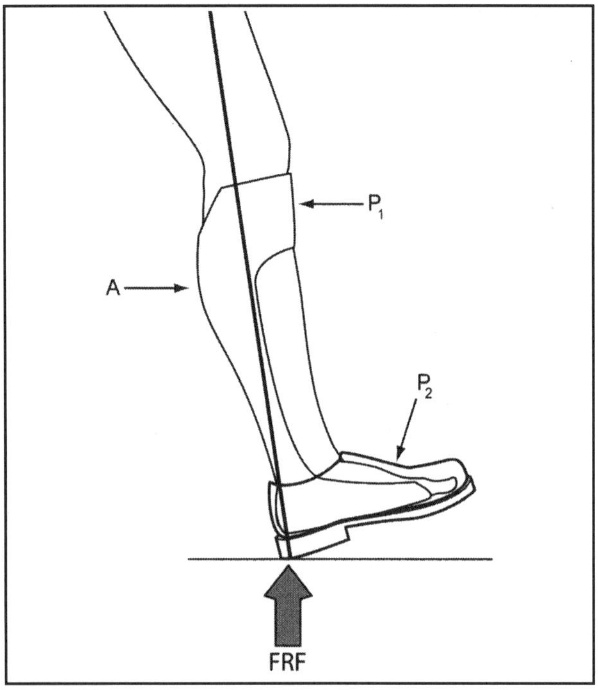

그림 1-3. 경성 족관절과 전방 밴드를 갖는 단하지보조기의 삼점압 원리. 지면반발력(FRF) = 슬관절 중심을 지나고 족관절의 후방을 지나는 지면반발력. A = 전방 힘. P1 = 후방 힘. P2 =후방 힘.

무, 천 재질을 소량 함유하고 있다. 재료 각각의 물리적인 특징과 외관상의 특징은 보조기에 대한 환자의 수용 능력 뿐만 아니라 디자인, 내구성, 비용에 영향을 미친다. 재료는 강도(strength), 신축성(flexibility), 주형하기 쉬운 정도(ease of forming), 무게, 외관상 차이가 있다.

물리적 특성 | *Physical Characteristic*

모든 재료들은 일정한 물리적 특성들을 갖고 있다. 재료가 두꺼울수록 더욱 견고하고 무겁고 큰 보조기가 된다. 재료의 모양 또한 재료 특성에 영향을 미친다. 재료가 주름지거나 휘어있으면 보조기는 더욱 강화된다. 예를 들어, 탄소섬유는 견고성을 증가시키기 위해 플라스틱에 첨가된다. 또는 직물에 더 큰 지지력을 제공하기 위해 금속을 부가한다. 같은 재료에서 둥근 각보다 날카로운 각을 갖도록 구부리기가 더욱 쉽다. 특히 이러한 요소들은 보조기의 새김눈(nicks)과 긁은 자국(scratches)과 관련하여 중요하다. 파손(breakage)은 부드러운 부분보다는 새김이 있는 부위가 잘 일어나기 쉽다.

강도 (Strength)

강도는 힘에 저항하는 재료의 능력을 말한다. 예를 들어, 족하수(foot drop)가 있는 성인을 위한 단하지보조기는 같은 진단을 갖는 아동을 위한 단하지보조기보다 강한 재료로 만들어야 한다. 왜냐하면 더 크고 무거운 성인이 발휘하는 힘이 더욱 크기 때문이다. 응력(stress)은 단위 면적당 작용하는 힘의 크기이다. 작은 면적에서 큰 힘의 작용은 높은 응력과 압력(pressure)을 유발한다. 보조기들은 착용자에 의한 응력을 조절할 수 있도록 충분한 강도를 가져야 하며, 직물(tissue)은 보조기에 의해 발생되는 압력에 저항하기 좋은 통합성(integrity)을 지녀야 한다.

응력은 압축하는 것으로 재료를 쥐어짜는 힘(force squeezes)이다(그림 1-4a); 예를 들어 축구 경기 동안에 요골 골절을 고정하기위한 공기팽창식 스프린트(inflatable splint)가 사용된다. 압박 의복의 압박 응력(compressive stress)이 화상 피부에 비대성 상처(hypertrophic scarring)를 조절한다.

견인력(distraction)으로 알려져 있는 신연 응력(tensile stress)은 재료를 당기는 힘을 의미한다(그림 1-4b). 예를 들어, 보행의 유각기 동안에 신발을 위로 당김으로써 배측굴곡을 도와주는 단하지보조기의 코일 스프링(coil spring)이 여기에 포함된다. 관절 구축을 줄이기 위해 관절낭을 스트레칭하게 하는 죔쇠 슬관절 보조기(turnbuckle knee orthosis) 또한 여기에 포함된다. 세 번째 힘은 전단력(shear)으로 재료사이의 수평의 활주(horizontal sliding)를 의미한다. 보조기의 전단력 적용에는 수근관절-수부 보조기와 대퇴와 경골간의 전방활주(anterior gliding)를 막기 위해 사용하는 슬관절 보조기, 척추측만증을 위해 적용되는 척추보조

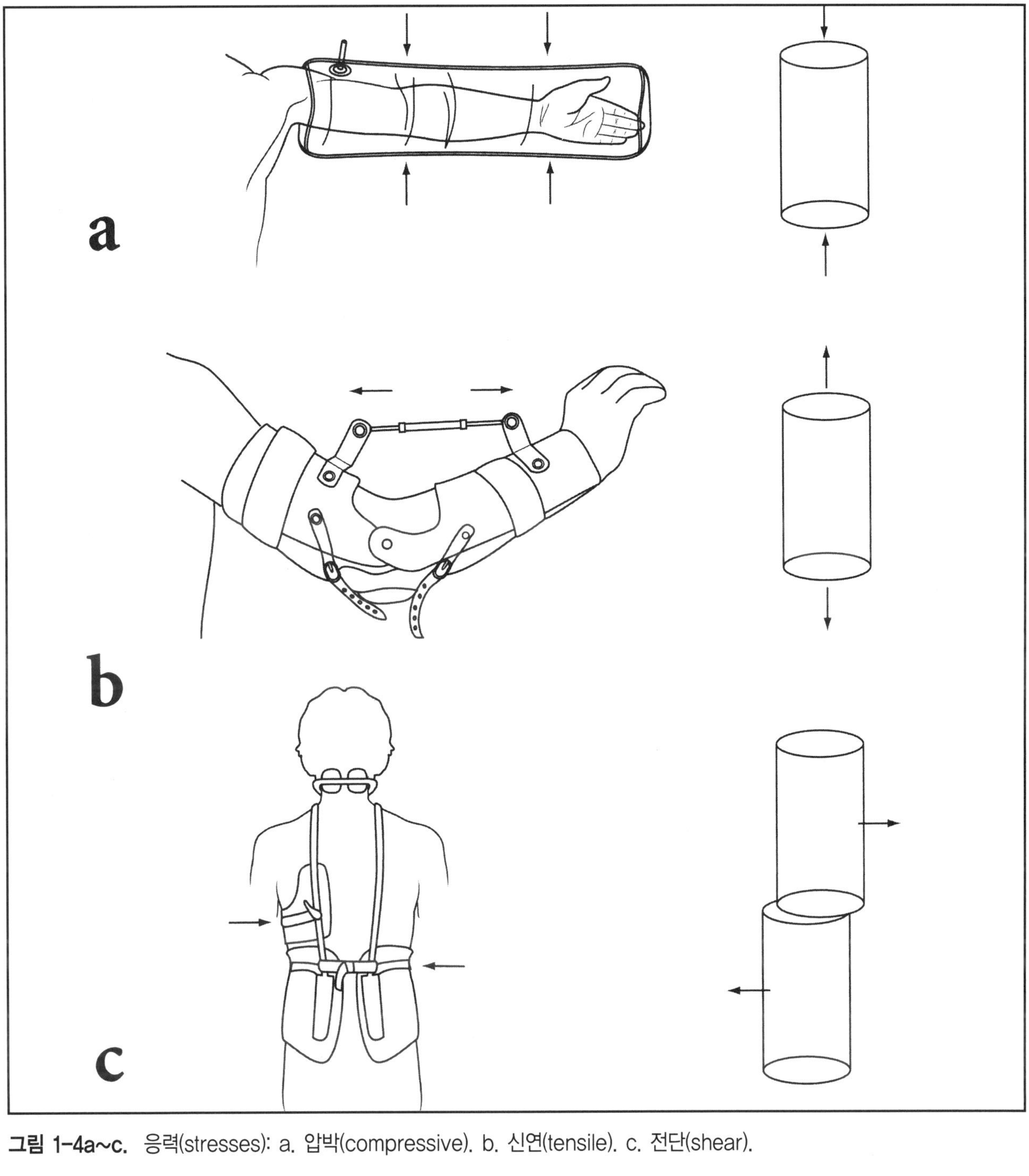

그림 1-4a~c. 응력(stresses): a. 압박(compressive). b. 신연(tensile). c. 전단(shear).

기가 포함된다.

응력은 재료의 모양을 변화시키는 변형(strain)을 초래한다. 변형을 일으키기 위해서 재료에 적용해야 하는 응력의 크기를 강직도(stiffness)라고 한다. 몇몇 보조기에서는 보조기 제작에 있어 변형을 이용한다. 예를 들어, 후엽 스프링 단하지보조기(AFO-PLS)는 지면반발력에 반응하여 구부러지는 플라스틱으로 구성되며, 힘이 제거되면 다시 원래 모양으로 되돌아간다. 역학적인 보조기 관절이 없는 견고한 구조의 보조기는 약한 배측굴곡근 환자가 보행 중 입각기, 유각기 모두 정상적인 보행이 되도록 한다. 금속 지주(upright)에 적용된 변형은 경골 내반(tibia varum)을 갖는 하퇴의 모양에 맞게 형체를 만든다. 유사하게 통증이 있는 엄지 건막류(bunion)를 위해서 가죽 구두의 선심 내측은 오목하게 한다.

여러 요인으로 재료 파손이 일어난다. 과도한 변형은 치료적인 가치가 없을 정도로 보조기를 변형시킬 수 있다. 예를 들어, 저온 플라스틱(low-temperature plastic)에 장기간의 일정한 변형은 모양이 변하게 되어 더 이상 신체부위를 조절하지 못하게 된다. 부러지기 쉬운 재료는 비교적 낮은 힘이 적용해도 부러진다. 금속은 온도가 낮을 때 더 부러지기 쉽다. 그래서 겨울에 보조기 손상이 더 많이 발생한다. 가죽은 가죽 닦는 비누(saddle soap)로 규칙적으로 관리하지 않으면 손상된다. 피로 저항력(fatigue resistance)은 재료가 주기적인 하중을 이겨내는 재료의 능력을 의미한다. 예를 들어, 활동적인 아동의 보조기는 반복적인 하중을 받게 되어 결국 금속 보조기 관절은 빈번하게 손상이 가서 자주 수선이 필요하게 된다.

기타 특징 (Other Properties)

보조기에서 이용되는 재료의 그 외 다른 특징들은 탄성(elasticity), 가소성(plasticity), 가단성(전성, malleability), 부식 저항(corrosion resistance)을 포함한다. 탄성은 응력에 대한 변형의 비이다. 즉 원래 형태로 되돌아가는 재료의 능력을 의미한다(예. 환자가 서기자세에서 앉으면서 움직일 때 코르셋의 고무강화천〔rubber-reinforced canvas〕이 체간의 형태에 따른 변화에 대해 적응하는 것). 가소성은 손상 없이 형태가 변하는 재료의 특징을 말한다. 가소성은 폴리에틸렌 수지의 탄력성 인솔과 같은 유연한 재료에서 볼 수 있고 압박을 받으면 형태가 변화된다. 연성 재료(ductile material) 또한 가소성을 보여준다(장력〔tension〕이 가해진 강선〔wire〕의 형태가 변한다). 부식저항은 화학작용에 노출되었을 때 재료가 악화되는 정도를 의미한다. 어떤 환자에게 보조기는 소변과 땀에 약하고 이것은 특히 금속과 몇몇 직물 재료의 구조를 부식시킨다.

재료의 특징은 많은 방식으로 보조기 처방에 영향을 준다. 얇은 폴리에틸렌으로 제작된 단하지보조기는 뇌성마비 아동에게 적합할 수 있다. 만약 환자가 상당한 경직이 있는 성인 환자의 경우 더 두꺼운 플라스틱이 더 적절할 것이다. 심한 첨내반족(equinovarus)이 있는 아동은 내측과 외측의 탄소섬유 인서트로 강화된 디자인의 보조기를 사용해야 한다.

플라스틱 / *Plastic*

모든 플라스틱은 합성 유기물(탄소 함유)이다. 플라스틱의 방대한 다양함은 구성요소 분자가 혼합되는 많은 방법에 의해 나타난다. 에틸렌과 같은 간단한 화학단위체는 단량체(monomer)라고 불린다. 그러나 대부분의 보조기는 폴리머(polymer)라고 하는 혼합 화학단위체로 만들어 진다. 플라스틱은 비교적 가벼우며, 성형성이 우수하고 강하고 쉽게 청결유지를 할 수 있고 부식 저항이 있으며 다양한 색채를 가질 수 있다.[3,4]

열가소성 플라스틱 (Thermoplastic)

많은 보조기들은 열가소성 플라스틱으로 제작된다. 열이 가해지면 쉽게 유연해지고 새로운 모양으로 만들 수 있다. 식으면 다시 단단해지면서 새로운 모양이 만들어진다. 대개 이 플라스틱은 재차 열을 가하면 반복하여 다른 모양으로 만들 수 있다. 그래서 보조기제작사가 재료를 제거하고 덧붙임으로써 보조기를 맞출 뿐만 아니라 플라스틱에 열을 가함으로써 보조기를 맞출 수 있도록 한다.[5] 몇몇 열가소성 플라스틱은 비교적 낮은 온도에서 유연하게 된다. 수근관절-수부 보조기(WHO)는 따뜻한 물에 침전시켰을 때 유연하게 되는 플라스틱으로 제작된다. 이러한 플라스틱은 따뜻한 플라스틱이 환자의 손 또는 그 외 신체부위에서 직접 성형되기 때문에 빠르게 보조기를 만들기에 용이하다. 불행하게도 이 플라스틱으로 만들어진 수근관절-수부 보조기를 착용한 사람이 따뜻한 물로 접시를 닦게 되면 보조기 모양이 변할 수 있다. 몇몇 열가소성 플라스틱은 유연하게 하려면 높은 온도로 열을 가할 필요가 있다. 이러한 플라스틱은 대개 신체부위의 석고모델(plaster model) 위에서 모양을 만든다.[6,7] 많은 열가소성 플라스틱은 비교적 약하고 인화성이 있다.[8]

탄력성 있는 보조기를 제작하고자 한다면 임상가들은 열린 또는 밀폐된 입자 열가소성 플라스틱(open- or closed cell thermoplastics)을 선택한다. 제작자는 질소 또는 다른 가스를 플라스틱에 뿜어냄으로써 재료를 푸석푸석(스펀지 같게)하게 한다. 탄력성 있는 재료는 다양한 두께와 색깔뿐만 아니라 다양한 압축성(compressibility)에 있어서 유용하다.

열경화성 플라스틱 (Thermosets)

교차 분자정렬은 폴리에스터(polyester)와 같은 열경화성 플라스틱을 생성한다. 성형되자마자 플라스틱은 새로운 모양으로 만들어 질 수 없다. 열경화성 플라스틱으로 만들어진 보조기는 궁극적으로 열을 흡수하지 못하며 단지 플라스틱을 갈거나 잘라서 또는 패드를 덧붙여서 변화를 줄 수 있다. 보조기에서 사용되는 플라스틱과 유사 재료들의 특징이 표 1-1에 요약되어 있다.

금속 | *Metal*

금속은 광채가 있고, 불투명하고, 녹기 쉬우며 연성이 있는 화학요소이다. 특히 탄소와 실리콘과 같은 몇몇 요소는 반금속(metalloids)이라고 알려져 있는 금속과 비금속 사이의 중간물질이다. 대부분의 금속은 합금(alloys)으로 사용하며 이것은 금속에 적어도 하나 이상의 화학적 요소를 혼합하여 이루어진다. 합금은 강도, 마모저항, 부식저항을 증진시킨다. 금속의 역학적 특징은 혼합된 화학적 구조에 따라 달라질 수 있다. 강철은 강하고, 견고하며, 피로에 강하고 외부 열을 차단한다.[9]

강철 (Steel)

보조기에서 사용되는 강철은 철, 니켈(nickel), 크롬(chromium)의 합금인 스테인레스 강(stainless steel)이다. 니켈은 부식저항을 증진시키고 크롬은 금속을 더욱 연성으로 만든다. 스테인레스 강은 다른 재료보다 더 무겁고 견고하며 강하다. 그것은 방사선이 통과하지 못하기 때문에 척추측만증 환자가 보조기를 착용하는 동안에 주기적인 방사선 촬영을 요구한다면 강철은 바람직하지 못한다.

알루미늄 (Aluminum)

알루미늄은 구리(copper), 망간(manganese), 다른 요소들로 합금되어 있다. 강철과 비교하면 알루미늄 보다 더욱 유연하고 1/3 정도 더 가볍다. 그래서 견고하게 하기위해서 보조기의 알루미늄 재료는 더욱 커야 한다. 알루미늄은 강철보다 피로에 약하다. 이러한 특징 때문에 보조기 관절에는 알맞지 않은 재료이다.

티타늄 (Titanium)

티타늄은 매우 가벼우며 부식 저항력이 있어 보조기 관절에 적합하다. 강철이나 알루미늄보다 더 비싸서 자주 쓰이지는 않는다.

가죽 | *Leather*

가죽은 제혁법(tanning)이라고 하는 화학적 공정으로 처리된 동물 피부이다. 가죽은 대개 천연, 합성 식물, 크롬(chromium)으로 구성된 용해물에 담겨진다. 그 과정은 가죽을 단단하게 하고 유연하게하며 강하고 더욱 다공성(porous)을 갖게 한다. 특별한 피부와 제혁하는 방법은 유연성, 내구성, 가죽의 외관을 결정한다. 가죽은 다공성이 있고 압착되진 않으며 신체부위 모형 위에서 성형된다. 환자가 특별한 가죽에 알레르기가 있다면 접촉성 피부염은 다른 가죽, 피부와 가죽사이에 직물 삽입, 저자극성 플라스틱(hypoallergenic

표 1-1

보조기 제작에 사용되는 플라스틱

(Plastics Used in Orthotic Fabrication)

일반 명칭 (Generic Name)	상표 이름 (Brand Name)	특징 (Characteristics)	내용 (Comments)
폴리에틸렌 (Polyethylene)	Ortholen	성형하기 쉬움, 연성, 가벼움, 피로와 화학물질에 저항이 좋음	큰 강도가 요구되지 않는 곳에 사용(단하지보조기) 폴리에틸렌 폼
폴리에틸렌 폼 (Polyethylene foam)	Plastazote, Pelite, Aliplast and Dermaplast	탄력성이 있고 매우 가벼우며 연성인 밀폐된 입자 구조	스트랩을 패딩하거나 라이닝하는데 적합, 충격 흡수를 위한 발 보조기; 결국 그 입자는 압축력 있음("bottom out")
폴리에틸레 수지, 에틸렌 비닐 아세테이트 (Polyethylene foam alloy, ethylene vinyl acetate)	Nickelplast	폴리에틸렌 수지보다 밀도가 높음	bottom out에 저항을 줌
폴리프로필렌 (polypropylene)	없음	내구성 있으나 성형하기 힘듬	장하지보조기와 같은 더 견고한 열가소성 플라스틱 일수록 더 큰 강도가 요구됨
Copolymer	없음	폴리프로필렌보다 더 부러짐에 대한 저항과 내구성이 있으나 성형하기 힘듬	폴리프로필렌과 폴리에틸렌의 혼합물
Polyolefin	Surlyn	순수 폴리에틸렌보다 성형하기 쉬움	투명성이 있어 보조기에서는 덜 쓰임
에틸렌 비닐 아세테이트 (Ethylene vinyl acetate, EVA)	없음	polyolefin copolymer, 뛰어난 충격흡수력을 지니며 가벼움	구두에서 자주 사용
아크릴 (Acrylic)	Plexidur and Nyloplex	경성 플라스틱	대개 methylmethacrylate polymers로부터 polymerized; 투명한 형태로 유용
Transpolyisoprene	Orthoplast and Ezeform	낮은 온도에 성형되는 고무 같은 열가소성 플라스틱	환자에게 낮은 힘을 적용하는 상지보조기에 기본적으로 사용
Polycaprolactone	Polyform and Orthoplast Ⅱ	경성 열가소성 플라스틱, 환자에게 직접 성형가능	상지보조기와 체간 보조기에 적합
Polyurethane elastomer	Sorbothane Viscolas, and PQ	비교적 무겁고 자르기 힘듬	근육의 점탄성과 유사한 좋은 완충 성질을 지님

(계속)

표 1-1 (계속)

일반 명칭 (Generic Name)	상표 이름 (Brand Name)	특징 (Characteristics)	내용 (Comments)
폴리우레탄 폼 (Polyurethane foam)	Poron, Sovbothane and Ovafit	많이 신전(stretch)되지 못함	개방형 입자 구조, 발 보조기에 적합
나일론 (Nylon)	Zytel	반경성 플라스틱	보조기 관절에 적합, 금속 보조기 관절보다 더 가벼움
폴리에스터 수지 (Polyester resin)	없음	경성 또는 반경성 플라스틱을 성형(laminate) 하기 위해 직물을 스며들게 하는데 사용	하지보조기의 받침대에 사용
탄소섬유 (Carbon fiber)	Graphite	매우 가볍고, 내구성이 있으나 비싸고 절단하기 힘듬	응력을 많이 받는 보조기 부위를 강화시키는데 사용, 예를 들어, AFO의 내외측은 발의 회내전 또는 회내전하는 경향을 제한하기위해 탄소섬유 인서트를 함유하고 있음
실리콘 (Silicone)	Silipos	마찰 저항이 뛰어남	라이너와 패드를 제조하기 위해 직물과 혼합할 수 있음

plastic), 직물 대체물로 해결한다. 쇠가죽(cowhide)은 아주 강해서 구두의 엎퍼 부위와 스트랩에 많이 쓰인다. 말가죽(horsehide)은 질감이 피부에 닿으면 좋아서 자주 하퇴밴드 또는 대퇴밴드와 같은 밴드로 쓰인다. 구두에서의 염소가죽과 사슴가죽은 망치발가락과 다른 통증 부위를 갖는 환자에게 적합하다.

나무 / *Wood*

보조기에서 사용되는 가장 흔한 나무는 코르크(cork)이다. 코르크 오크 나무껍질은 상당히 가벼우며 탄력성이 있어 주로 구두 거상 또는 족궁 지지대로 사용된다. 때때로 코르크는 유연함과 경제성을 향상시키기 위해 고무 또는 다른 재료와 혼합해서 사용된다. 쿠션 코르크는 코르크와 고무 혼합물이다. Thermocork (Apex Foot Health Industies, Inc, Teaneck, NJ) 또는 Birko Cork(Birkenstock, Novato, Calif)는 코르크와 열가소성 재료의 혼합물이다. 그 외의 나무들은 구두 제작에 사용된다. 예를 들어, 관목(balsa wood)은 코르크보다 가볍지만 강도와 탄력성은 코르크에 미치지 못하며, 가끔 구두 거상에 쓰인다.

고무 / *Rubber*

고무나무의 수액은 탄성을 갖추고, 충격흡수를 잘 하며 그리고 질긴 고무로 가공된다. 네오프렌(neoprene)과 같은 합성고무는 덜 비싸고 부식 저항에 더 강하다. 천연 또는 합성 고무 모두 구두창의 뛰어난 마찰력을 제공하며 훌륭한 패드 재료로 쓰인다. 고무줄은 탄성 스트랩을 만들기 위해 면직물 또는 직물을 엮을 수 있다. Spenco(Apex Foot Health Industries, Inc, Teaneck, NJ)와 Kemblo(Pel Supply Company, Cleveland, Ohio)는 스펀지 고무(sponge rubber)의 대표적인 예이다. 중탄산나트륨(sodium bicarbonate)이 고무에 가해지면 개방 입자 구조(open-cell structure)를 만든다. 라텍스 폼(Latex form)은 개방 입자 고무의 또 다른 예이다. 그것은 비교적 짧은 기간 동안 반복적인 사용 후에 오랫동안 입자가 압박되어도 청결하고 부드러우며 매우 큰 탄력성이 있다.

직물 | *Fabric*

면, 모직, 합성 재료들은 흔히 보조기에서 사용된다. 직물의 특징은 그 재료 자체와 재료가 형성되는 과정에 따른다.

면 (Cotton)

면(cotton)은 강하고 땀을 쉽게 흡수하고 저자극성을 지닌다. 결국 면은 체간보조기의 강한 복부 전면에 사용되기에 적합하다. 천은 운동화용 다공성 신발의 엎퍼에 사용된다. 면 플란넬(cotton flannel)은 특히 체간 보조기의 금속부위에 대한 훌륭한 패드 재료이다. 뜨여진 면은 쉽게 신체부위에 맞게 만들어지며 종종 하퇴 또는 체간보조기 안의 라이너(liner)로 사용된다.[10]

모직 (Wool)

모직은 비교적 비싸지만 뛰어난 탄력성이 있다. 모직 펠트(wool felt)는 발 보조기 그리고 경부보조기에 사용된다. 펠트(felt)는 증기와 압력으로 모직과 다른 섬유로 함께 짜여진 직물이다. 모직 함유량이 많으면 많을수록 더 내구성이 있는 펠트 재료가 된다. 펠트는 가벼우며 다공성이고 쉽게 압박된다.

합성 직물 (Synthetic Fabrics)

보조기에서 사용되는 합성 직물은 폴리에스테르와 나일론이다. 폴리에스테르 섬유는 강하고 쉽게 말릴 수 있는 비교적 비싸지 않은 재료인 면과 합성할 수 있다. 폴리에스테르와 면포로 만들어진 코르셋은 전체를 면으로 하는 것만큼 발한시키는 역할을 하지 못한다. 나일론의 매우 흔한 사용은 벨크로(hookand pile) 죔쇠이며, 허리띠(buckles), 걸쇠(snaps), 단추, 끈 보다 더 쉽게 사용된다.

합성 직물은 착용자가 움직일 때 작용해야 하는 체간 보조기와 같은 보조기의 한 부분 그리고 스트랩에 유용하게 사용된 탄력성 있는 천을 만들기 위해 고무를 혼합시킬 수 있다. 탄력 합성 직물은 부종조절, 관절 안정성을 제공, 비대성 상처를 예방하기 위해 압박 의복에 사용된다.

접착제 | *Adhesive*

발 보조기와 같은 몇몇 보조기에서는 서로 다른 재료를 붙여야 하는 경우가 있다. 리벳(rivet) 또는 나사(tread)와 같은 역학적인 수단이 아닌 방법으로 재료들을 접착한다. 접착은 재료들의 표면의 화학적 특징에 따라 달라질 수 있기 때문에 공통적인 접착제는 존재하지 않는다. 합성수지(synthetic resins)는 열가소성, 열경화성이든 간에 보조기에서 넓게 사용된다. 왜냐하면 수부관절-수부 보조기의 받침대에 스트랩 연결과 같은 많은 표면들을 결합하기 때문이다. 고무에 기초한 접착제(rubber-based adhesive)는 충격하중에 큰 저항력을 가지고 있어서 발 보조기에 적용하는데 적합하다. 단백질 접착제(동물성 또는 식물성)는 나무와 종이를 결합시키는데 뛰어나 보조기에서는 사용하지 않는다. 일부 접착제는 독성이 있거나 또는 인화성이 있어서 소아용 보조기에는 적합하지 않다.

제작 방법
(CONSTRUCTION METHODS)

보조기는 다양한 방법으로 제작된다. 많은 보조기들은 대량생산된다. 임상가들은 코르셋이나 수부 스플린트와 같은 방대한 생산품들 중에서 환자에게 가장 잘 맞는 것을 선택할 수 있다. 종종 임상가들은 환자가 정확하게 맞도록 기성품을 수정하여 사용한다. 그런 보조기들은 비교적 비싸지 않고 쉽게 유용한 보조기가 될 수 있으며 처방과 완성된 보조기를 운송하는데 소요되는 시간 사이의 지연을 줄인다.

맞춤형 보조기는 수부 보조기에서 자주 제작되는 방법으로 신체부위에서 직접 성형하여 제작된다. 그런 다음 플라스틱은 가공 절단되고 스트랩을 만들고 다른 부속장치들을 부착한다.

다른 맞춤형 보조기는 더욱 섬세한 작업방법을 통해 제작된다. 보조기제작사는 신체부위를 석고붕대로 감싸고 제거를 하게 되면 음성모델(negative model)을 만들어 낸다. 다음 단계로 빈 공간의 음성모델에 액체 석고를 채워 넣은 후 말려서 고체상태인 양성모델(positive model)을 만들어 낸다. 대개 양성모델을 수정하여 제작한다. 민감한 부위에 접촉하게 되는 부위를 경감시키기 위해서 양성모델에 추가적으로 재료를 덧붙인다. 그렇게 되면 양성모델 위에서 성형함으로서 플라스틱이 약간 오목하게 된다. 반대로 하중에 매우 잘 견디어내는 볼록한 부위에 접촉하는 부위는 양성모델로부터 석고를 제거한다. 완성된 보조기에서는 그 부위가 약간 "볼록(build-up)"하게 된다(예를 들어, 체간보조기는 장골능(iliac crest) 위에서 압박을 경감시키고 복부 위에서는 볼록하게 만들어 압박한다).

금속 지주로 된 보조기들은 대개 사지의 길이와 둘레 길이에 맞추어 만들어진다. 제작소에서 만들어진 지주는 각각 구부리고 직접 수제작 플라스틱, 가죽, 금속밴드, 받침대에 부착한다.

컴퓨터를 이용한 디자인(computer-aid design)과 컴퓨터를 이용한 제작(computer-aid manufacture)(CAD-CAM)은 가장 최신의 제작방법이다. 레이저 스캐너와 같은 전자 센서에 신체부위가 노출되어 체절의 상세한 패턴을 만든다. 그런 다음 컴퓨터 프로그램은 민감한 부위에 하중을 최소화하고 압박에 잘 견디는 부위에 하중을 강화하기위해 초기 패턴을 상세히 수정한다. 제작은 대개 플라스틱이 성형될 전자 음성모델을 이용한다. CAD-CAM은 환자의 스캔한 장소에서 먼 거리에서도 보조기를 제작하는 것이 가능하게 한다. 또한 이러한 시스템은 환자에 대한 신체부위에 대한 자세한 외관정보의 수정과 저장에 용이하다.

요약
(SUMMARY)

보조기는 신체의 기형을 지지, 정렬, 예방, 교정해주는데 사용되며 신체 일부의 움직일 수 있는 기능을 증진시킨다. 보조기의 임상 팀의 중요한 구성원은 환자, 보조기제작사, 의사, 물리치료사이다. 발 보조기기사, 작업치료사, 사회사업가, 심리치료사와 같은 다른 구성원들은 의사결정 과정에 기여 할 수 있다. 임상 팀은 보조기 처방을 계획하고 환자가 보조기를 사용하게 하는 책임이 있다. 환자의 생체역학적인 요구에 더하여 팀은 환자의 목표, 심리사회적인 상태, 과거 보조기 경험, 선호도를 고려해야 한다. 처방에 미치는 다른 요인들은 예상되는 착용기간, 보조기를 착용하는 외부환경, 경제적인 수준, 환자의 수부 기능, 시력 등이 있다.

현재의 용어는 적용부위에 의거한 접근을 강조한다. 예를 들어 단하지보조기라는 용어가 만곡족 보조기 또는 Scarpa's boot와 같은 용어보다 더 많이 쓰인다. 체간보조기는 보조기 적용부위와 조절하는 움직임에 의해 결정된다. 그래서 요천추 굴곡-신전 조절 보조기(LS FEO)는 요추부위의 굴곡과 신전에 제한을 준다. Thomas와 Hessing과 같은 고안자의 이름이 특별한 보조기의 명칭으로 불린다.

보조기의 생체역학적인 목표는 기본적으로 움직임에

저항을 주거나 보조하고 신체구조의 한 부위에서 다른 부위로 하중을 전달하는데 있다. 목적에 관계없이 보조기는 편안해야 한다. 삼점압 그리고 다른 시스템은 보조기가 원하는 지지를 하도록 한다. 접촉지점 사이의 거리는 환자의 안락함에 영향을 끼친다.

플라스틱, 금속, 가죽, 그 외의 재료들은 보조기에 사용된다. 모든 재료는 강도, 연성, 무게, 탄성, 변형, 부식저항을 어느 정도 지니고 있다. 임상 팀은 환자에게 가장 잘 맞는 재료를 선택해야 한다. 보조기는 대량생산하거나 다양한 방법으로 맞춤형으로 만들어 진다.

질문
(THOUGHT QUESTIONS)

1. 보행 중 유각기 시 발이 끌리는 당뇨병성 신경병증 환자가 있다. 이러한 환자에게 보조기를 처방하는데 관여하는 건강관리 제공자는 누구인가?
2. 질문 1과 같은 환자와 다르게 컴퓨터 프로그램 제작자의 경우와 비교 했을 때 단하지보조기의 처방은 어떻게 다르게 하겠는가?
3. 편안한 보조기를 제작하기 위한 기여요소에 대하여 기술하시오.
4. 알루미늄과 가죽 장하지보조기(KAFO)가 폴리프로필렌과 탄소 섬유 보조기보다 선호되는 두 개의 상황을 기술하시오.

참고문헌
(REFERENCES)

1. *Dorland's Illustrated Medical Dictionary.* 28th ed. Philadelphia, Pa: WB Saunders Company; 1994:1194.
2. Gibson T, Wilson E. The history of orthotics. In: Murdoch G, ed. *The Advance in Orthotics.* London: Edward Arnold; 1976:1-14.
3. Clover W. Lower extremity thermoplastics: an overview. *Journal of Prosthetics and Orthotics.* 1991;3:9-13.
4 Lunsford T. The properties of plastics. *Biomechanics.* 1995;12:50-61.
5. Oberg K. Cost-benefits in orthopaedic technology by using thermoplastics in developing countries. *Prosthet Orthot Int.* 1991;15:18-22.
6. Pritham CH. Thermoplastics in lower extremity prosthetics: equipment, components, and techniques. *Journal of Prosthetics and Orthotics.* 1991;3:14-21.
7. Schuch CM. Thermoplastic applications in lower extremity plastics. *Journal of Prosthetics and Orthotics.* 1991;3:1-8.
8. Compton J, Edelstein JE. New plastics for forming directly on the patient. *Prosthet Orthot Int.* 1978;2:43-47
9. American Academy of Orthopaedic Surgeons. *Orthopaedic Appliances Atlas.* Vol 1. Ann Arbor, Mich: JW Edwards; 1952:1-16.
10. Sanders JE, Green JM, Mitchell SB, Zachariah SG. Matesial properties of commonly-used interface materials and their static coefficients of friction with skin and sockets. *J Rehabil Res Dev.* 1998;35:161-176.

추천도서
(REFERENCES READING)

1. Armesto DG, Lehneis HR, Frisina W. Orthotics design with advanced materials and methods: a pilot study. *Rehabilitation Research and Development Progress Reports.* Baltimore, Md: Department of Veterans Affairs; 1997:215-216.

2. Kuncir EJ, Wirta RW, Golbranson FL. Load-bearing characteristics of polyethylene foam: an examination of structural and compression properties. *J Rehabil Res Dev.* 1990;27:229-238.

3. Stallard J. Lower limb orthotics. In: Dvir Z, ed. *Clinical Biomechanics.* New York, NY: Churchill Livingstone; 2000:239-266.

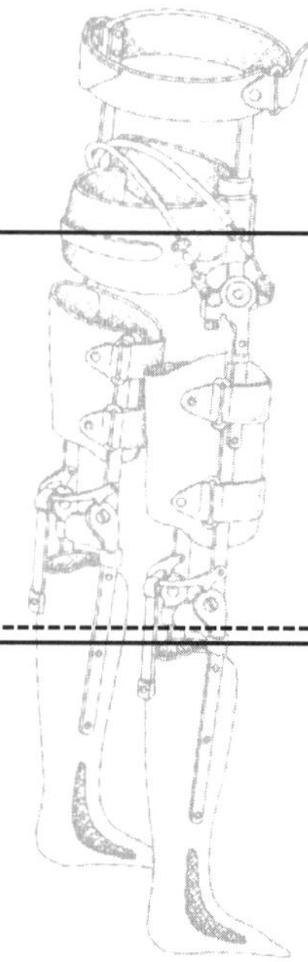

2장

발 보조기
(Foot Orthoses)

"구두를 신은 당신의 발은 얼마나 아름다운지. 오! 왕의 딸이여"
아가서 4장 1절

실제적으로 모든 사람들은 구두(shoes)를 신고 다닌다. 구두는 치료목적으로 처방되면 발 보조기로 간주될 수 있다. 모든 보조기와 마찬가지로 구두는 발에 힘을 전달한다. 구두는 본창(outer sole)과 구두 내부에 적용되는 추가된 재료로 수정하게 되며, 이러한 수정은 구두에 적용하는 힘을 변화하게 한다. 보조기제작 임상 팀의 의무는 환자가 서거나 걸을 때 향상된 기능을 발휘 수 있도록 환자에게 적절한 구두를 선택해야 한다.

이 장에서는 임상적인 시각에서 구두를 언급한다. 발의 불편함, 기형, 질환을 가진 환자에게 적절한 구두가 분석되어진다. 가장 흔한 발 질환에 대한 보조기 중재들이 언급되며 환자 발 모형을 획득하고 발 검사하는 방법에 대하여 설명한다. 발 보조기의 평가와 관리는 제6장 하지보조기의 평가 순서(evaluation procedures for lower-limb orthoses)에서 소개된다.

역사적 조명
(HISTORICAL PERSPECTIVE)

고랭이(bulrush)와 풀, 가죽 모카신[1]에서 신데렐라의 유리구두까지 그리고 오즈의 마법사에 도로시의 루비 펌프스(끈 없는 가벼운 신) 구두들은 역사와 전설[2,3]의 한 부분으로 남아 있다. 어떤 문화에서는 고상함이란 왕실에서나 볼 수 있는 가장 세련된 구두를 신고 여성의 발을 보이지 않는 것을 의미한다. 구두는 항상 사회적 신분을 상징한다. 역사적으로 제한된 움직임은 귀족적인 것으로 여겼다. 극단적인 예로 중국의 발을 죄는 기구(foot-binding)는 10세기부터 1911년까지 4살 된 여자들에게 사용되었다. 점잔빼며 걷기 위한 백합 패드 발(lily-pad feet, 물에 뜬 큰 수련 잎 같은 모양)은 고통스런 걸음걸이를 야기하였다.[4] 문화적으로 작은 발을 갖는 여성들은 계속해서 유지되기를 소망한다. 그래서 현재 유행의 몇 가지는 과거의 특색을 어느 정도

반영한다. 예를 들면, 16세기 베니스에서는, 플랫폼이 27inch 정도 높은 것이 성행하였다. 현재의 플랫폼 창과 구두굽, 스파이크 구두굽(stiletto), 삼각 선심(triangular toe boxes), 부적절한 구두 크기는 착용자로 하여금 발의 통증, 경련, 골절, 기타 장애를 해소하기 위해 의학적 대처방안을 구하지 않을 수가 없다.

현대 구두 제작은 19세기부터 기원됐다. 제봉 틀과 리벳 박는 기계(riveting machines)의 발명은 미국과 유럽의 구두제작 방법을 변화시켰다. 대량 생산의 발전에 맞춤형 구두제작자(custom shoemaker)들은 빛을 잃었고 전문성이 없는 공장 주인에 의해 결정된 구두 유형과 모양으로부터 대부분의 사람들이 어쩔 수 없이 선택하도록 강요받았다. 동 세기에 좌, 우측 구두의 분리, 완전한 크기와 중간 크기의 현재 시스템의 도입이 되었다.

구두 유형 | *Shoe Styles*

비록 구두가 방대한 재료와 설계로 만들어지지만, 모든 구두는 보행 시 지면에 의한 마모와 찢어짐으로부터 족저면을 보호하기위해 설계되어진다. 또한 구두는 돌(stubbing)로부터 발가락을 보호하고 험한 날씨로부터 보호하는 역할을 한다. 구두는 종종 유행 액세서리로 간주되기도 한다. 결론적으로, 유행을 따라가지 않는 또는 "정형화"는 거부적인 것을 내포하고 있다.[5] 비록 "정형화"가 건전한 뜻을 내포하고 있지만, 그 용어는 발의 변형이나 마비가 있는 환자에게 끈이 달린 구두는 비교적 값이 비싸고 구매하고 싶지 않는 구두를 의미한다. 결론적으로, 이장에서 구두는 "정형화"라고 부르는 것보다 적절한 특색들에 의해 언급된다. 임상가들은 환자들이 요구하는 적절한 구두의 특별한 특징들을 지적해주어야 한다.

대부분 발은 대량생산에 의해 만들어진 구두에 적응되게 된다. 대량생산된 구두는 맞춤 구두(custom-made shoe)보다 저렴하고 제작하는 동안 기다릴 필요가 없다. 반대로, 맞춤 구두는 여러 주일의 제작 기간이 필요하다. 발의 특별한 기형이 없는 경우 맞춤구두는 필요하지 않다.

구두의 구성
(Parts of Shoes)

구두의 기본적인 구성은 엎퍼(upper), 구두창(sole), 구두굽(heel), 보강재(reinforcement)이다(그림 2-1). 각 구두의 요소는 치료적 가치로서 기여할 수 있다.

엎퍼 *(Upper)*

발등을 덮는 부분과 구두굽을 감싸주는 부분을 엎퍼(upper)라고 한다. 구두를 선택할 때 주로 고려해야 할 부분이다. 환자에게 통증이나 기형이 있다면, 이 부분은 잘 조정하거나 부드러운 재질로 바꾸어야 한다. 예를 들면, 발이 갈퀴발, 망치발 등의 기형이 있다면 엎퍼

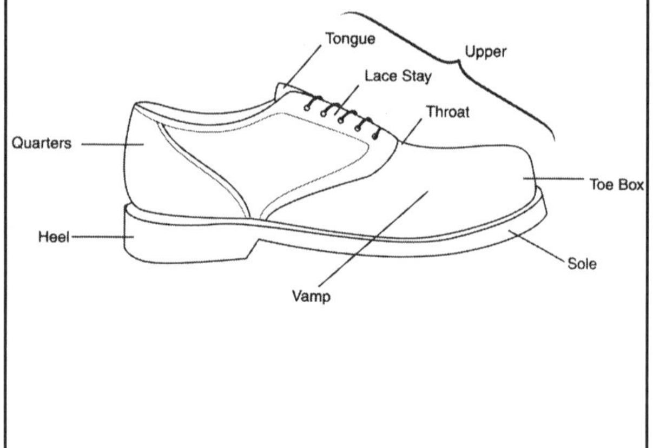

그림 2-1. 구두의 구성.

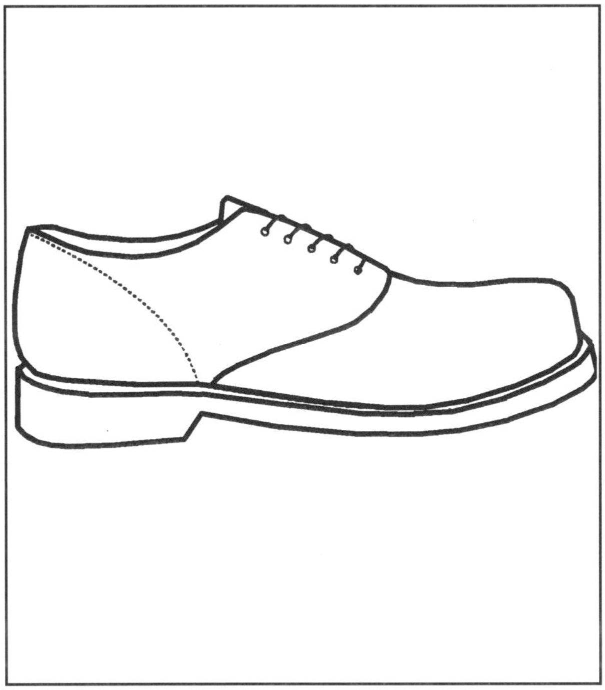

그림 2-2. 낮은 엎퍼.

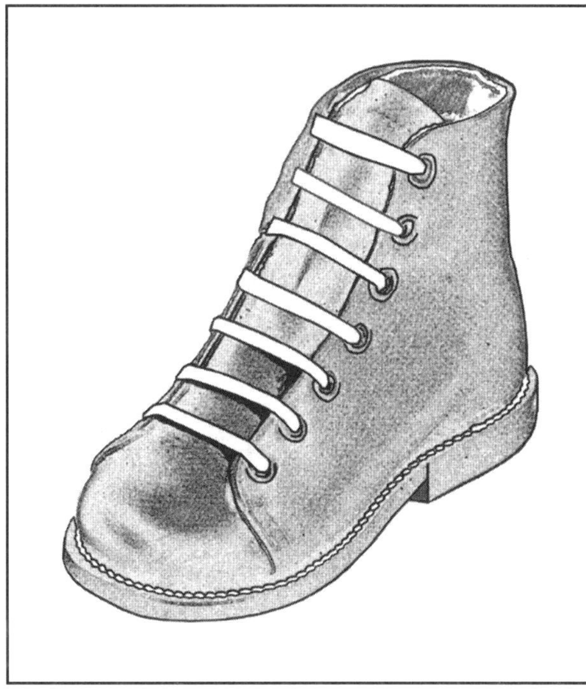

그림 2-3. 높은 엎퍼.

는 모카신 스타일과 같은 선심을 넓게 제작해야 한다. 충분한 여유 공간이 있는 구두(extra-depth shoe)는 보통 신발보다 넓은 엎퍼를 가지고 있고, 구두 안쪽에 다른 인서트(insert), 기형발 또는 석고나 붕대 드레싱을 수용할 수 있다.

만성 부종을 가진 사람에게는 압력이 집중되므로 좁은 스트랩을 갖는 구두를 착용하게 하면 안된다. 뒷공간이 열린 구두(open back, "sling back" shoe)는 발 뒤꿈치의 뒷부분에 높은 압력을 발생시킨다.

높이 (Height)

엎퍼의 높이는 임상적으로 충분히 고려해야 한다. 대부분의 환자들은 낮은 엎퍼를 착용하게 된다. 옥스퍼드 신발은 끈이 달린 낮은 엎퍼로 되어있다(그림 2-2). 낮은 엎퍼는 원위 복사뼈 아래까지 내려온다. 높은 엎퍼(그림 2-3)는 부츠(boot or bootie)를 말하며 내외측을 지지 할 때 사용된다. 높은 엎퍼는 후족부과 중족부의 안정성을 제공한다. 그러나 만약 환자가 단하지보조기를 신고 있다면 그 자체로 안정성을 제공하기 때문에 높은 엎퍼는 필요없다. 높은 구두는 현저한 아킬레스건의 구축이나 전족부나 중족부의 절단된 발의 경우 반드시 필요하다. 높은 구두와 비교하면 낮은 구두는 덜 제한적이고 착용하기 편리하며 값이 저렴하다. 칼라(collar)가 엎퍼 위에 추가되어 낮은구두가 높은 구두로 되기도 한다. 이것은 첨족(pes equinus)을 가진 편마비 환자에게 매우 유용한 구두의 수정법이 될 수 있다.

끈 매듭 (Closure)

엎퍼의 매듭은 임상적으로 매우 중요하다. 넷 또는 다섯 쌍의 구멍(eyelets)으로 당겨지는 끈(laces)은 구두 둘레(girth) 조정의 가장 큰 범위를 제공한다. 섬세하지 못한 환자에게는 죔쇠(buckles)가 부착된 스트랩이나 고리걸이(hook-and-pile)를 이용하는 것이 더 유용하다. 편마비 환자는 마비되지 않은 쪽을 향해서 당길 수 있도록 마비된 쪽에 스트랩이 있어야 한다. 비록 매듭이 꼭 맞게 되기는 어렵지만 또 다른 끈 매듭하는

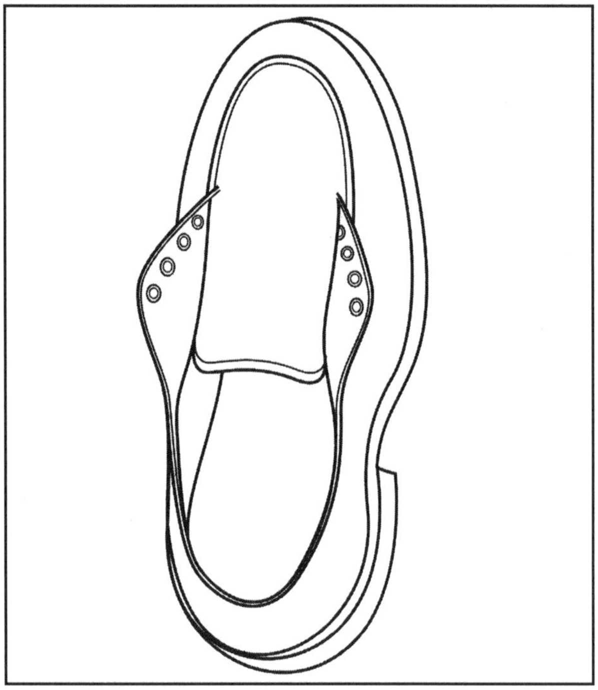

그림 2-4. Blucher 구두목.

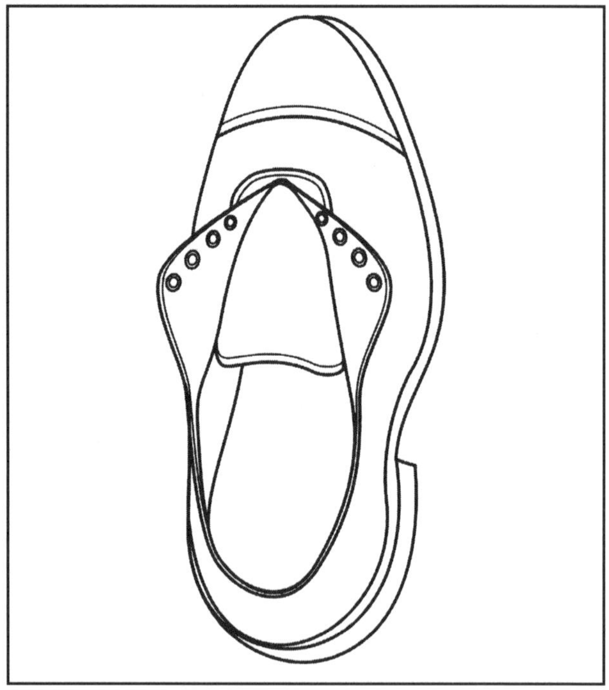

그림 2-5. Bal 구두목.

방법은 고리걸이를 지닌 프랩(flap)이 있다. 구두는 후엽 스프링 단하지보조기(PLS AFO)를 넣어 착용할 수 있지만, 끈이나 스트랩으로 발등 위에 높게 매듭을 해야 한다.

구두목 유형 (Throat Styles)

구두의 매듭은 엎퍼에서 구두목까지 연결된다. 구두목 유형은 매듭의 앞 가장자리의 설계에 의해 구별된다. 구두목 중에 가장 용도가 많은 유형은 앞쪽 끈이 유연한 Blucher 형태다(그림 2-4). Blucher는 프란코-프러시언 전쟁(Franco-Prussian War)의 프러시언(Prussian) 장교의 이름에서 유래되었다. 이 디자인은 "개방형 구두목(open lacing)"[6]으로 알려져 있으며, 구두의 개구부를 가장 크게 만들 수 있도록 앞쪽 구두 혀(tongue)가 접히게 고안되었다. 이것은 발의 기형이 있을 때나 구두 인서트를 갖는 보조기를 삽입할 때 아주 유용하다. Blucher 구두목은 최상의 순응력을 가지고 있다. 또 다른 형태의 Balmoral(또는 Bal) 구두목 유형은 끈 매듭 앞쪽이 서로 붙어 있다(그림 2-5). 이것은 영국 왕실의 소유인 Balmoral 성지에서 유래되었고, 구두의 개구부가 좁기 때문에 "폐쇄형 구두목(closed lacing)"이라 부른다.

재료 (Material)

엎퍼의 재료는 또 다른 잠재적인 처방요소이다. 가죽은 쉽게 형체가 변하고 손질이 쉽기 때문에 전통적인 재료로 사용되었다. 소가죽, 염소가죽, 사슴가죽보다 더 유연한 재료가 발등에 티눈(corn)이 있는 환자에게 적합하다. 천(canvas)은 발의 환기를 도와주는 다공성의 특징이 있다. 나일론(nylon)은 가볍고, 다공성이며 마찰을 최소화할 수 있다. Neoprene과 Spandex 또는 Lycra와 같은 탄성 재료들은 보다 편안하고 더욱 구두에 적합하다. 심한 발가락 기형을 환자에게는 높은 선심 또는 열처리될 수 있도록 화학적으로 처리된 가죽 엎퍼를 갖는 구두를 제공해야 한다.

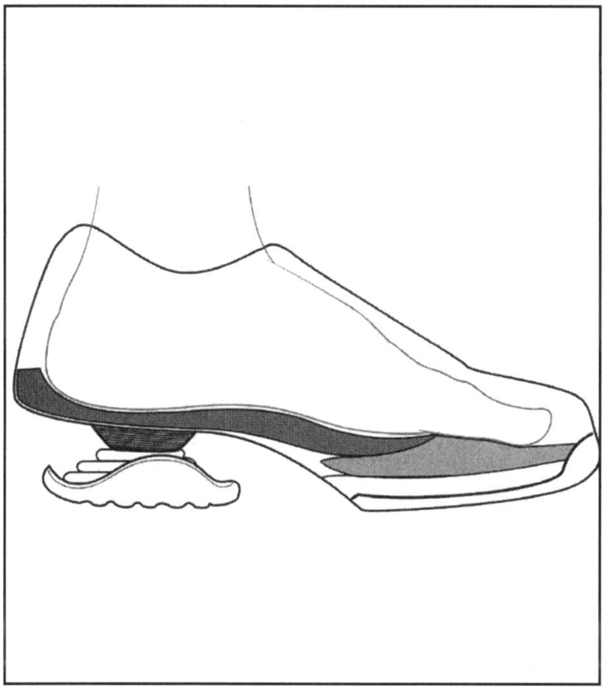

그림 2-6. 코일 스프링이 있는 구두굽.

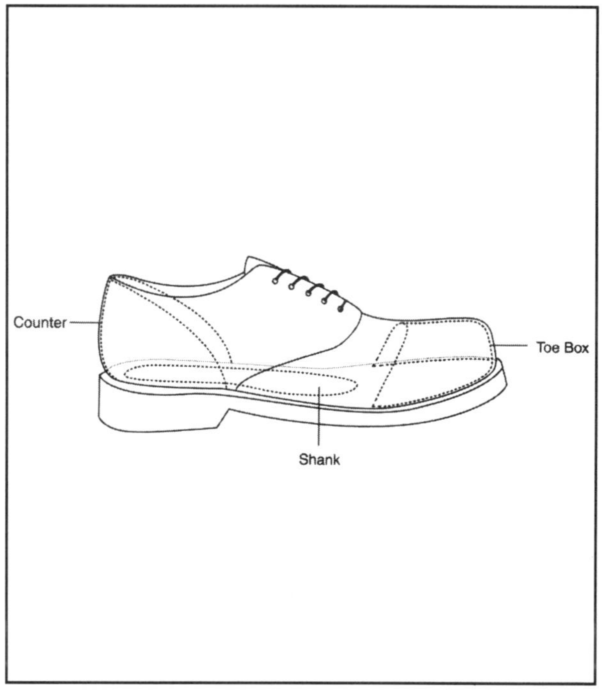

그림 2-7. 구두 보강재.

구두창 / *Sole*

창은 발의 족저 부분에 놓이는 구두의 한 부분이다. 구두의 안창(inner sole)이나 본창(outer sole) 모두 수정이 용이하다. 충분한 여유 공간이 있는 구두(extra-depth shoe)는 두개의 안창이 있다. 위에 있는 안창은 발 기형이나 발 붕대(dressing), 인서트가 들어가기 위한 공간을 제공하기위해 제거될 수 있다. 운동선수의 신발은 안창과 본창 사이에 삽입된 중창(midsole)이 있다. 중창은 충격흡수와 안정성을 제공하기 위해 폼 폴리머(foam polymer)로 만들어진다. 가죽 본창은 수정이 쉬우나 고무창은 접착제로 쉽게 변형될 수 있다. 고무창은 가죽창보다 큰 마찰력(traction)을 제공하고 충격 흡수[7]와 통증감소[8]에 효과적이다. 고무창은 정지 마찰력을 증가시키기 위한 잔물결 무늬(ripples), 격자 무늬(waffle design), 장식못(stud)을 사용한다.

구두굽 *(Heel)*

구두굽은 해부학적 뒤꿈치(heel)에 놓이게 된다. 구두굽 높이는 1/8inch 씩 증가되어 측정하게 된다. 남자의 정장 구두는 6/8 또는 7/8inch 정도다. 더 높은 구두굽은 체중을 전족부로 더 이동시키게 된다.[9, 10] 높은 구두굽은 균형감각을 방해하고 작은 지지면은 낮은 마찰력을 제공하기 때문에 높은 구두굽의 구두(spike heel)가 테니스 신발과 비교할 때 낙상의 위험이 더 크다. 카우보이 부츠의 높게 휜 구두굽(high curved heel)은 낮은 구두굽의 구두보다 낙상의 가능성이 매우 크다.[11] 젊은 성인이 $2\frac{1}{2}$inch의 구두굽을 신었을 때, 편평한 구두굽의 구두보다 균형을 잡기위해 더 많은 근육의 운동이 필요하다.[12] 높은 구두를 장시간 착용하게 되면 아킬레스 건이 단축된다. 구두굽이 3inch 이상 높게 되면 전족부에 직접적인 압력이 발생되어 중족골통(metatarsalgia), 망치발가락(hammer toe), 엄지 건막류(bunions)가 진행된다.[13] 전족부 기형(forefoot

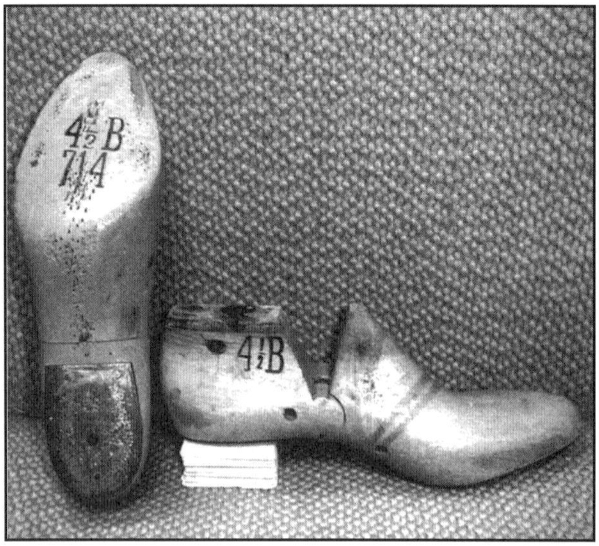

그림 2-8. 화형

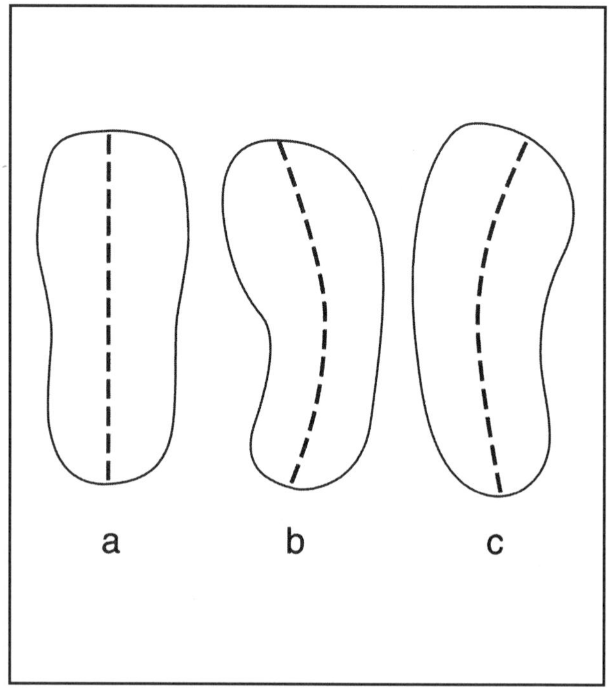

그림 2-9. 소아용 오른쪽 구두의 화형 종류. a. straight(똑바른). b. inflared(내측으로 벌어진). c. outflared(외측으로 벌어진).

deformity)은 삼각형의 선심을 가진 구두나 발가락이 개방된 구두에 의해 진행된다. 일부 임상가들은 높은 구두굽은 허리의 척추전만증을 증가시킨다고 주장하였으나, 아직까지 이에 대한 연구는 없는 실정이다.[14]

종종 더 높은 구두굽이 필요할 때도 있다. 예를 들면, 뒤꿈치에 통증을 가진 환자가 전방으로 체중을 이동시키게 되면 뒤꿈치의 통증을 감소시킬 수 있다. 첨족(pes equinus)이나 짧은 다리의 환자에게 구두굽을 높여 주는 경우(heel lift or higher heel) 한쪽으로 편향되는 현상을 방지 할 수 있다. 어떤 혁신적인 구두굽은 초기 입각기에 충격을 감소할 수 있도록 코일 스프링 시스템(coiled spring system)을 이용한다(그림 2-6).

보강재 | *Reinforcements*

구두굽 월형 (Heel Counter)

세 개의 주된 보강재는 구두굽 월형(heel counter), 허리쇠(shank), 선심(toe box)이다(그림 2-7). 구두굽 월형은 해부학적 뒤꿈치를 감싸주는 뒤쪽 엎피 부분을 보강해준다. 구두굽 월형은 높은 염력(torsional force)에 잘 견디게 하고 안정성을 증가시키며, 후족부(hindfoot)의 회내전(pronation) 속도를 감소시켜 준다. 족저골극(heel spur)을 갖는 환자에게 월형은 뒤꿈치의 마찰을 감소시키기 위해 꼭 맞게 맞춰야 한다. 일반적으로 내측과 외측 월형의 끝은 구두굽의 앞쪽 경계에 놓이게 된다. 때때로 월형은 더 앞쪽으로 나오기도 한다. 예를 들면, 평발(pes planus)을 갖는 아동에게는 내측으로 긴 월형(medial long counter)을 갖는 구두를 착용하게 한다. 과회내전(hyperpronaiton)과 불안정을 갖는 성인에게도 내측으로 긴 월형이 도움이 된다.

허리쇠 (Shank)

허리쇠는 구두의 중간 부분에 위치한 세로 방향의 긴 보강재이다(그림 2-7). 단하지보조기의 스터럽(stirrup)이 부착된 구두는 스터럽이 안에서 견고하게 고정될 수 있도록 금속 허리쇠(steel shank)를 포함하고 있어야 한다.

선심 (Toe Box)

선심은 전족부에 돌과 같은 물체가 떨어진다면 외상으로부터 발가락을 보호하는 역할을 한다(그림 2-7). 선심은 발의 윗 부분과 닿지 않게 설계되어야 한다. 환자가 발에 기형을 가지고 있다면 선심은 더 높게 설계되어야 한다. 유사하게, 몇몇 운동선수들은 더 넓은 선심을 갖는 신발을 신기도 한다. 장거리 달리기 선수에게는 마라톤을 하는 동안 부종에 적응하도록 더 큰 치수가 필요하다.

***화형** | Last*

화형은 구두가 다 완성된 구두에서는 볼 수 없지만 구두 모형이라고 말할 수 있다(그림 2-8). 화형은 선심과 월형의 외형, 구두안의 공간, 구두굽 높이를 포함한 구두의 모든 삼차원적 외형을 결정한다. 구두 맞춤(shoe fit)은 단지 길이와 폭을 가리키는 크기보다는 화형의 구성과 크기에 달려있다. 전형적인 화형은 regular(발의 모양과 같은), straight(휨이 없이 똑바른), curved(만곡된), inflared(내측으로 벌어져 있는), outflared(외측으로 벌어져 있는)가 있다(그림 2-9). 내측으로 벌어져 있는 화형(inflared last)은 구두를 안쪽으로 휘게 하는 반면 외측으로 벌어져 있는 화형(outflared last)은 전족부의 외전을 증가시킨다. 엄지 건막류를 갖는 환자는 추가적으로 내측 공간이 확보된 엄지 건막류 화형에 맞추게 되면 보다 편안하게 된다.

특별한 목적의 구두 (SPECIAL-PURPOSE SHOES)

발의 통증을 호소하는 환자를 위한 신발은 편안한 신발(comfort shoes) 또는 워킹 슈즈(walking shoes)라고 한다. 전형적으로 이러한 신발들은 하루 종일 착용할 경우 늦은 오후에 발생하는 부종에 조절하기 위한 넓은 선심을 가지고 있다. 편안한 신발은 종종 발을 묶기 위한 끈이나 스트랩을 이용한다. 또한 이러한 신발들은 탄력성 안창 또는 본창으로 구성된다. 편안한 신발은 기본적인 안창 위에 착탈식의 보조적 안창이 들어가게 된다. 착탈식 안창은 맞춤형 인서트로 대신할 수 있다.

발 크기가 다른 사람에게 개개의 발에 맞추기 위한 세 가지 방법이 있다. 1) 크기가 다른 한 켤레의 신발, 2) 두 켤레의 신발로 필요치 않는 신발을 없애는 방법 3) 한 켤레의 신발로 큰 발을 한쪽 신발에 잘 맞게 하고 작은 발은 안쪽에 맞춤형 인서트를 삽입하여 불필요한 공간을 제거하는 방법이 있다. 크기가 다른 한 켤레의 신발은 비교적 비싸고 제한된 스타일과 색으로 사용된다. 두 쌍의 신발은 폭 넓은 스타일과 색을 선택하여 착용할 수 있지만 구입가격이 배로 들게 된다. 세 번째 방법은 초기에 값은 비싸지만 보통 가격으로 신발을 구입할 수 있다. 인서트는 다음 신발에 계속 사용할 수 있게 된다.

유아와 소아는 서거나 걷기 위해 신발을 필요로 하지 않는다. 양발은 보다 따뜻하게 유지하기 위해 신어야 한다. 유아용 구두(toddlers' shoes)는 쉽게 걷도록 부드러운 창을 가져야 한다. 무겁거나 높은 마찰력을 갖는 창은 낙상을 유발할 수 있다. 부츠(bootie)는 유아에게 구두가 벗겨질 위험성을 감소시킨다. 아이가 7세가 되어야 종아치(longitudianl arch)가 발달되고 16개월보다 어린 아이는 평발로 지내게 되기 때문에 발 보조기는 필요하지 않다. 소아 발은 급격하게 성장한다. 16~24개월 된 소아는 대개 매 3개월마다 발 크기의 절반이 자란다. 반면에 3세 이상의 아동은 4~6개월 마다 발 크기의 절반이 성장한다. 대부분의 아동은 넓은 신발을 필요로 한다. 끈 달린 신발은 발 크기를 맞추기에 가장 쉬운 조절방법이다.

장거리를 걷거나 등산을 위한 신발들은 발가락 부위가 넓어야 하고 충격흡수가 뛰어나야 하며, 창에 웨지를 대기도 하는데 이것은 입각기 동안의 변화에 대해 편해지기 위해서 이다. 앞퍼 부위는 환기를 위해 다공성이어야 한다. 높은 엎퍼는 발목 지지에 도움이 되기 때문에 고르지 못한 지면에도 걸을 수 있다. 단단한 월형과 견고한 허리쇠는 장거리 걷기에 요구되는 지지를 제공한다.

운동선수용 신발은 발의 장애를 갖는 성인과 아동에게 모두 적절하다.[15] 이러한 신발들은 충격 흡수 재질의 고무창이 들어 있다. 특히 안에 인서트 보조기가 들어 있어 착용하기 편하게 매우 넓게 개방되어 있다. 캔버스(canvas)나 가죽 엎퍼는 다공성이어서 신발의 통풍을 도와주게 된다. 더구나 유행을 따르는 외관의 운동선수용 신발은 환자에게도 인기가 높아서 치료 프로그램과 함께 진행하기에 유용하다.

스포츠 활동 시에는 다양한 신발로 운동하게 되고 각각의 신발은 특별한 특징들을 지니고 있다. 대부분의 운동선수용 신발들은 본창과 안창 사이에 끼워 넣은 탄력성의 중창을 지니고 있다. 폴리우레탄(polyurethane) 중창은 높은 내구성은 있지만 에틸렌 비닐 아세테이트(ethylene vinyl acetate)보다 무겁다. 런닝화(running shoes)는 최소한 25° 이상의 중족지절 관절의 과신전을 허용하기에 충분히 유연해야 하며 지면으로부터 경사지게 하는 탄력성 있는 창을 갖추어야 한다.[16] 선심은 둥근 형태여야 하고 발가락 손상을 방지하기 위해 좀더 높게 제작되어야 한다. 장식 못 또는 격자창(studded or waffle sole)은 부드러운 창보다 더 높은 마찰력과 충격 흡수를 제공한다. 구두굽 월형은 견고해야 하고 뒤꿈치를 고정하기위한 패드를 대어 주어야 한다. 구두굽은 아킬레스 건의 스트레스를 줄이기 위해 높이가 1/2inch 정도 되어야 한다. 유산소 운동화는 가볍고 전족부 밑은 탄력성이 있어야 한다. 테니스화는 내외측의 안정성을 확보하고 빠른 움직임을 위한 유연한 창으로 제작되어야 한다. 신발 창 재료는 충분한 마찰력을 제공해야 한다. 코트 표면이 다양하므로 창은 적절하게 선택되어야 한다. 축구, 야구, 그리고 비슷한 스포츠 종목을 위한 경기장용 신발(field shoes)은 풀밭이나 지표면에서 지면마찰을 최대로 할 수 있는 분리될 수 있거나 고정된 미끄럼 막(cleats)을 지니며 야구화는 달릴 때 안정성을 제공하기위한 두껍고 견고한 창과 발목 안정성을 향상시키기 위한 높은 탑(high top)을 지녀야 한다. 스키, 스케이트, 댄스를 위한 신발은 인서트를 위한 최소 공간을 제공할 수 있도록 잘 맞아야 한다.[17-19]

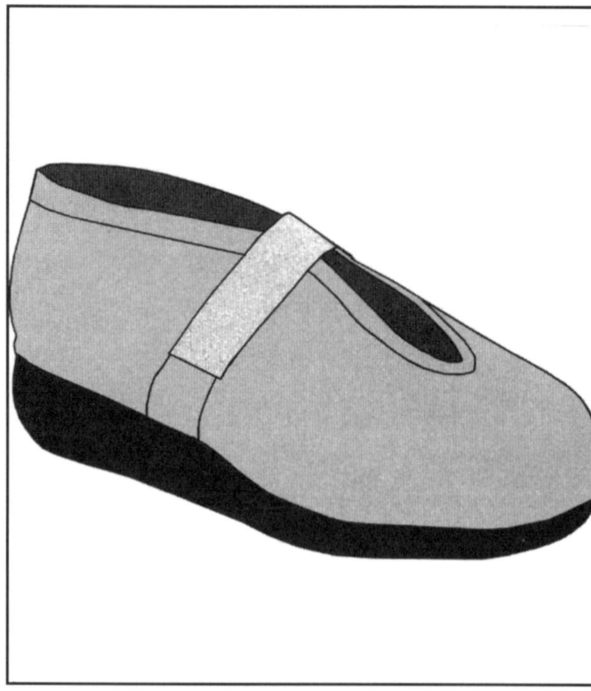

그림 2-10. 치유 목적의 신발.

당뇨병성 발 궤양이 있는 환자는 임시 신발(temporary shoe)을 위한 탄력성 있는 웨지 창과 폴리에틸렌 형태의 엎퍼를 포함하는 치유 목적의 신발(그림 2-10)을 제공받아야 한다.[20] 엎퍼는 열처리 수정될 수 있어 발의 기형이나 큰 붕대에도 쉽게 적용될 수 있다. 감각결손 환자들에게 맞춤형 인서트는 아주 도움이 된다.[21, 22] 1993년 5월에 통과된 연방 치료용 구두 청구(Therapeutic Shoe Bill)는 당뇨 환자들에게 치료용 구두의 의료보험을 제공하고 있다.

샌달(sandal)은 밀폐된 구두의 대안으로 발가락 기형이 심한 환자들에게 유용하다. 샌달은 뜨거운 기후에서 환기에 적합하다. 단하지보조기는 발등 위에 높게 스트랩으로 연결된 견고한 샌달 안에 착용할 수 있다.

스트랩의 설계는 압력의 집중부위를 결정하게 된다. 넓은 스트랩은 과도한 압력을 피하기 위해 필수적이다. 그러나 샌달은 발가락 손상이나 발등 외상에 대해서는 전혀 보호받지 못한다.

발 검사
(Foot Examination)

발 검사는 찰과상(abrasion), 열상(laceration), 흠집(blemish)을 검사하는 피부 검사가 포함되어야 한다.[23] 발가락 기형은 현재의 기형이 감소될 것인지, 신발을 기형에 맞추어야 할 것인지를 검사해야 한다. 발가락 사이의 피부 공간은 발등이 열린 부위보다 폐쇄된 습기가 찬 부위에서 감염의 위험이 더 크기 때문에 특별한 주의가 필요하다. 비정상적으로 차가운 발은 혈액순환의 문제를 의심할 수 있고, 반대로 더운 발은 감염과 연관이 있을 수 있다. 발톱은 감염을 막기 위해 곧게 손질해야 한다. 족저 굳은살은 높은 압력과 마찰을 암시하고, 이것은 과부하로 인한 통증을 호소할 수 있고, 박테리아가 굳은살 틈새에서 증식한다면 감염이 발생할 수 있다. 감각 결손은 모노필라멘트를 통해서 구별할 수 있다.[24] 검사자는 환자의 눈을 가리고 모노필라멘트를 특정 부위에 가하여 환자에게 감각을 느끼는지 묻는다(그림 2-11).

환자의 체중부하 패턴의 임프린트(imprint)는 임상가들에게 족저 압력에 대한 정보를 제공해 준다. 임프린트는 Harris 매트로 빠르고 저렴하게 만들어진다(그림 1-12). 매트는 큰 발보다 약간 더 큰 격자모양의 고무재질이다. 임상전문가는 격자에 잉크를 칠하고, 격자 위에 종이를 덧댄 다음 바닥 위에 매트를 놓는다. 정적 임프린트는 환자가 매트 위에 맨발로 서고, 임상가가 바닥에 칠해진 환자의 발자국을 그린다. 동적 임프린트는 환자가 맨발로 걸어 그 위로 지나가게 한다. 실예로, 임프린트된 발자국은 압력이 높고 낮은 부위가 표시되고, 욕창이 발생할 수 있는 위험 부위를 보여준다. 환자의 구두 윤곽을 결정짓는데 발자국은 유용하다. 흔히 나이가 많은 환자는 작은 신발을 착용할 것이다. 나이가 듦에 따라, 인대가 느슨해져 발은 길어지고 넓어진다. 뒤꿈치는 종골로 이루어지고, 거의 변화가 없다. 전족부의 경우 많은 뼈와 인대가 함유하고 있어 발의 길이, 넓이, 높이의 주된 변화가 나타난다.

발의 체중 부하를 알아내는 다른 방법들은 컴퓨터로 연결된 압력센서를 포함한 매트나 인솔이 있다. 대상자가 걸을 때, 모니터는 부하패턴의 다양한 압력이나 부하의 최대치와 골(valley)을 색으로 보여준다. 전자 매트와 인솔은 초기 과부하(incipient overloading) 부위를 표시하므로 당뇨 환자에게 유용하다.[25]

보조기적 중재
(Orthotic Interventions)

우선 구두가 선택되면 환자의 편안함과 기능을 증진시키기 위해 구두는 수정될 수 있다. 구두 수정은 내부와 외부에서 가능하다. 같은 임상적 발 질환의 경우 내부 수정, 외부 수정 또는 혼합된 수정으로 관리된다.

인서트와 내부 수정 / Inserts and Internal Modifications

가장 흔한 발 보조기는 인서트이며 같은 화형에서 만들어진 구두에 삽입할 수 있다. 또 다른 발 보조기는 구두의 내부 수정방법이며 생체역학적으로 인서트와 유사하지만, 구두를 바꿀 경우에 제거하여 옮겨 다른 구두에 넣을 수 없다. 인서트와 구두 내부 수정은 신발이나 구두를 착용하였을 때 보이지 않는다. 내부 수정의 장점은 수정을 했을 때 적절한 신발을 착용한다는 것을 보증한다는 점이다. 3/4 길이의 인서트(three-quarter insert, 그림 2-13a)는 신발 전체를 덮는 것이 아니라 중족골두의 바로 앞까지만 연결되어 있다. 완전한 길이의 인서트(full-length insert, 그림 2-13b)는 선심 끝부분까지 연

표 2-1

발 검사를 위한 체크리스트
(Checklist for Foot Inspection)

- 피부: 색, 감촉, 습기, 온도, 운동성, 손상, 감각
- 털: 질, 분포
- 발톱: 색, 두께, 기형(구멍, 홈), 붉음
- 건막류, 아탈구된 지방 패드, Charcot' s 관절과 같은 골 또는 연부조직의 기형
- 족관절, 거골하관절, 중족지절관절, 지절간관절의 수동 운동성
- 발과 족관절 근력
- 맥박: 족배동맥(dorsalis pedis), 후경골동맥(posterior tibial)
- 아킬레스 건 반사
- 특별 검사: Homans' sign(심부정맥혈전증), 족저근막 검사(족저골극)

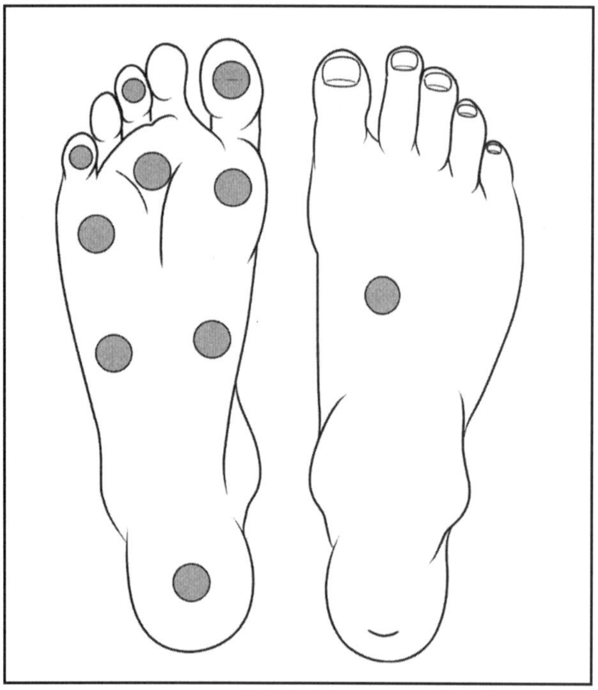

그림 2-11. 촉각 검사 부위.

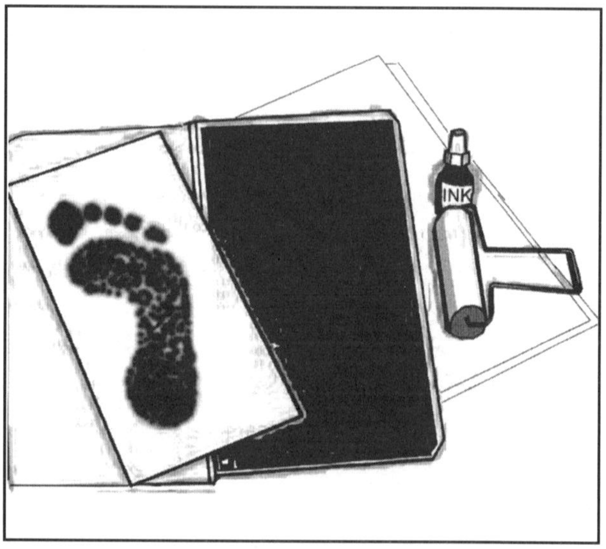

그림 2-12. Harris 매트와 임프린트.

결되어 신발 안에서 인서트가 미끄러지는 것을 방지한다. 인서트는 환자의 신발에 꼭 맞아야 한다.

족저골극(heel spur), 아킬레스 건의 구축, 후족부의 잘못된 정렬은 내부 구두굽 수정(interanl heel modification)을 필요로 하는 후족부 질환들이다. 구두굽 보조기(heel orthosis)는 다리길이 차이, 자세 불안정, 발 외부에서 기원한 다른 장애들을 갖는 환자에게 효과적이다.

내부 구두굽 보조기 (Internal Heel Orthoses)

족저골극(heel spur)으로 인한 불편함으로 사람들이

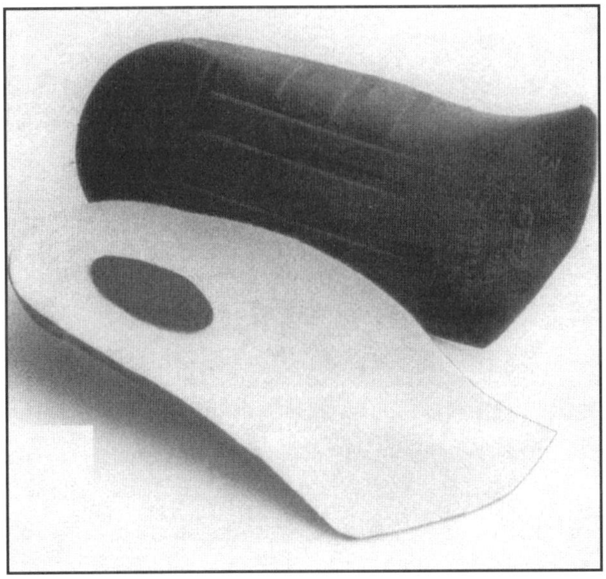

그림 2-13a. 인서트 - 3/4 길이.

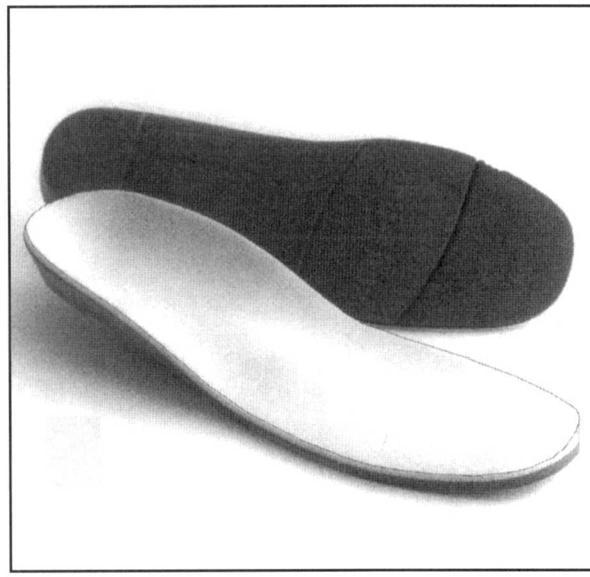

그림 2-13b. 인서트 - 완전한 길이.

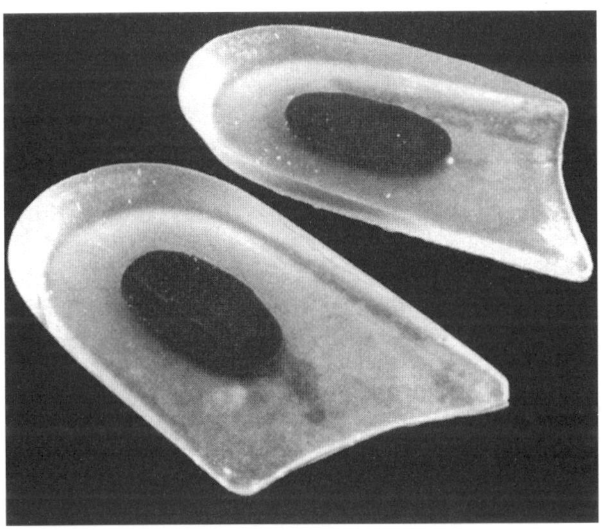

그림 2-14. Tapered 뒤축 쿠션.

종종 착용하게 된다. 탄력성이 있고 끝이 가는 쿠션(그림 2-14)은 입각기 초기에서의 충격을 흡수하고 전족부로 충격을 전한다. 해부학적 뒤꿈치의 안쪽, 뒤쪽, 바깥쪽 벽을 감싸는 구두굽 보조기(heel orthosis)는 구두 안에서 발의 미끄럼을 방지한다. 쿠션은 일반적으로 압력을 최소화하기 위해 골극의 근접부 위에 오목하게 만들어 압박을 경감하는 부위(concave relief)를 갖고 있다.

후족과 중족 보조기 (Hind-and Midfoot Orthoses)

후족부와 중족부의 잘못된 정렬은 발이 비정상적으로 회내전된 평발(pes planus, pes valgus, pes planovalgus)이나 발이 과도하게 회외전된 내반족(pes varus)을 초래한다. 발의 잘못된 정렬은 보행 중 입각기 동안 뒤꿈치에서 발가락으로의 부드러운 체중 이동을 방해하여 피로나 통증을 일으키게 한다. 발의 잘못된 정렬을 줄이는 것은 슬개대퇴부 동통(patellofemoral pain)을 감소시키고[26] 족저근막염(plantar fasciitis)으로부터의 불편함을 제거할 수 있다.

입각기동안 발이 회내전된 자세로 계속 유지되었을 때 발 근육의 과다 사용으로 인한 과운동으로 쉽게 피로가 오게 된다. 편평족을 위한 발보조기는 거골(talus)을 상부와 외측 방향으로 받쳐주어야 하고, 발의 비정상적인 잘못된 정렬을 교정하기 위해 전족부와 종골(calcaneus)을 내측 방향의 힘으로 밀어주어야 한다.

맞춤형 또는 기성품 인서트는 경성(rigid) 플라스틱이나 반경성(semirigid) 코르크, 성형 가죽, 탄력있는

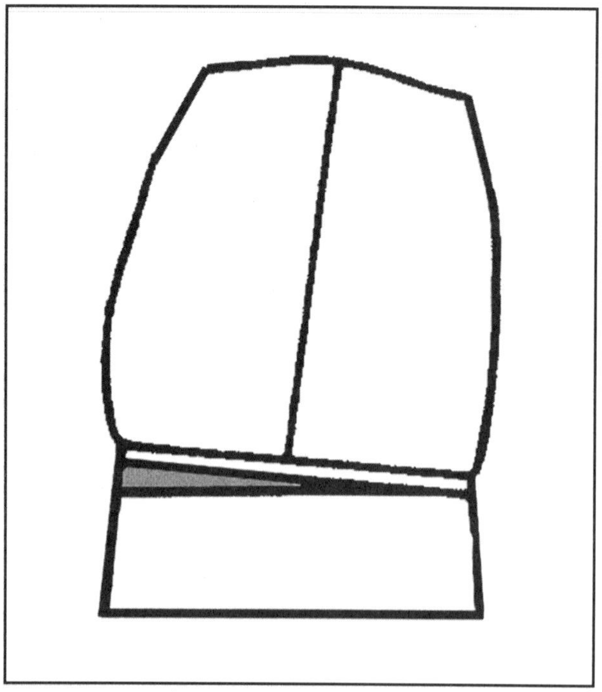

그림 2-15. 오른쪽 구두의 내측 뒤꿈치 웨지.

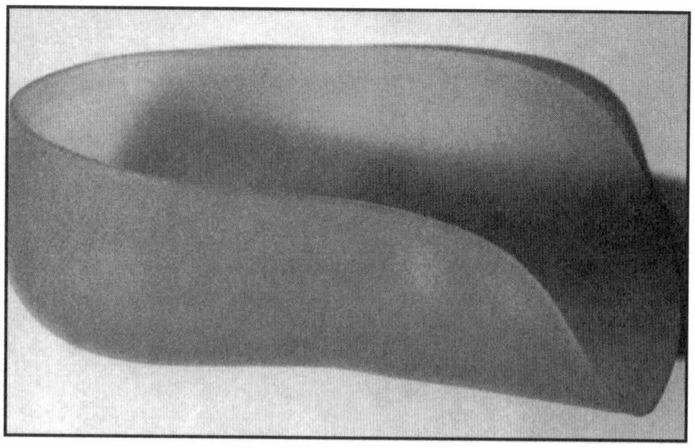

그림 2-16. University of California Biomechanics Laboratory(UCBL) 인서트.

플라스틱과 같은 다양한 재질들을 이용하여 만들어진다.[27] 재료의 최적인 경성 정도는 환자의 몸무게, 활동성, 기형의 정도에 의해 결정된다. 발에 부하가 클수록 보조기의 견고성은 더 커지게 된다.[28]

구두의 월형이 편안하다면 구두 내부에 뒤쪽 내측 구두굽 웨지(medial heel wedge〔post〕)가 적합할 수 있다(그림 2-15). 신발 안에 내측으로 긴 월형(medial long counter)은 유연성 평발을 지닌 아동에게 처방된다. 월형의 안쪽 경계선은 첫 번째 중족지절 관절(metatarsophalangeal joint)에서 끝나게 된다.

유연성 기형의 종족궁을 지지하는 또 다른 방법은 내측 수직 윤각(medial vertical contour)을 갖는 인서트이다. 이런 보조기는 종종 "아치 지지대(arch support)"라고 부르기도 한다. 정상적인 사람은 아치를 통해서 체중을 지지하지 않기 때문에 "아치 지지대"라는 말은 잘못된 표현이다. 체중은 후족부 종골의 거친면과 전족부에서 첫 번째와 다섯 번째 중족골두에서 이루어져야 한다.

특히 유연성 과회내전 환자를 위한 효과적인 맞춤형 보조기는 University of California Biomechanics Laboratory(UCBL) 인서트이다(그림 2-16).[29] 보조기는 최상의 교정된 위치에서 발을 바로 잡는다. UCBL은 보조기를 착용했을 때 발의 정렬을 향상시키나,[30] 장기적인 효과는 없다. 이것은 강직성 발을 위해서 만들어진 것이 아니다. 발 보조기가 근 활성도와 보행 운동역학에 미치는 영향은 아직 논란의 여지가 많다.[31-33]

혁신적 신발은 발의 중간부위에 맞춰진 나사를 이용한 것이다(그림 2-17). 착용자는 중간지점의 나사를 사용자의 발에 맞추어 높이거나 낮출 수 있다.

과도한 회외전(hypersupination)이 지속되는 발은 비교적 경직성이고 특히 초기 입각기에 충격흡수가 될 수 없다. 과회외전 자세는 종족궁의 높이가 비정상적으로 높은 요족(pes cavus)을 동반한다. 탄성 재질의 인서트가 발바닥 전체를 감싸게 되면 압력분포가 증가한다.

중족골 패드 (Metatarsal Pad)

중족골 패드는 중족지절 관절의 스트레스를 줄이기 위해 사용된다. 그것은 중족골 축(metatarsal shaft) 아래에 볼록한 모양을 갖는다. 패드의 앞쪽 끝은 근위부 중족골두까지 닿는다. 패드는 모양, 재질, 탄력성이 다양하다.[34]

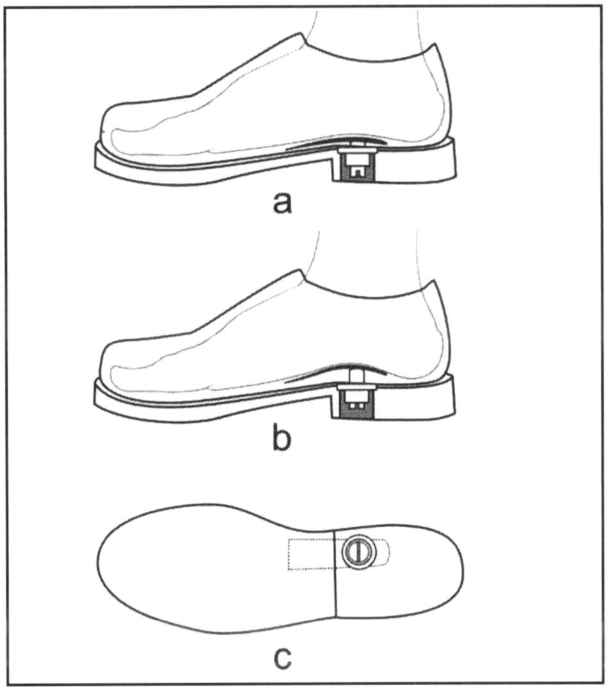

그림 2-17. 나사조정 중간 단면. a. 낮은 위치. b. 거상된 위치. c. 족저 측면.

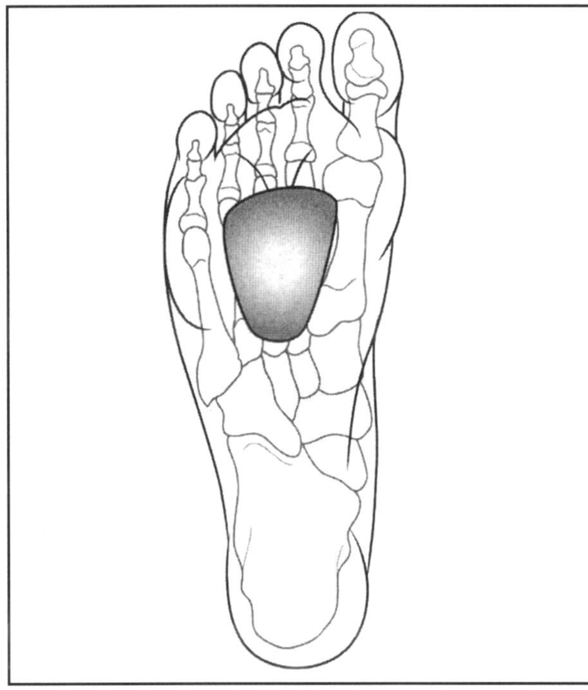

그림 2-18. 중족골 패드.

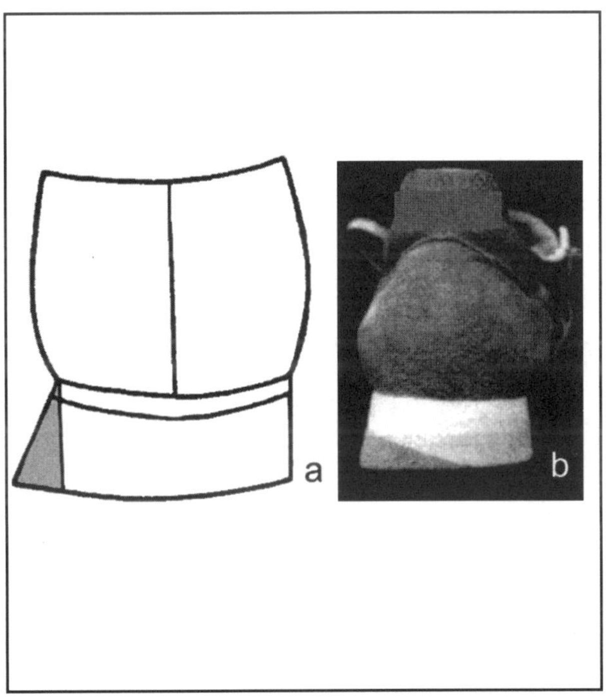

그림 2-19. a. 오른쪽 신발에서 내측 구두굽 벌어짐. b. 오른쪽 내측에서 탄성 웨지.

종자골염(sesamoiditis)의 경우, 인서트는 내측이 앞쪽으로 길게 확장되어 있다. 발가락 기형은 토우 크레스트(toe crest)를 통해서 조절이 가능한데, 이것은 발가락의 고랑 부분(sulcus area)에 볼록한 패드를 대주어 압력을 감소시키게 된다.[35]

인솔 (Insoles)

창의 경도와 모양은 착용자의 편안함, 안정성, 편안한 보행에 큰 영향을 미친다. 인솔은 압력의 재분포와 충격 흡수에 영향을 미친다. 밀폐기포 폴리에틸렌 수지(closed-cell polyethylene foam), 개방기포 수지(open-cell neoprene), 점탄성 폴리머(visoelastic polymer), 실리콘 겔(silicon gel) 또는 밀폐 기포 네오프렌 스펀지(closed-cell neoprene sponge)와 같은 탄성 플라스틱으로 만들어진 편평한 인서트(flat inserts)는 발의 뚜렷한 기형이 없을 때 높은 압력을 경감시키는 효과가 있다. 탄력성 인솔은 당뇨병[36]이나 균형이 떨어지는 환자들에게 매우 중요하다.[37] 성형된 인서트(molded inserts)는 발의 족저 윤곽에 맞추어 제작하

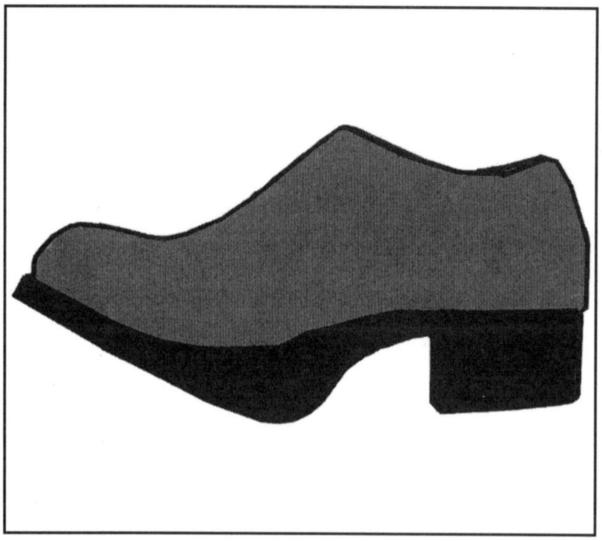

그림 2-20. 락커 바.

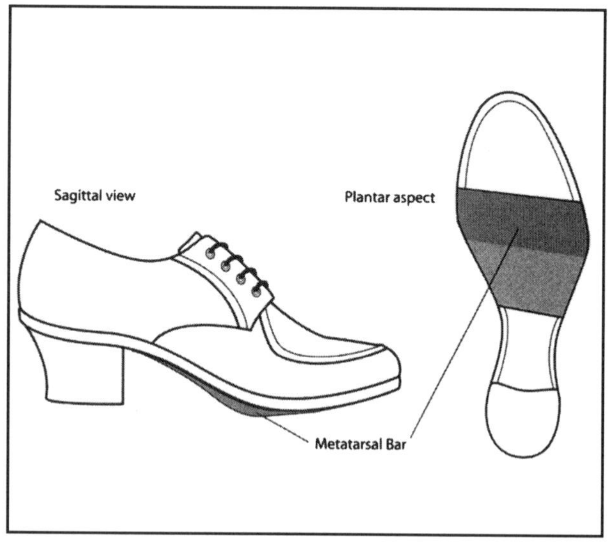

그림 2-21. 중족골 바.

며 심한 기형이 있는 경우에 효과적이다. 어떤 운동화에는 높은 충격을 흡수하기 위해 공기가 들어있는 공간(air chamber)이 있는 인솔이 있다.

외부 수정 | External Modifications

구두의 외부 수정방법은 꼭 맞는 신발을 착용시켜야 하고 신발 안의 공간을 줄이지 않는다는 것이다.[38-42] 그러나 외부수정은 눈에 보이고 구두의 미관을 떨어뜨릴 수 있다.

구두굽 수정 (Heel Modifications)

이것은 후족부를 고정시키기 위한 구두굽 벌어짐(heel flare: 내측, 외측, 내외측)이 있다. 탄성 구두굽은 초기 입각기에 충격을 흡수하게 된다. 일반적인 구두굽보다 지면반발력이 슬관절의 축에 더 가깝게 지나가기 때문에 슬관절의 안정성에도 기여한다. 후방경사가 있는 구두굽 또한 같은 생체역학적 기전으로 무릎의 안정성에 영향을 준다. 경성 발목 단하지보조기(AFO-SA)를 착용한 사람은 탄성 구두굽이나 후방경사가 있는 구두굽을 지닌 구두를 신어야 한다.

내측과 외측 구두굽 웨지(medial and lateral heel wedge)는 발의 전체 정렬을 변화시키는 구두의 외부 수정이다. 탄성 외측 구두굽 웨지는 중족부의 회내전 없이 후족부의 내반을 조절할 수 있다(그림 2-19).[43] 토마스 구두굽(Thomas heel)은 전방 내측으로 연장하는 것과 약간의 내측 웨지를 지니고 있다.

본창 (Outer Sole)

탄성 본창은 압력이 집중되는 것을 경감시키고 충격을 흡수한다.[44] 스펀지 고무 본창(sponge rubber outsole)은 가죽보다 두껍기 때문에 보행 시 불안정한 지면에 급변하는 힘으로부터 보호하는 역할을 한다. 고무창은 지면사이의 마찰력을 증진시킨다.

락커 바 (Rocker Bar)

락커 바(그림 2-20)는 입각기의 부하의 변화를 주는 족저 부분의 횡으로 볼록한 부분을 지니고 있다. 커브의 끝 부분은 중족골두의 약간 뒤쪽에 위치한다. 이러한 형태는 중족골두에서 체중 지지시간을 줄여 중족골통의 통증을 감소시킨다.[45] 결론적으로, 락커 바는 편평한 창보다 조기에 후기 입각기로 진행되도록 한다. 락커는 족저굴곡근이 약한 환자에게 도움이 된다. 정상적으로 하퇴삼두근의 수축에 의한 중간 입각기와 후기 입

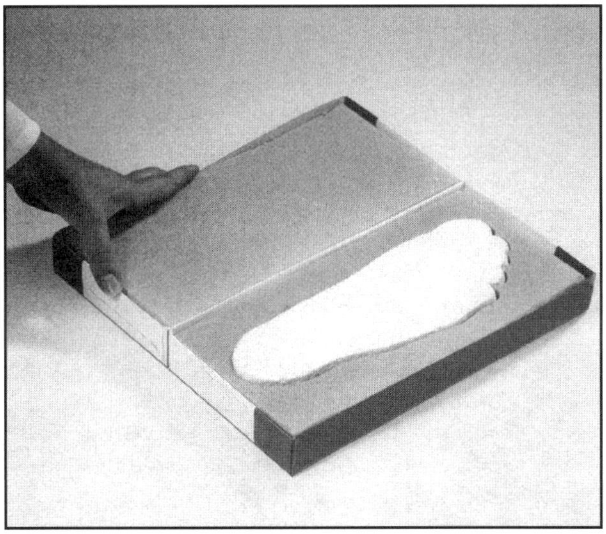

그림 2-22. 임프레션 캐스팅 폼 박스(reproduced with permission© 2000 Birkenstock ⓡ Footprint Sandals, INC. All right reserved).

각기의 추진력은 락커 창에 의한 짧은 창의 길이로 체간 운동량(trunk momentum)에 의해 발생되게 된다. 당뇨병 환자가 사용했을 때, 락커 창은 발의 배측굴곡근의 수축을 감소시킨다.[46] 또한 락커 신발은 완전한 발목운동을 위한 필요성을 줄여주며 이러한 이유로 제한된 배측굴곡으로 인한 단하지보조기 사용자, 후족부에 통증을 가진 자, 제한된 발목 운동이 있는 자에게는 효과적이다. 제한된 중수지절 관절의 운동을 가진 환자가 락커 구두를 착용하면 더욱 쉽게 입각기를 수행하게 된다.

중족골 바 (Metatarsal Bar)

중족골 바(그림 2-21)는 전족부의 뒤쪽에 위치하는 족저의 편평한 면을 갖는 구두의 외부 수정이다. 바는 중족골 축(metatarsal shaft) 밑에 가로로 놓이게 된다. 이것은 중족골두에서 축(shaft)으로 부하를 이동시키므로[47] 중족골통을 호소하는 환자들에게 적합하다.

구두굽과 창 거상 (Heel and Sole Elevations)

구두굽 거상(heel elevation)은 첨족을 가진 환자가 섰을 때 구두굽에 체중지지를 증가시키고 초기 입각기 동안 뒤꿈치와 발목 라커 작용(heel and ankle rocker action)을 가능하게 하도록 해준다. 다리길이 차이(leg-length discrepancy)가 있는 경우, 구두굽 거상의 크기는 관찰에 의해 결정되어 왔다. 적절한 시작점은 골반의 좌우측 높이가 같도록 하기 위한 짧은 쪽 다리 아래의 거상 받침대의 높이를 알아보는 것이다. 거상은 거상 받침대보다 1/2inch 정도 작게 시작해야 한다. 대개 1/2inch인 거상 부분은 낮은 구두의 안쪽에 위치해야 하고, 이것은 외부 거상을 줄이는 방법이 된다. 외부 창의 거상은 말기 입각기를 촉진시키고 환자가 넘어지지 않도록 지면으로부터 발가락이 끌리는 것을 막아준다.

편마비 환자에게 마비되지 않은 쪽에 1㎝ 정도의 구두굽과 발가락 거상은 유각기 동안 마비된 발떼기(foot clearance)를 촉진시키기고 입각기 동안 마비된 쪽의 체중지지 대칭을 향상시키게 한다.[48]

제작 방법 (FABRICATION OPTIONS)

특히 발 보조기는 대량생산 되거나 맞춤형으로 만들 수 있다. 제작 유형에 관계 없이, 결과물은 환자에게 적절하게 맞춰져야 하고 요구되는 힘을 발에 적용시킬 수 있어야 한다.

대량 생산된 발 보조기는 펠트(felt), 코르크, 고무, 플라스틱 수지로 구성된다. 임상전문가는 환자 발에 맞게 발 보조기를 가공 절단 하거나 패드를 경사지게 하는 등 최소한의 수정을 해야 한다. 기성품 인서트(over-the-counter insert)는 맞춤형보다 값싸고 시험용 장치(traial device)나 충격 흡수제로 유용하게 사용된다.

간단히 탄력있는 인서트를 만드는 방법은 환자의 발보다 약간 큰 직사각형의 폴리에틸렌 수지를 잘라 만드는 방법이다. 임상전문가들은 히트건(heat gun), 헤어

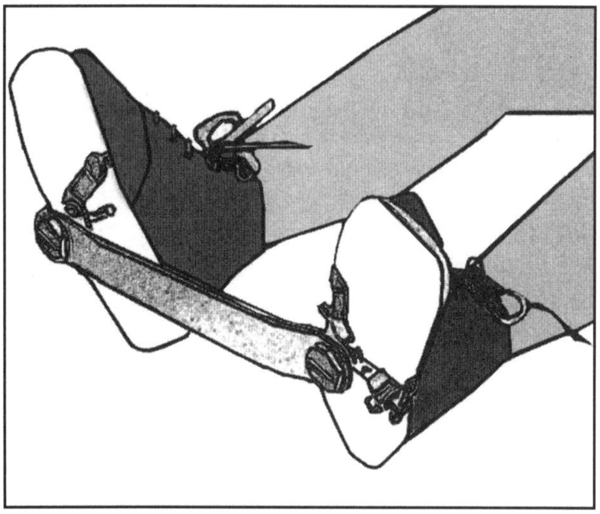

그림 2-23. 데니스 브라운 스프린트.

드라이기, 다른 열을 발생하는 장비로 플라스틱을 가열하고 바닥에 놓는다. 환자는 스타킹 양말을 신은 채로 위에 올라선다. 재료는 편안하고 따뜻하게 해야 하는데 플라스틱의 입자 구조는 열을 방출 시키므로 피부 화상에 주의를 해야 한다. 플라스틱에 환자가 서있는 동안, 임상전문가는 플라스틱 위에 발의 윤곽을 그린다. 수분이 지난 후에 환자는 플라스틱 위에서 발을 떼어 내고 임상전문가는 발의 윤곽을 따라 플라스틱을 자른다. 완성된 발 보조기는 탄력성 있는 전면접촉식 인서트(total contact insert)가 된다.

임프레션 캐스트(impression cast)는 건조하고 밀폐된 입자 구조의 폴리스티렌 수지를 함유하는 박스로 되어있다(그림 2-22). 대개 환자는 의자에 걸쳐 앉는다. 임상전문가는 환자의 발을 박스 위에 올려놓고, 부분적인 체중지지를 가하도록 대퇴부위를 부드럽게 누른다. 본(impression)이 만들어진 후에, 임상전문가는 우선 환자의 뒤꿈치부터 떼어낸다. 뒤꿈치와 전족부의 자국이 좀더 넓게 만들어지는 경향이 있고 체중지지를 하지 않은 것 보다 발의 종족궁이 낮게 나타난다. 임프레션 폼이 완성되면 박스를 제작실에 보내고, 본은 석고액체로 채워 후에 인서트가 석고 캐스팅(plaster casting)과 유사한 방법으로 만들어진다. 폼 캐스팅(foam casting)은 석고 캐스팅보다 더 빠르고 간편하다.

석고 캐스팅은 맞춤형 보조기 제작을 위한 또 다른 방법이다. 발 바닥면은 석고로 감싼 후, 발은 기능성 보조기 설계가 요구될 경우 부분 또는 전체적인 체중지지 위치로 하여 거골하 관절을 중립상태로 만든다. 종종 임상가들은 민감한 지점을 완화하기위해 압력을 잘 이겨내는 부위에 압박을 가하기 위해 석고가 감싸진 발에 압력을 가한다. 또한, 임상전문가들은 관절의 운동성을 감안하여 발의 정렬을 변화시킬 수 있다.[49] 캐스팅 방법에 관계없이, 완성된 음성 모델은 양성 모델로 만들기 위해 안에 석고액으로 채운다. 플라스틱 또는 다른 재료가 인서트를 만들기 위해 양성 석고 모델 위에 성형된다.

또 다른 종류의 인솔은 수지로 가득 차있는 격자(resin-filled compartment)로 만들어진다. 격자 안에 주입된 물을 통해서 수지가 용해되고 팽창된다. 환자가 인솔 위를 걸을 때, 이것은 족저 부분의 윤곽을 그리게 된다. 임상전문가가 발에 웨지를 대려고 하는 경우, 인솔자체가 발의 정렬을 변화시키는 모습으로 만들어지게 된다.

구두안의 주형(molding)도 맞춤형 인서트를 만들 수 있다. 발을 얇은 석고로 감싸거나 얇은 습기있는 플라스틱 주머니로 감싸는 것이 있고, 구두가 열가소성 플라스틱 인서트를 내재하고 있다. 둘 중 한 가지 방법으로, 환자는 구두를 착용하고 서서, 인서트 또는 석고를 만들게 된다.

몇몇 보조기제작사와 발 보조기기사들은 컴퓨터를 이용한 제조(computer-aided manufacture : CAM)를 갖춘 컴퓨터 설계(computer-aided design: CAD)를 사용한다.[50] 환자는 발 윤곽과 체중지지 유형을 기록하는 스캐너 위를 걷는다. 임상전문가는 체중 지지를 변화시키는 다양한 웨지를 사용하여 정상적인 발로 만들 수 있다. 컴퓨터를 이용한 제조(CAM) 제작소는 인솔을 만들기 위해 컴퓨터 설계를 사용한다.[51, 52] 분쇄 제작기가 없다면, 임상전문가가 컴퓨터 설계(CAD)에 의한 패턴을 통해 수작업으로 만들 수 있다. 비록 컴퓨터 설계-제작(CAD-CAM) 인서트가 수작업에 의한 것보다 만족도가 유의하게 높지는 않지만, 장비의 자동화로 초기 투자 후에는 비용이 저렴하다.

소아 발 보조기 (PEDIATRIC FOOT ORTHOSES)

보행이 불가능한 유아를 위한 보조기는 데니스 브라운 스프린트(Denis Browne splint)와 경첩 신발(hinged shoe)이 있다.

데니스 브라운 스프린트 | *Denis Brown Splint*

데니스 브라운 스프린트(그림 2-23)는 구두 창을 연결시키는 금속 바이다. 이 보조기는 아동이 고관절의 내회전 및 내전 되는 것을 막아준다. 데니스 브라운 스프린트의 한 형태는 고관절과 슬관절을 굴곡하고 신전을 가능할 수 있도록 링크 장치가 되어있는 것도 있다. 첨내반족(talipes equinovarus) 기형을 교정하기 위해서 처방된다. 비록 효율성이 높지는 않으나, 경골의 내염전을 방지하기 위해서 처방된다. 또한 효과에 대한 논란은 있지만 경골 내염전(interanl tibial torsion)을 치료하는데 사용된다.[53] 이 보조기의 효과는 경골뿐만 아니라 고관절, 슬관절, 족관절에까지 영향을 미친다.

경첩 신발 | *Hinged Shoe*

중족부에 경첩이 달린 신발은 중족골 내전증(metatarsus adductus)을 치료하는데 사용된다. 이 신발은 전족부와 후족부를 각각 보호하고 있다. 임상전문가들에 의해 경첩부위에 나사조절로 회전 각도를 조절할 수 있다.

처방을 위한 지침서 (GUIDELINES FOR PRESCRIPTION)

다음은 발 보조기와 구두 처방을 위한 생체역학적인 지침서이다.

1. 뒤꿈치의 압력을 줄이기 위한 것
   a. 구두굽 쿠션
   b. 탄력있는 인솔
2. 후족부를 고정하기 위한 것
   a. 높고 견고한 엎퍼를 갖는 구두
   b. 내측 구두굽 벌어짐(medial heel flare)
   c. 외측 구두굽 벌어짐(lateral heel flare)
   d. 양측 구두굽 벌어짐(bilateral heel flare)
   e. 탄력있는 외측 웨지가 있는 구두굽(heel with resilient lateral wedge)
3. 족저근막염이나 슬개대퇴 동통증후군의 통증 감소를 위한 것
   a. 구두굽 쿠션 또는 탄력있는 구두굽
   b. 후족부와 중족부의 종족궁 지지대("아치 지지대")
4. 유연성 과회내족을 줄이기 위한 것
   a. 내측 구두굽 웨지(medial heel wedge)
   b. University of California Biomechanics Laboratory(UCBL) 인서트
   c. 후족부와 중족부의 종족궁 지지대("아치 지지대")
   d. 토마스 구두굽(Thomas heel)
5. 고정성 과회내족을 조절하기 위한 것
   a. 내측으로 긴 월형(medial long counter)이 있는 구두
6. 고정성 과회외족을 조절하기 위한 것
   a. 탄성 후족부와 중족부 종족궁 지지대
7. 중족골두의 압력분포를 경감시키는 것
   a. 중족골 패드
   b. 중족골 바

8. 망치발이나 갈퀴발의 압력을 경감시키기 위한 것
   a. 높은 선심이나 깊이가 있는 구두
9. 엄지건막류의 압력을 경감시키는 방법
   a. 엄지건막류 화형으로 만들어진 내측이 넓은 구두
10. 발등의 티눈의 압력을 경감시키는 방법
   a. 유연한 엎퍼나 모카신 스타일의 구두
11. 초기 입각기에 무릎을 고정하는 방법
   a. 탄력있는 구두굽
   b. 경사진 구두굽
12. 중기나 후기 입각기를 촉진하는 방법
   a. 락커 바

요약
(SUMMARY)

역사적으로 구두는 사람들의 의상의 한 부분으로 여겨져 왔다. "정형화"라는 용어보다는 명명한 임상전문가들은 환자에게 도움이 되는 구두의 엎퍼, 창, 보강재들의 독특한 특징들을 언급하였다. 어떤 사람들은 샌달이나 편안한 신발, 운동화, 폴리에틸렌 수지의 엎퍼를 갖는 치료 목적의 구두처럼 특정 목적의 구두를 제공받아야 한다. 보조기적 중재들은 인서트로 알려져 있는 착탈식의 내부 수정을 포함한다. 같은 구두굽의 높이를 포함한 같은 화형으로 만들어진 구두가 있는 경우 모두 적용된다. 다른 보조기들은 내부와 외부 구두 수정이 있다. 구두굽 보조기(heel orthosis)는 서 있는 동안 안정성에 기여하며 뒤꿈치 통증을 해소시킨다. 과회내전된 발은 구두굽 웨지, 기성품 인서트, 또는 맞춤형 UCBL 인서트로 조절이 가능하다. 전면접촉식 인서트는 과회외전을 조절하는데 용이하다. 전족부 보조기는 중족골 패드와 바, 락커 창, 탄력있는 인서트 등을 포함한다. 구두굽과 창 거상은 다리길이차이를 보상해 준다. 데니스 브라운 스프린트 또는 경첩 신발은 중족골 내전증을 지닌 소아에게 적용된다.

질문
(THOUGHT QUESTIONS)

1. 중족부 회내전과 엄지 건막류 발단의 관계는 무엇인가? 엄지 건막류를 예방하고 최소화 할 수 있는 구두와 보조기는 어떻게 선택하는가?
2. 족저근막염과 족저골극이 발생하는 병리학적 기전을 설명하시오. 이것을 관리하기 위해서 발보조기를 어떻게 사용할 것인가?
3. 심한 경직과 편측 마비를 갖는 환자를 위한 구두끈 매듭 방법은 무엇인가?
4. 전족부 내전증을 가진 환자에게 알맞은 구두 수정법은 무엇이 있는가?
5. 당뇨 궤양을 치유하기 위한 샌달의 장점과 단점은 무엇이 있는가?
6. 여성들이 유행으로 신는 높은 구두와 편평족 처방을 위한 높은 구두굽과 어떠한 차이점이 있는가?
7. 발 검사를 위해서 감각 검사가 왜 중요한가?
8. 중족골 바가 중족골두에서 중족골 축으로 어떻게 부하를 이동시키는지 설명하시오. 이러한 보조기는 어떤 환자에게 적절한가?

참고문헌
(REFERENCES)

1. Boyd AG. Prehistoric shoe. *National Geographic.* 1999;95:45.
2. O'Keeffe L. *Shoes: A Celebration of Pumps, Sandals, Slippers, and More.* New York, NY: Workman Publishing; 1996.
3. Trasko M. *Heavenly Soles.* New York, NY: Abbeville Press; 1989.
4. Blakeslee TJ. Chan RJ. Chinese bound foot: a literature review and case report. *J Am Podiatr Med*

Assoc. 1986;76:502-505.

5. Philipsen AB, Ellitsgaard N, Krogsgaard MR, Sonne-Holm S. Patient compliance and effect of orthopaedic shoes. *Prosthet Orthot Int.* 1999;23:59-62.
6. Roetzel B. *Gentlemen: A Timeless Fashion.* Cologne, Germany: Konemann; 1999:150-189.
7. Windle CM, Gregory SM, Dixon SJ. The shock attenuation characteristics of four different insoles when worn in a military boot during running and marching. *Gait Posture.* 1999;9:31-37.
8. Tooms RE. Gliggin JW, Green S, Cagle K. Effect of viscoelastic insoles on pain. *Orthopedics.* 1987;10:1143-1146.
9. Corrigan JP, Moore DP, Stephens MM. Effect of heel height on forefoot loading. *Foot and Aakle.* 1493;14:148-152.
10. Gastwirth BW, O'Brien TD. Nelson RM, Manger DC, Kindig SA. An electrodynographic study of foot function in shoes of varying heel heights. *J Am Podiatr Med Assoc.* 1991;81:463-472.
11. Brecht JS, Chang MW, Price R, Lehmann J. Decreased balance performance in cowboy boots compared with tennis shoes. *Arch Phys Med Rehabil.* 1995;76:1586-1593.
12. Franklin ME, Chong RKY. Balance control during positive heel incline. *Neurology Report.* 1999;23:194.
13. Thompson FM, Coughlin MJ. The high price of highfation footwear. *J Bone Joint Surg [Am].* 1994;76:1586-1593.
14. de Lateur BJ, Giaconi RM, Questad K, et al. Footwear and posture: compensatory strategies for heel height. *AM J Phys Med Rehabil.* 1991;70:246-254.
15. Perry JE, Ulbrecht JS, Derr JA. Cavanagh PR. The use of running shoes to reduce plantar pressures in patients whom have diabetes. *J Bone Joint Surg [Am].* 1995;77:1819-1828.
16. Eng JJ, Pierrynowski MR. The effect of soft foot orthotics an three-dimensional lower-limb kinematics during walking and running. *Phys Ther.* 1994;74:836-844.
17. Cheskin MP. The Complete Handbook of Athletic Footwear. New York, NY: Fairchild Publications; 1987.
18. Johnson JA. Running shoes and orthoses: a practical approach. *Journal of Back and Musculoskeletal Rehabilitation.* 1996;6:71-80.
19. Kaye RA, Shereff MJ. Athletic footwear, modifications, and orthotic devices. In: Jahss MH, ed. *Disorders of the Foot and Ankle: Medical and Surgical Management.* 2nd ed. Philadelphia, Pa: WB Saunders; 1991:2910-2922.
20. Edelstein JE. If the shoe fits: footwear considerations for the elderly. *Physical and Occupational Therapy in Geriatrics.* 1987;5:1-16.
21. Lord M Hosein R. Pressure redistribution by molded inserts in diabetic footwear: a pilot study. *J Rehabil Res Dev.* 1994;31:214-221.
22. Mueller MH, Strube MJ. Therapeutic footwear: enhanced function in people with diabetes and transmetatarsal amputation. *Arch Phys Med Rehabil.* 1997;78:951-956.
23. Jahss MH. *Disorders of the Foot and Aankle: Medical and Surgical Management.* 2nd ed. Philadelphia, Pa: WB Saunders; 1991.
24. Pham H, Armstrong DG, Harvey C, Harkless LB, Giurini JM, Veves A. Screening techniques to identify people at high risk for diabetic foot ulceration: a prospective multicenter trial. *Diabetes Care.* 2000;23:606-611.
25. Cavanagh PR, Hewitt FG, Perry JE. In-shoe pressure

measurement: a review. *Foot.* 1992;2:185-195.

26. Pitman D, Jack D. A clinical investigation to determine the effectiveness of biomechanical foot orthoses as initial treatment for patellofemoral pain syndrome. *Journal of Prosthetics and Orthotics.* 2000;12:110-116.
27. Johanson MA, donatelli R, Wooden MJ, Andrew PD, Cummings GS. Effects of three different posting methods on controlling abnormal subtalar pronation. *Phys Ther.* 1994;74:149-161.
28. Brown GP, Donatelli R, Catlin PA, Wooden MJ. The effect of two types of foot orthoses on rearfoot mechanics. *J Orthop Sports Phys Ther.* 1995;21:258-267.
29. Henderson WH, Campbell JW. UCBL shoe insert - casting and fabrication. *Bulletin of Prosthetics Research.* 1969;Spring:215-235.
30. Mereday C, Dolan CME, Lusskin R. Evaluation of the University of California Biomechanics Laboratory shoe insert in "flexible pes planus." *Clin Orthop.* 1972;82:45-51.
31. Leung AKL, Mak AFT, Evans JH. Biomechanical gait evaluation of the immediate effect of orthotic treatment for flexible flat foot. *Prosthet Orthot Int.* 1998;22:25-34.
32. Staheli L, Chew DE, Corbett M. The longitudinal arch: a survey of eight hundred eighty-two feet in normal children and adults. *J Bone Joint Surg [Am].* 1987;69:426-428.
33. tomaro J, Burdett RG. The effects of foot orthotics on the EMG activity of selected leg muscles during gait. *J Orthop Sports Phys Ther.* 1993;18:532-536.
34. Bordelon RL. *Surgical and Conservative Foot Care: A Unified Approach to Principles and Practice.* Thorofare, NJ: SLACK Incorporated; 1988.
35. Cailliet R. *Foot and Ankle Pain.* 3rd ed. Philadelphia, Pa:FA Davis Company; 1997.
36. Birke JA, Foto JG, Pfiefer LA, Effect of orthosis material hardness on walking pressure in high-risk diabetes patients. *Journal of Prosthetics and Orthotics.* 1999;11:43-46.
37. Robbins S, Gouw GI, McClaran J. Shoe sole thickness and hardness influence balance in older men. *J Am Geriatr Soc.* 1992;40:1089-1094.
38. Gould N. Shoes and shoe modifications. In: Jahss MH, ed. *Disorders of the Foot and Ankle: Medical and Surgical Management.* 2nd ed. Philadephia, Pa: WB Saunders; 1991:2879-2909.
39. Janisse DJ, Wertsch JJ, Del Toro DR. Foot orthoses and prescription shoes. In: Redford JB, Basmajian JV, Trautman P, eds. *Orthotics: Clinical Practice and Rehabilitation Technology.* New York, NY: Churchill Livingstone; 1995:55-70.
40. Reiley MA. *Guidelines for Prescribing Foot Orthotics.* Thorofare, NJ:SLACK Incorporated; 1995.
41. Schwartz RS. Foot orthoses and materials. In: Jahss MH, ed. *Disorders of the Foot and Ankle: Medical and surgical Management.* 2nd ed. Philadelphia, Pa: WB Saunders; 1991:2866-2878.
42. Wu KK. *Foot Orthoses: Principles and Clinical Applications.* Baltimore, Md: Williams & Wilkins; 1990.
43. Glancy J. *Orthotic Recommendations: Management of Functional Forefoot Drop.* Indianapolis, Ind: John Glancy; 2000.
44. Alexander IJ, Chao EYS, Hohnson KA. The assessment of dynamic foot-to-ground contact forces and plantar pressure distribution: a review of the evolution of current techniques and clinical applications. *Foot and Ankle.* 1990;11:152-167.
45. Posema K, Burm PET, Zande ME, Limbeek J. Primary metatarsalgia: the influence of a custom

moulded insole and a rockerbar on plantar pressure. *Proshet Orthot Int.* 1998;22:35-44.

46. Harris G, Klein J, Janisse D, et al. Effect of rockersoles on lower extremity dynamic EMG patterns [abstract]. *Gait Posture.* 2000;11:158.
47. Rubin G, Staros A. Orthotic and prosthetic management of foot disorders. In: Jahss MH, ed. *Disorders of the Foot and Ankle: Medical and Surgical Management.* 2nd ed. Philadelphia, Pa; WB Saunders; 1991:2808-2833.
48. Chaudhuri S, Aruin AS. The effect of shoe lifts on static and dynamic postural control in individuals with hemiparesis. *Arch Phys Med Rehabil.* 2000;81:1498-1503.
49. Cummings GS, Higbie EJ. A weight-bearing method for determining forefoot posting for orthotic fabrication. *Physiother Res Int.* 1997;2:42-50.
50. Janisse DJ. Orthoses, shoewear, and shoe modifications. In: Myerson MS, ed. *Foot and Ankle Disorders.* Philadelphia, Pa: WB Saunders Company; 2000:195-212.
51. Davis FM. In-office computerized fabrication of custom foot supports: the AMFIT system. *Clin Podiatr Med Surg.* 1993; 10:393-401.
52. Tait JR, Redford JB, Johnson JC. Evaluation of AMFIT (Computer Generated Soft Foot Orthoses) in a veteran population. *Arch Phys Med Rehabil.* 1996;77:986. Abstract.
53. Gold JT. Orthotic management and rehabilitation of the foot and ankle in the neurologically impaired child. In: Jahss MH, ed. *Disorders of the Foot and Ankle: Medical and Surgical Management.* 2nd ed. Philadelphia, Pa: WB Saunders; 1991:2775-2796.

추천도서
(REFERENCES READING)

1. Arnadottir SA, Mercer VS. Effects of footwear on measurements of balance and gait in women between the ages of 65 and 93 years. *Phys Ther.* 2000;80:17-27.
2. Cornwall MW, McPoil TG. Plantar fasciitis: etiology and treatment. *J Orthop Sports Phys Ther.* 1999;29:756-760.
3. Donatelli Ra. *The Biomechanics of the Foot and Ankle.* 2nd ed. Philadelphia, Pa: FA Davis Company; 1996.
4. Mueller MJ. Application of plantar pressure assessment in footwear and insert design. *J Orthop Sports Phys Ther.* 1999;29:747-755.
5. Myerson MS. *Foot and Ankle Disorders.* Philadelphia, Pa: WB Saunders Company;2000.
6. Nawoczenski DA. Nonoperative and operative intervention for hallux rigidus. *J Orthop Sports Phys Ther.* 1999;29:727-735.
7. Shrader JA. Nonsurgical management of the foot and ankle affected by rheumatoid arthritis. *J Orthop Sports Phys Ther.* 1999;27:703-717.
8. Sinacore DR, Withrington NC. Recognition and management of acute neuropathic (Charcot) arthropathies of the foot and ankle. *J Orthop Sports Phys Ther.* 1999;27:736-746.

사례 연구 (CASE STUDIES)

다음 사례에 대해 적절한 보조기를 선택하고 장기 목표와 단기 목표를 설정하여 치료 계획을 세우시오.

- BK는 1주일에 10마일 정도를 달리는 23세의 종업원이다. 그녀는 양 다리에 정강이 통증(shin splint)이 있고 최근에 요통을 호소하고 있다. 서 있을 때 무릎은 과신전되고, 골반은 앞쪽으로 경사되며, 허리 척추전만증을 가지고 있다. 이 환자에게 적절한 발 보조기는 무엇인가?
- JT는 1주에 5회 정도 핸드볼을 하는 35세의 샐러리맨이다. 그는 발에 만성 수포와 굳은살을 가지고 있고 양쪽 내측 슬관절 통증이 있다. 양쪽 발의 중족부 과회내전과 중증의 엄지 건막류 기형이 있다. 적절한 보조기는 무엇인가?
- RC는 좌측에 좌골신경통(sciatica)을 20년 동안 가지고 있고 만성 요통 환자이며 45세의 비서직이다. 그녀는 많은 건강관리 전문가로부터 상담을 해왔고 많은 치료를 받아 왔다. 치료는 단기적으로 효과가 있었지만, 몇 주 후에 다시 통증이 재발되었다. 그녀는 물리치료사를 찾아가 골반이 기울어져 오른쪽이 왼쪽보다 낮다는 것을 알았다. RC는 왼쪽으로 척추측만증에 양성반응을 보였다. 왼쪽 하지는 오른쪽에 비해 1㎝ 정도 길었다. 그녀의 요통 원인이 무엇인가? 적절한 보조기는 무엇인가?
- FP는 인슐린을 투여하는 당뇨병을 가진 32세의 기계공이다. 발에 감각은 존재한다. 양발에 굳은살이 엄지발가락 안쪽과 1, 2, 3번째 중족골두의 족저면과 뒤꿈치의 외측면에 있다. 그는 걸을 때 발이 과회내전 된다. 어떤 발 보조기가 적절한가?
- AD는 좌측 발에 족저근막염이 있는 47세의 버스 기사이다. 그는 일하는 시간을 제외하고 대부분 TV를 본다. 그녀는 40파운드로 과체중이다. 족궁이 높은 편이고 좌측 발의 외측면으로 걷는다. 어떤 보조기가 적절한가?

사례연구 의견/반대의견 (POINT/COUNTERPOINT)

백화점 종업원인 55세의 여성으로 30년 동안 3인치 굽 높이의 정장용 구두를 신어왔다. 그녀는 전족부에 특히 양측 2번째와 3번째 중족골두에 통증이 있다. 그녀는 중등도의 건막류(bunion), 심하게 발톱이 안으로 자람, 망치발, 부종, 인대의 느슨함이 있다. 그녀는 15파운드의 체중을 가지고 있다. 그녀의 신발은 원 크기보다 1/2 가량 짧고 좁아졌다.

신발 선택 (SHOE SELECTION)

JOAN SAYS

그녀의 직업 상 유행을 하는 옷을 입어야 하기 때문에, 나는 이전 것보다 낮은 2인치 굽높이의 신발을 추천한다. 선심이 삐죽한 것 보다는 둥근 것이어야 한다. 선심은 그녀의 망치발 위한 공간을 가져야 한다. 신발은 충분히 길고 넓어야 한다. 발 보조기기사는 가죽으로 건막류를 비스듬히 신장시키는 것을 선택할 것이다. 그렇지 않으면 건막류에 대응하여 신발이 커야 할 것이고 후기 입각기 동안 자극이 발생하고 지나치게 공간이 커질 것이다.

JAN SAYS

나는 그녀가 유행에 따르는 신발을 신는 것에 동의한다. 나는 보행동안 발등의 중족골 골두의 압박을 최소화하기 위해 낮은 굽으로 펌프 기능이 있는 신발을 추천한다. 신발은 발의 과회외를 조절하기 위해 평평한 뒤축 피치(pitch)와 튼튼한 외형을 가져야 한다.

발 보조기 (FOOT ORTHOSIS)

JOAN SAYS

중족골 골두에서 중족골 체축으로 스트레스를 이동시키기 위해서 전 길이에 탄력성이 있는 중족골 패드가 있는 신발을 착용한다. 삽입물은 충격을 흡수할 수 있다.

JAN SAYS

만약 건막류가 손으로 눌렀을 때 줄어든다면, 종골과 중족골 골두 사이에 균형을 이루고 있는 것이다. 그렇지 않다면, 뒷굽을 위해 UCBL 삽입물을 제공하고, 나머지는 느슨한 부분에 잘 맞게 삽입물을 제공한다. 뒷축 쿠션은 초기 접지 시에 충격을 흡수할 것이다.

장기 목표 (LONG-TERM GOALS)

JOAN SAYS

특별하게 중요한 것은 일하는 동안 편안해야 한다는 것이다. 백화점 종업원으로서, 이 여성이 전체직원을 위한 샤워실에서 매장의 전시장까지 걸을 수 있다.

JAN SAYS

나는 그녀의 보행의 편안함을 증가시키기 위해 건막류를 경감시키고 가능하다면 각 전족부 아래의 통증을 제거할 것이다.

JOAN SAYS | **JAN SAYS**

단기 목표 (SHOT-TERM GOALS)

JOAN SAYS: 양측에 탄력성 삽입물이 있는 신발의 선택의 안내와 전족부 특히 중족지절관절과 지절간 관절의 가동성을 증진시키는 방법을 교육한다.

JAN SAYS: 나는 편안하지만 모양세가 있는 신발들을 선택하는데 도움을 줄 것이다. 통증을 경감시키며 개선된 발의 자세로 족저근막, 중족부, 횡족부낭들의 뻣뻣함을 줄여주는 보조기를 사용하게 독려할 것이다.

물리치료 계획 (PHYSICAL THERAPY PLANS)

JOAN SAYS:

- 가동성 운동을 위한 미온 족욕 준비(tepid foot bath)
- 타월을 이용한 발 저항 운동; 발가락의 신전과 외전을 강화하는 것 강조

JAN SAYS:

- 족욕
- 심부 조직 마사지
- 기능적 관절 가동성을 유지하기 위한 능동적 관절 가동범위 운동에 이어서, 건막류를 경감시키기 위한 수동적 발가락 가동 운동

3장

단하지보조기
(Ankle-Foot Orthoses)

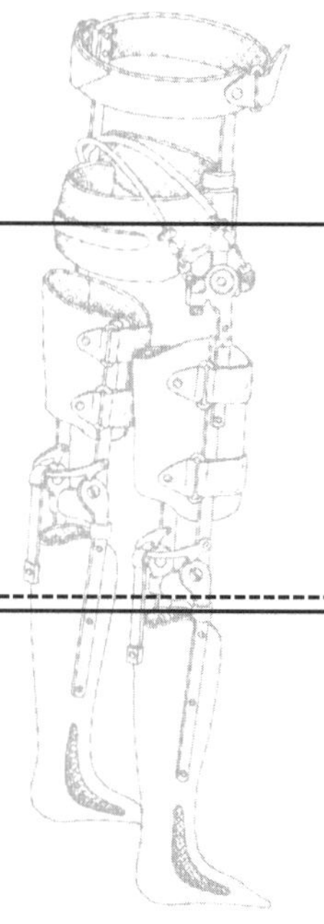

"인간의 발은 그의 운명이다"
- Babylonian Talmud, Sukkah 53a

단하지보조기(ankle-foot orthoses; AFOs)는 발과 발목의 배열과 운동을 조절함으로 온 몸에 영향을 준다. 다른 다양한 보조기보다 단하지보조기는 저렴하고, 외관상 더 잘 받아들여지고 에너지 효율이 더 높다. 또한, 단하지보조기는 환자가 장하지보조기(knee-ankle-foot orthoses; KAFOs)와 상위를 감싸는 보조기에서 가능할 수 있는 기능적 목적들을 성취할 수 있게 한다.

플라스틱 단하지보조기
(PLASTIC ANKLE-FOOT ORTHOSES)

발목 조절을 필요로 하는 사람들을 위해, 폴리프로필렌과 같은 플라스틱으로 만들어진 단하지보조기(AFOs)가 일반적이다. 그것들은 가볍고 최소의 유지를 요구한다. 일반적으로, 단하지보조기의 뒤쪽(장딴지 셸; calf shell)은 다리의 뒤쪽과 접촉한다; 장딴지 받침(calf shell)은 훅과 파일 스트랩(hook-and-pile strap, velcro)으로 앞쪽에서 보호되어진다. 발바닥면(구두 삽입물)은 발바닥과 접촉한다. 구두는 이 교정하는 시스템의 통합적인 부분이다.[1] 후엽 스프링 단하지보조기는 특정한 뒤꿈치(heel) 높이의 구두를 만들기 위한 구두 삽입물을 포함한다. 만약 구두 뒤꿈치가 너무 높으면, 착용자의 무릎은 불안정하게 될 것이다. 만약 뒤꿈치가 너무 낮으면, 착용자는 무릎 뒤의 오금 와(popliteal fossa)에 통증이 발생할 것이다.

단하지보조기는 다리에 삼점압 시스템을 적용한다. 바로 잡아주면서 앞쪽으로 향하는 힘(A1)은 장딴지 받침에 위치하고, 구두로부터 발등 위에서 뒤쪽으로 향하는 힘(P)과 대립되고, 말단의 위쪽으로 향하는 힘(A2)은 구두 밑창과 삽입물[2]에 의해 생성된다(그림 3-1).

보조기제작사는 환자 하지의 플라스틱 모델에 플라스틱을 성형하고, 플라스틱이 잘려야 할 부분을 표시해

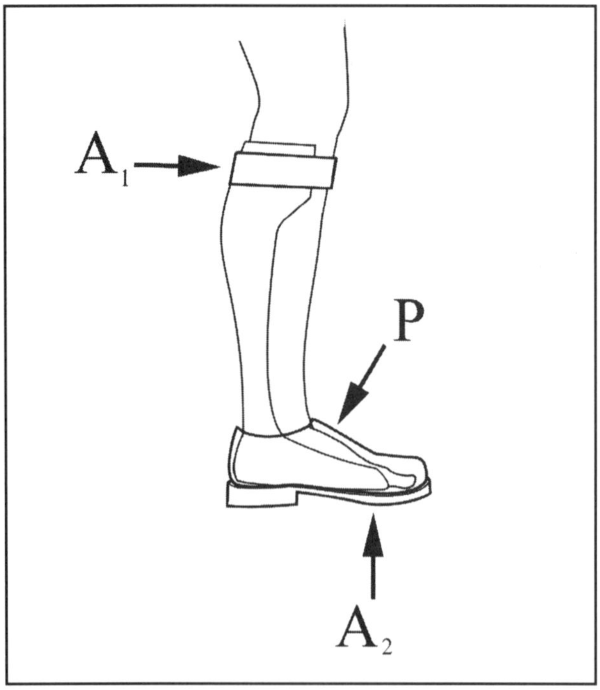

그림 3-1. 단하지보조기의 삼점압 시스템.

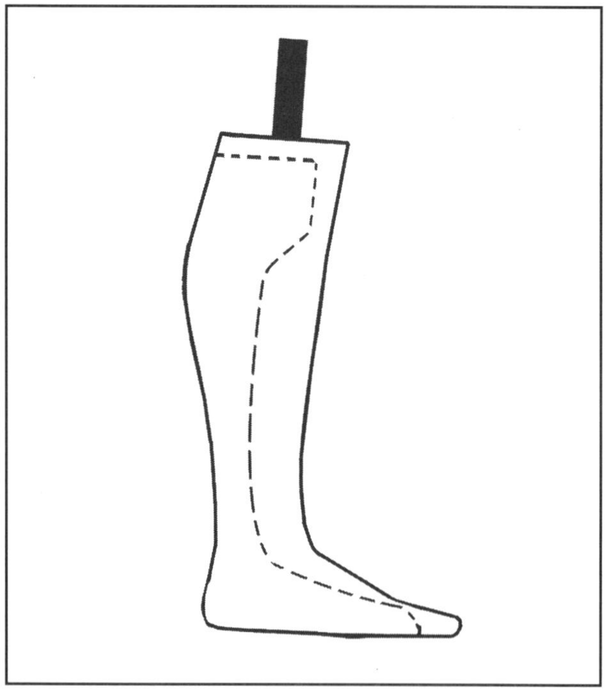

그림 3-2. 석고(plaster) 모델에 그려진 절단선(trimline).

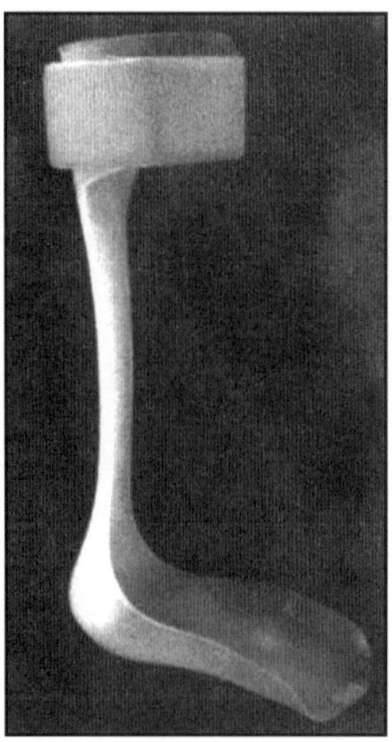

그림 3-3. 후엽 스프링 단하지보조기(posterior leaf spring AFO, AFO-PLS).

주기 위해 플라스틱 위에 선을 그리는 것에 의해 단하지보조기를 만든다. 이 선은 절단선(trimline)이라 불리고(그림 3-2), 보조기에 얼마나 많은 조절이 적용되어야 하는지를 결정할 것이다. 복사뼈 앞쪽에 위치한 절단선들은 더 견고한 보조기를 생산한다. 복사뼈 뒤쪽에 절단선들은 덜 견고한 보조기에서 발견되어진다. 보조기에 의해 제공된 조절은 또한 플라스틱 타입과 단단함에 의존한다.

후엽 스프링 단하지보조기 | *Posterior Leaf Spring AFOs*

배측 굴곡근이 약한 환자들을 위해, 후엽 스프링 단하지보조기(AFO-posterior leaf spring; AFO-PLS)(그림3-3)는 유각기(swing phase) 동안에 발가락 끌림과 부하 수용기(loading response) 동안에 발에 충격을 방지하는데 매우 효과적이다. 후엽 스프링 단하지보조기(PLS)는 구두 윗부분에 의해 발을 보호하는 구두삽입물을 가졌다. 삽입물은 장딴지 받침을 형성하는 수직의 스트립(vertical strip)과 연결되어 있고, 복

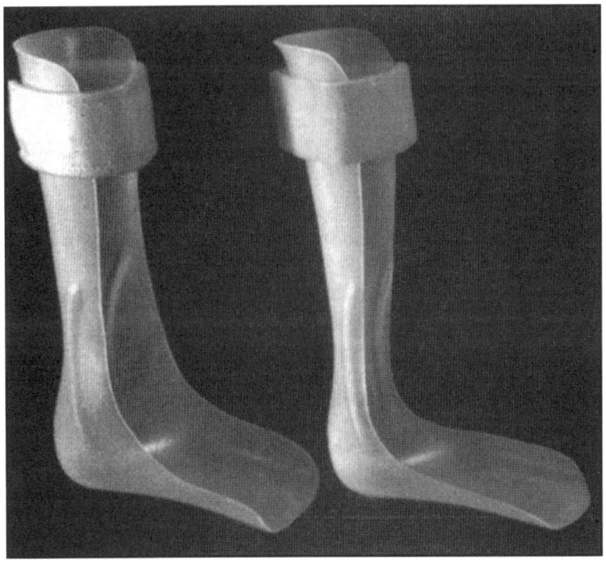

그림 3-4. 주름(corrugation)을 가진 단하지보조기.

사뼈 뒤쪽으로 깎아 다듬어져 있다. 장딴지 받침의 근위쪽은 오금 와와 비골의 머리 아래로 잘려져 있다. 전방 스트랩은 근위쪽 다리에 보조기를 보호한다.

이 디자인은 플라스틱이 보행주기 동안에 약하게 구부러지고 반동을 가질 수 있도록 해준다. 후엽 스프링 단하지보조기(PLS)는 환자가 부하수용기(loading response) 동안에 체중을 보조기를 착용한 다리로 옮길 때 발목 저측굴곡을 허락한다. 중간입각기(midstance) 동안에 다리가 고정된 발 위로 진행할 때, 플라스틱은 약하게 발목 배측굴곡이 가능하도록 구부러진다. 발이 지면에 떨어지고, 체중이 전유각기 동안에 반대편 다리 위로 옮겨질 때, 후엽 스프링 단하지보조기는 약간의 저측굴곡을 허락한다. 유각기(swing phase) 동안 체중이 경감 되었을 때, 후엽 스프링 단하지보조기는 발목을 중립자세로 가져가고, 발가락 끌림을 방지하기 위해 스프링으로 기능한다.[3]

후엽 스프링 단하지보조기는 어떠한 역학적인 발목 관절을 갖고 있지 않다. 발목 움직임은 수직적인 플라스틱 스트립의 변형과 반동에 의해서 허락된다. 이러한 배열이 거각관절(talocrural joint)의 회전 중심 뒤로 보조기의 회전중심에 적합하지 않게 위치해 있기 때문에, 보조기의 피스톤 움직임이 발생할 수 있다. 환자는 찰과상으로부터 피부를 보호하기 위해 피부와 플라스틱 사이에 양말을 신어야만 한다. 더 많은 조절을 필요로 하는 사람들을 위해, 플라스틱은 주름지게 할 수 있다(그림 3-4). 플라스틱 재질이 주름졌을 때(crease), 그것은 직각 변형을 견딘다. 주름은 무게의 첨가 없이 보조기의 단단함을 증가시킨다. "X" 디자인을 가지는 말단의 장딴지 받침은 아킬레스건 위의 압력을 제거한다. 후엽 스프링 단하지보조기는 무릎과 발의 내외측(mediolateral)과 횡단 회전에 최소한의 저항을 제공한다.

나선형 단하지보조기 | *Spiral AFO*

나선 모양의 단하지보조기(AFO)는 다리를 둘러싼다(그림 3-5a 와 3-5b). 이 보조기는 구두 삽입물과 360° 나선모양으로 성형된 좁은 근위쪽 스트립으로 구성되어 있다. 나선은 삽입물의 내측 면으로부터 시작되어 다리를 둘러 감싸고, 내측 경골과(medial tibial condyle) 부근에서 끝난다. 반경성 플라스틱은 초기 입각기 동안에 다리가 무게를 받고, 약간의 발목 저측굴곡이 되면서 약간 펴진다. 나선은 발목이 중간입각기에 중립자세로 올 때에 원래의 형태로 되돌아온다. 중간입각기로부터 말기입각기를 거치면서, 나선은 발목이 배측굴곡될 때 똘똘 감긴 스프링처럼 압축된다. 뒤꿈치가 전유각기에 일어날 때, 나선이 저측굴곡에 도움을 주기위해 약간 풀리는 것이 허락되면서 입각기 다리는 체중을 덜 받게 된다. 유각기 동안에, 나선은 앞다리를 지지하고 그것에 의해서 발가락 끌림을 방지하면서 원래 형태로 되돌아온다. 나선형 보조기는 가볍고, 유선형이고, 잠금(죔쇠)이 자유롭고, 비교적 착용하기 쉽게 되어있다. 정확하게 맞아야 하고, 착용자에 의해 조절될 수 없기 때문에, 나선보조기는 두드러진 부종에는 금기이다. 반나선보조기(그림 3-6a 와 3-6b)는 구두삽입물의 외측면에서 시작하여 180°로 감싸고 내반족(pes varus)에 더 견고한 조절을 제공하면서 내측 경골

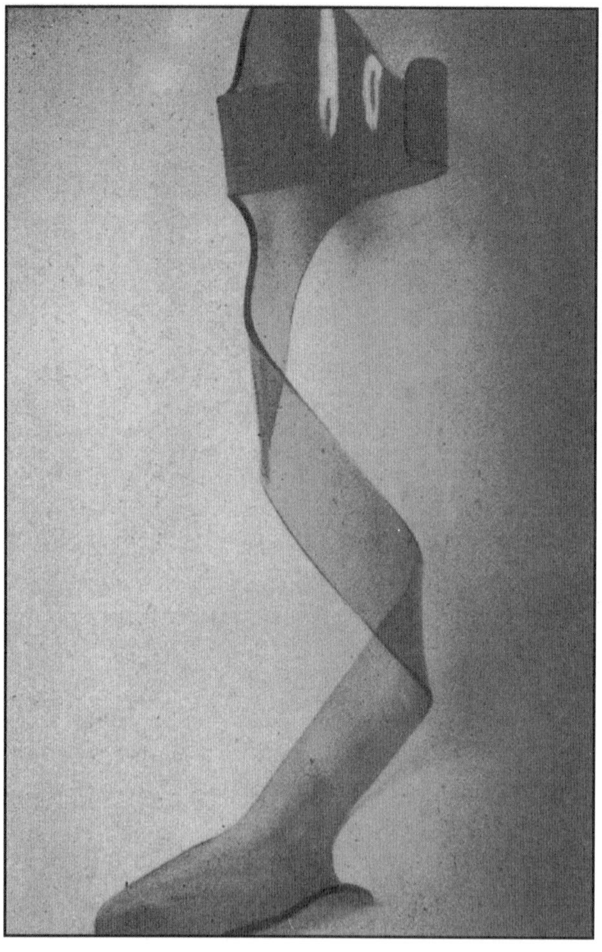

그림 3-5a. 나선형 단하지보조기 - 보조기.

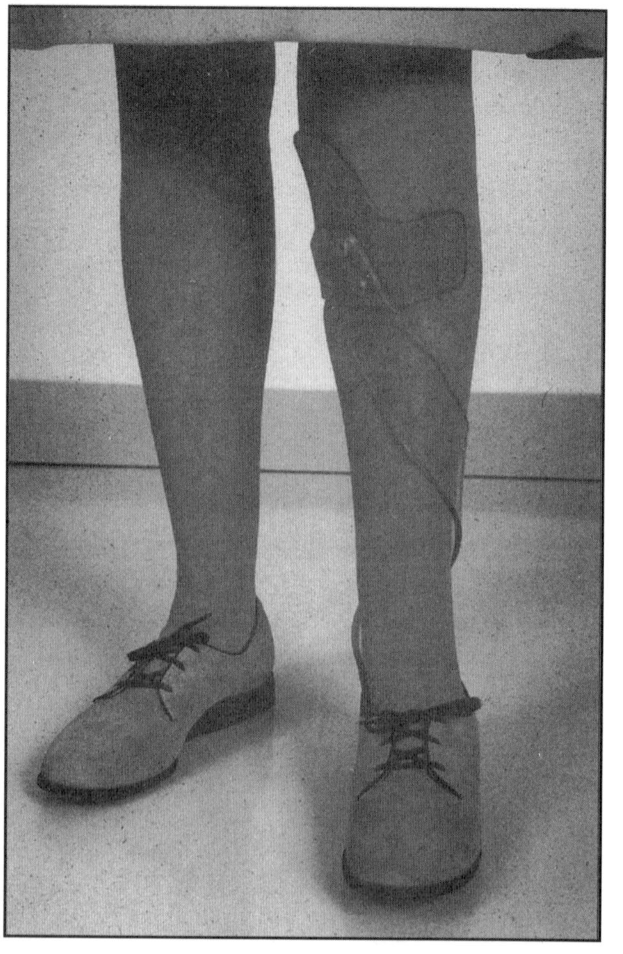

그림 3-5b. 나선형 단하지보조기 - 다리 위.

과(medial tibial condyle)에서 끝난다.[4]

나선과 반나선보조기 모두 두드러진 경직(spasticity)을 가진 환자들에겐 금기이다. 심각한 인지 문제나 실행증을 가진 사람들은 이러한 보조기를 착용하는 것에 도움을 필요로 할 것이다.

경성 발목 디자인 | *Solid Ankle Designs*

절단선을 복사뼈 앞까지 있게 한(그림 3-7), 경성 발목 단하지보조기(solid ankle AFO; AFO-SA)는 대부분의 발목을 둘러싸고, 발목과 발 뒷부분의 움직임을 막아준다. 경성 발목 단하지보조기(SA)는 환자의 다리가 깁스(cast) 되어있는 위치에서 발목-발 배열을 유지시킨다. 발목과 발 움직임을 제한하는 것은 일반적으로 상위운동 신경학적 손상을 가진 환자들의 경직을 억제하는 것에 도움을 준다. 경성 발목 단하지보조기는 체중지지(weight bearing) 동안에 신근 협력작용(extensor synergy)의 부분으로 나오는 발목 저측굴곡 또는 발의 내전을 허락하지 않는다. 그리고 간대성 경련을 가져오는 갑작스런 배측굴곡을 예방한다. 경성 발목 단하지보조기(SA)는 또한 늘어진 발과 발목을 조절하는 것에도 사용된다.

경성 발목 단하지보조기(SA)는 과신전이 생기는 무릎에 힘을 주는 것에 의해, 대퇴사두근(quadriceps)의 약함을 보상하는 환자들에게서 나타나는 것과 같은 과신전된 무릎을 방지할 수 있다. 장딴지 받침의 근위 부

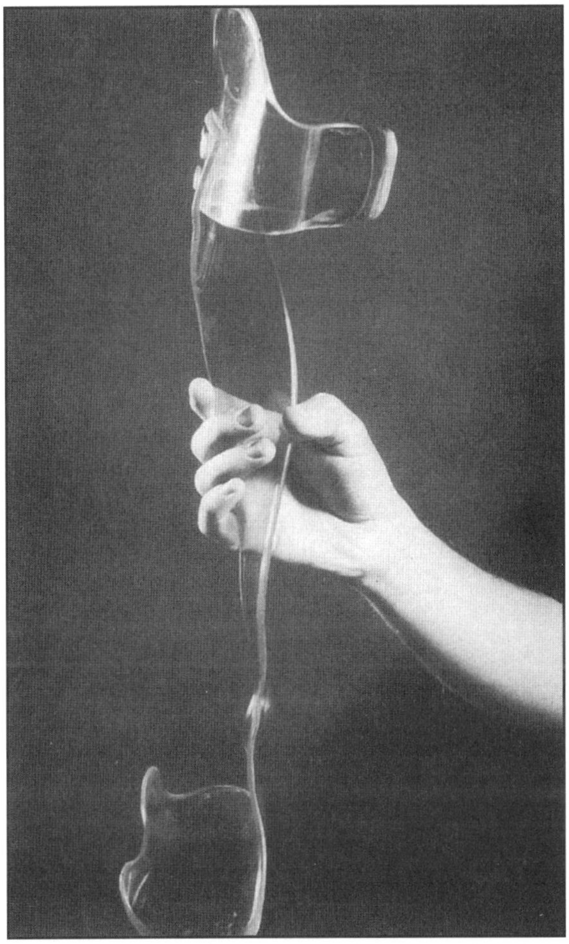

그림 3-6a. 반나선형 단하지보조기 - 보조기.

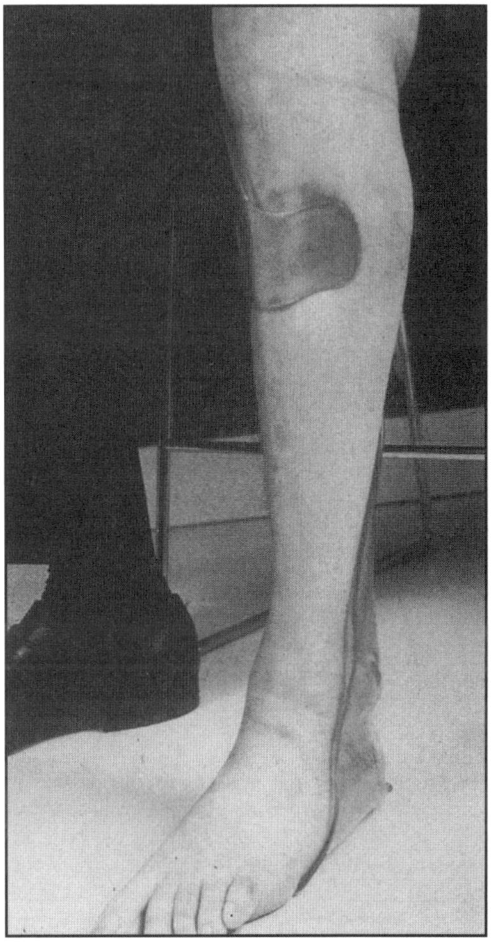

그림 3-6b. 반나선형 단하지보조기 - 다리 위.

분은 과신전을 방지하기 위해 무릎 가까이에 앞쪽으로 향하는 힘을 제공하고, 장딴지 받침의 말단 부분은 저측굴곡과 배측굴곡을 차단한다.

경성 발목 단하지보조기(SA)의 이점은 그것의 약점에 대비하여 평가되어야만 한다. 경성 발목 단하지보조기(SA)는 보행에서 발목의 작용을 바꾼다. 부하수용기 동안에, 발은 정상적으로 지나친 무릎 굴곡없이 발이 지면에 도달하기 위해 저측굴곡한다. 그러나 경성 발목 단하지보조기(SA)는 단단한 발과 발목 배열을 유지한다. 결과적으로, 보조기착용 발은 발이 평지에 도달하기 위해 지면에 부드럽게 내려질 수 없다.[5] 경성 발목 단하지보조기(SA)는 무릎에 굴곡 순간을 감소시키는 초기입각기 동안에 즉시 압축되는 뒤꿈치가 있는 구두를 착용한다(그림 3-8).

중간입각기에, 견고한 발목 디자인(SA)는 정상적 발목 로커 기전(rocker mechanism)을 저해한다. 체중이 발로 내려갈 때, 보조기는 발목에 흔히 있는 배측굴곡 제한한다. 대신에, 체중은 무릎과 엉덩이에 더 굴곡 스트레스를 가져오는 단단한 발과 발목 위로 진행한다. 만약 대퇴사두근이 매우 강하지 않다면 움직이지 않는 발 위의 다리에 빠른 진행이 무릎을 불안정하게 할 수 있다. 많은 환자들은 그들의 보폭을 줄이는 것에 의해, 그리고 편평한 발로 지면을 접촉하고, 더 천천히 걷거나 또는 발의 측면에 지면을 접촉하기 위해 엉덩이를 외측으로 회전시키는 것에 의해, 무릎 손상의 위험을 피한다. 말기입각기에서, 배측굴곡 순간이 증가한다.

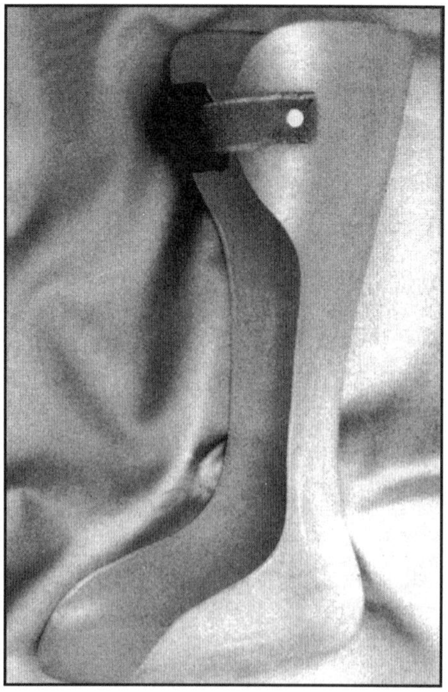

그림 3-7. 경성 발목 단하지보조기(Solid ankle ankle-foot orthosis).

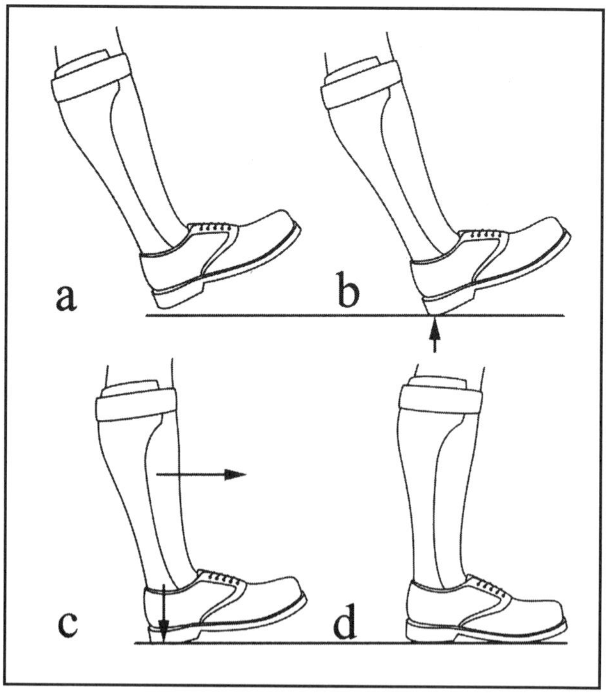

그림 3-8. 되튀는 구두굽(resilient heel)을 가진 경성 발목 단하지보조기(AFO-SA)의 생체역학(biomechanics): a. 뒤축접지(heel strike)를 위한 준비의 유각기 말기; b. 접지(heel strike) 때에, 지면 반발력(ground reaction force)이 구두굽 위로 밀어 올린다; c. 되튀는 구두굽(resilient heel)은 조절된 방법으로 앞쪽으로 교대하는(rotate) 하지를 가능하게 하는 지면반발력에 대응하여 압축된다; d. 구두창은 중간입각기에 완전한 바닥 접촉을 이룬다.

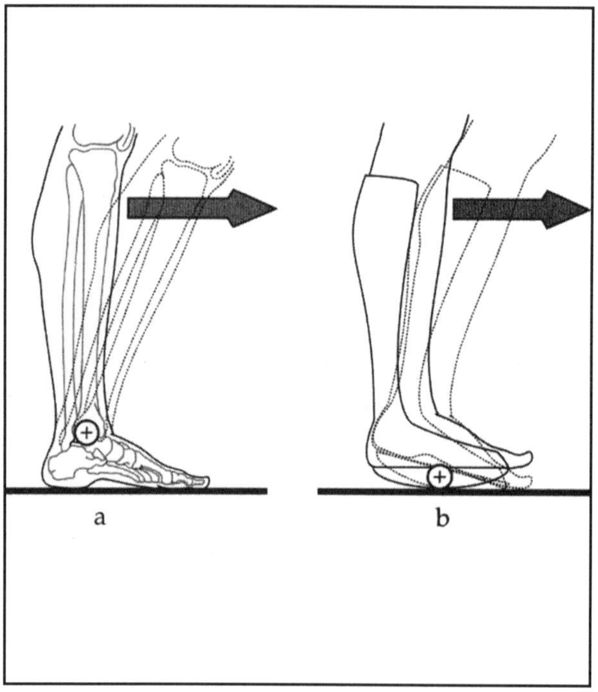

그림 3-9. 흔들 구두창(rocker sole)을 가진 경성 발목 단하지보조기(AFO-SA)의 생체역학(biomechanics). +는 회전축을 표시한다. a. 보조기를 착용하지 않은 다리. b. 경성 발목 단하지보조기(AFO-SA)를 착용한 다리.

이러한 변화 모두는 무릎을 불안정하게 한다. 흔들 구두창(rocker sole)은 중간입각기와 말기입각기 동안 다리가 전진하는 것을 촉진한다(그림 3-9).

발목 관절이 빈약하기 때문에, 단하지보조기- 경성 발목 디자인(AFO-SA)은 입각기 동안에 다리 위로 약하게 위·아래로 미끄러지는 경향이 있다. 결과적으로, 환자는 찰과상으로부터 피부를 보호하기 위해 긴 양말을 신어야만 한다. 착용자는 더 짧은 보폭으로 걷고, 외적으로 보조기한 다리를 회전시키는 것에 의해 피스톤 운동과 같은 미끄러짐을 보상할 수 있다.

장딴지 받침은 발목 주위에 약간의 운동성을 제공하기 위해 복사뼈 위에까지 늘여서 절단될 수 있다. 복사뼈 위의 디자인은 약간의 거각 관절(talocrural joint)의 움직임을 허락하는 동안 모든 평면에서 발목을 지지하는 튼튼한 장화처럼 기능한다(그림 3-10). 경성 발목 디자인(SA)의 경우처럼, 복사뼈 위의 단하지보조기

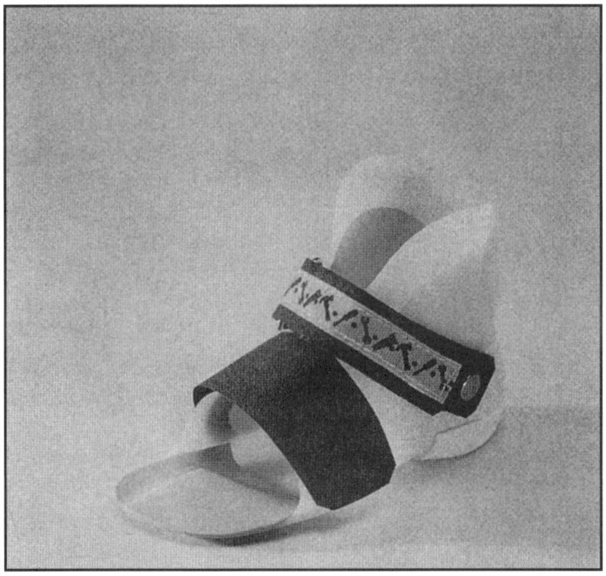

그림 3-10. 복사뼈 위의 단하지보조기(supramalleolar AFO).

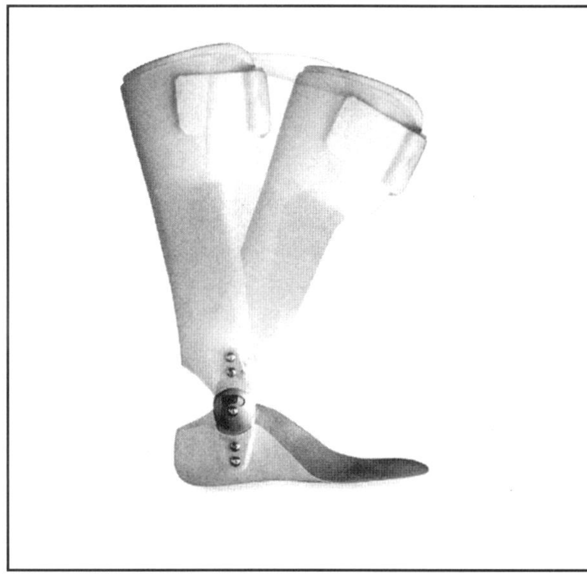

그림 3-11. 경첩 발목 관절(Hinged ankle joint)(Camber Axis Hinge® reproduced with permission of Becker Orthopedic).

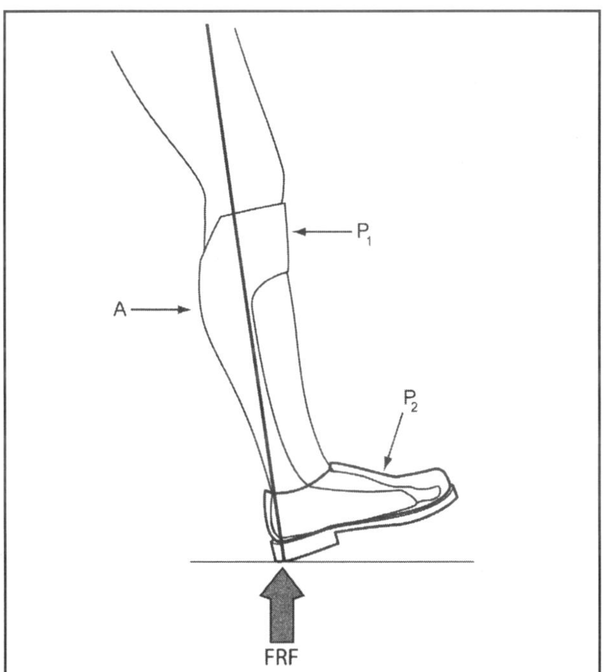

그림 3-12. 전방 밴드를 가진 경성 발목 단하지보조기(AFO-SA)의 생체역학.

(AFO)는 어떠한 움직이는 부분도 가지지 않으며 내구력이 있고, 가볍다.

경첩 단하지보조기 | *Hinged AFOs*

후엽 스프링 단하지보조기(PLS)가 할 수 있는 것보다 더 내 · 외측 조절을 유지하면서 발목 움직임을 가능하게 하기 위해, 일부 단하지보조기(AFOs)는 발목 관절을 포함한다(그림 3-11). 플라스틱 관절들은 일반적으로 무게가 더 가볍고, 더 유선형이고, 유지의 어려움이 덜 요구되나, 금속 관절보다 내구력이 약하다. 그것들은 아이들에게 주로 사용되는데, 어떤 환자들이 무게가 가볍고 더 작은 힘을 생성하기 때문이다.

경첩관절은 제한된 움직임(때때로 자유운동이라 불리는) 또는 다양한 저측굴곡 또는 배측굴곡 조절을 허락하기 위해 제작되어졌다. 후방의 정지는 전방의 정지 방해(anterior stop blocks)가 배측굴곡 하는 동안에 저측굴곡을 막는다. 특정 관절의 디자인과 교정 절단선[6]의 결정은 착용자의 기능에 영향을 미친다. 후엽 스프링 단하지보조기 위의 경첩(hinges)은 복사뼈와 전두면에 일렬로 배열되어져야만 한다. 잘못된 배열은 체중지지 동안에 다리의 과도한 피스톤 움직임이나 비정상적 회전을 가져올 수 있다.

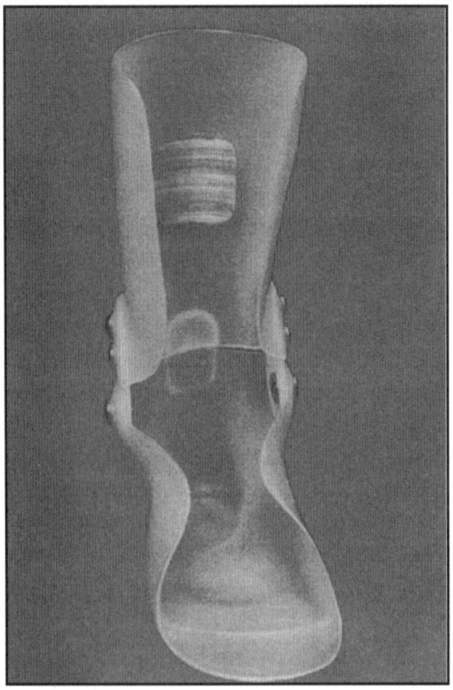

그림 3-13. 긴장을 감소시키는 발목-발 보조기.

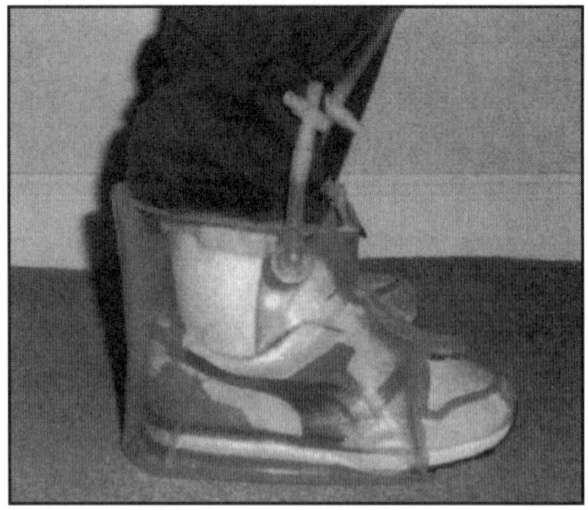

그림 3-14. 공기 스프린트(air splint).

경첩 단하지보조기는 어떤 환자들에겐 불이익을 가져온다. 발목의 움직임은 명확한 신경병을 가진 사람들에게 증가된 긴장(tone)이나 간대성 경련을 촉진시킬 수 있다. 경첩 단하지보조기(hinged AFOs)는 경성 발목 단하지보조기(SA)보다 더 무겁고, 내구력이 약하며, 부피가 더 크다.

전방 밴드를 가진 경성 발목 단하지보조기 / AFO-SA with an anterior band

신근 경직(extensor spasticity)으로 전반슬(genu recurvatum; back knee)을 보이지 않는 대퇴사두근 약함을 가진 환자들을 위해, 전방 밴드를 가진 경성 발목 단하지보조기(AFO-SA)가 무릎굴곡 조절을 할 수 있다. 때때로 바닥 반작용 보조기(floor reaction orthosis)로 불리기도 하는 이 보조기는 전통적인 앞쪽 스트랩의 위치에 반경성(semirigid) 밴드를 가진다. 전방 밴드는 무릎 관절 뒤에 너무 멀리 지나는 것으로부터 지면 반발력 벡터를 막는 것에 의해 초기입각기에 무릎을 고정시키는 뒤쪽으로 향하는 힘을 제공한다(그림 3-12).

중간입각기 동안에, 전방 밴드는 무릎을 계속해서 안정시키고, 반면에 장딴지 받침을 다리 말단과 발목에 내·외측과 회전 조절을 제공한다. 이 배열은 무릎을 조절하지만 말기입각기와 유각기 동안에 무릎 굴곡을 허락한다. 로커 구두창(rocker shoe sole)은 입각기 동안에 전방 운동량을 유지한다. 전방 밴드와 함께 경성 발목 단하지보조기(AFO-SA)는 굴곡 구축을 가진 무릎을 조절하는 것은 비효과적이다.

긴장 감소 및 억제 단하지보조기 / Tone-Reducing and Tone-Inhibiting AFOs

긴장 감소 단하지보조기(TRAFOs)와 긴장 억제 단하지보조기(TIAFOs)는 과긴장성과 관련된 신경학적 병변을 가진 환자들의 긴장을 감소시킨다.[7,8] 긴장 감소 단하지보조기(TRAFO; 그림 3-13)의 장딴지 받침(calf shell)은 장딴지 중간부터 구두 삽입물까지 뻗어 있다. 삽입물은 발가락을 외전시키기 위해 중족골(metatarsal) 머리 아래에 말단 쐐기(distal wedge)를 가진다. 발등 위의 스트랩 또는 꼭 맞는 구두 닫힘은 발

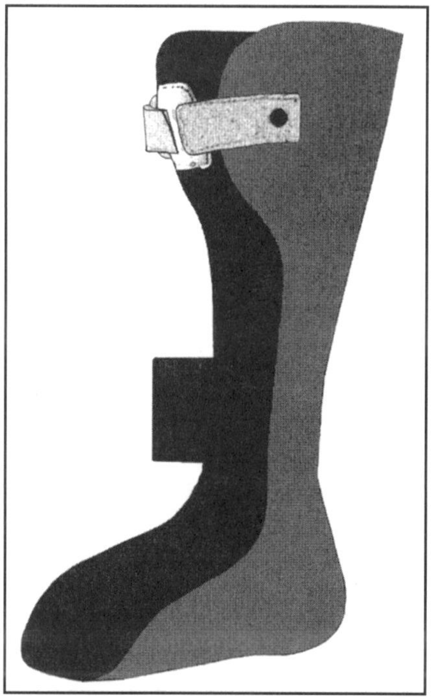

그림 3-15. 내측 불룩한 테두리를 가진 왼쪽 단하지보조기.

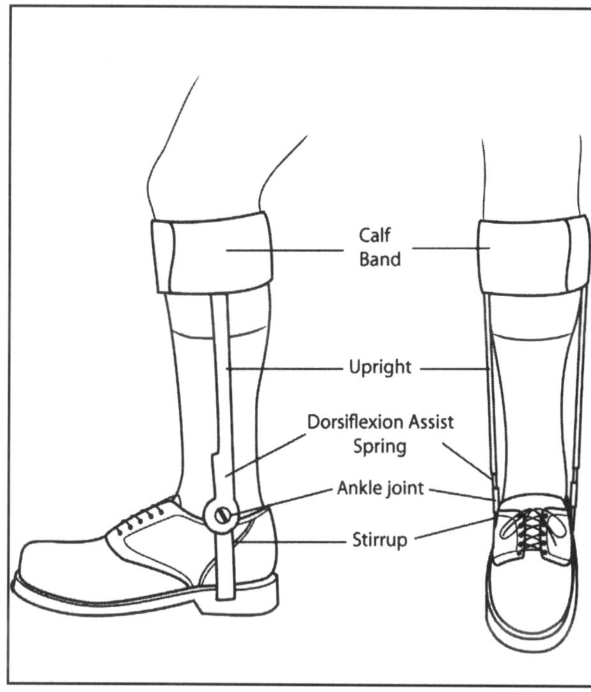

그림 3-16. 가죽-금속 단하지보조기.

중간을 조절하고, 최고의 배열로 발 뒤를 유지한다. 발과 발목의 위치는 환자가 입각기 동안에 신근 협력작용을 활성화시키는 것을 막는다. 발목이 중간입각기와 말기입각기 동안에 배측굴곡 될 때, 다리는 장딴지 받침으로부터 떨어진다. 발목이 저측굴곡 되는 전유각기 동안, 다리는 유각기에 발목 배측굴곡을 자극시키고, 발가락 끌림을 최소화하는 고유수용성과 촉각입력을 주는 장딴지 받침을 누른다. 상대적으로 단단한 보조기의 뒷부분은 또한 유각기 발 조절에 기여한다.

공기 스프린트(air splint; 그림 3-14)와 같은 긴장 억제 단하지보조기(TIAFOs)는 경직 패턴을 억제하는 또 다른 방법을 제공한다.[9, 10] 공기 팽창식의 플라스틱 스프린트는 경직성 굴곡과 신전패턴을 억제한다. 긴장(tone)을 억제하는 깁스(casts)와 긴장 억제 단하지보조기(TIAFOs) 모두 다음의 기능을 제공한다.

1. 발목 저측 굴근과 긴 발가락 굴근(long toe flexors)의 연장된 신장(stretch)
2. 긴 발가락 굴근(long toe flexors)의 건에 일정한 압력
3. 촉각 자극에 의해 야기된 반사(reflexes)의 억제
4. 관절 압축을 통해 고유수용기에 영향을 주는 적절한 배열에서 체중지지
5. 수동적 신장에 의해 저항에 변화로 나타나는 변경된 근육길이
6. 근육 활동의 향상된 회복과 과정[8]

테두리를 가진 단하지보조기 | Flanged AFOs

과도한 회외 또는 회내를 조절하기 위해, 단하지보조기(AFO)는 장딴지 받침에 테두리를 붙여준다. 테두리는 바라지 않는 움직임을 막기 위해, 발목 관절 근위 쪽에 덧대준다. 외측의 불룩한 테두리는 과도한 회외를 조절하고, 내측의 불룩한 테두리(그림 3-15)는 과도한 회내를 막는다.

가죽-금속 단하지보조기 (Leather-Metal Ankle-Foot Orthoses)

폴리프로필렌 그리고 유사한 플라스틱이 출현하기 전에, 보조기는 가죽 부속물과 함께 강철 또는 알루미늄으로 만들어졌다. 가죽-금속 단하지보조기(leather-metal AFOs)는 마감 스트랩(closure strap)과 함께 구두, 족관절, 지주(upright)와 하퇴밴드(calf band)에 붙어있는 강철 고정물을 포함한다(그림 3-16). 가죽-금속과 후엽 스프링 단하지보조기는 모두 구성요소에 다양한 옵션을 허락하는 것에 의해 교정유지에 조절된 진행을 제공한다. 후엽 스프링 단하지보조기에 비교되었을 때, 가죽-금속 디자인은 조절되지 않는 부종과 피부를 위해 더 나은 편리함을 제공한다. 구두는 스터럽(stirrup)에 단단히 고정시켜서 보조기가 적절하게 착용되게 한다. 안전한 부착은 또한 구두를 다양한 피부의 적합성을 증가시킨다.

가죽-금속 디자인의 부정적인 측면은 보조기를 착용하는 것에 많은 시간이 필요하다는 것과 신은 것을 바꾸기가 어렵고, 흉한 외관과 에너지 소비가 큰 것이다. 플라스틱과 가죽-금속 보조기 사이의 불균형은 더 가볍고, 더 보기 좋은 것, 그리고, 강철과 알루미늄이 때때로 티타늄과 섬유 유리와 합성물에 의해 대체되는 결과를 가져오는 에너지-효율적인 재료들에 대한 요구로 감소되고 있다. 그러나 새로운 재료로 만들어진 보조기는 성형과 개조하기 어렵고, 상당히 비싸다. 가죽 스트랩과 패드는 데크론 띠(dacron webbing, Pel Supply Company, Cleveland, Ohio), 훅과 파일 테이프(hook-and-pile tape)와 다른 합성 재료들에 의해 대체된다. 새로운 재료들의 도입에도 불구하고, 기본적인 가죽-금속 디자인은 바뀌지 않고 있다.

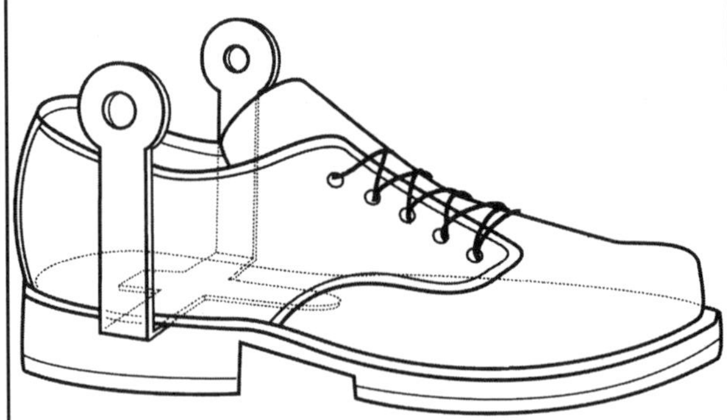

그림 3-17. 고정형 스터럽(solid strirrup).

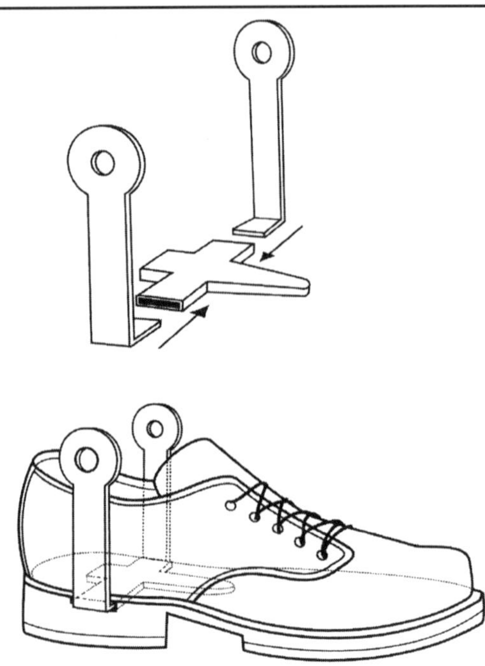

그림 3-18. 분리형 스터럽(split stirrup).

스터럽과 캘리퍼 | *Stirrups and Calipers*

가죽-금속 단하지보조기(leather-metal AFO)의 말단요소는 스터럽이거나 또는 캘리퍼이다. 스터럽(strirrups)은 고정형 모델(solid model)과 분리형 모

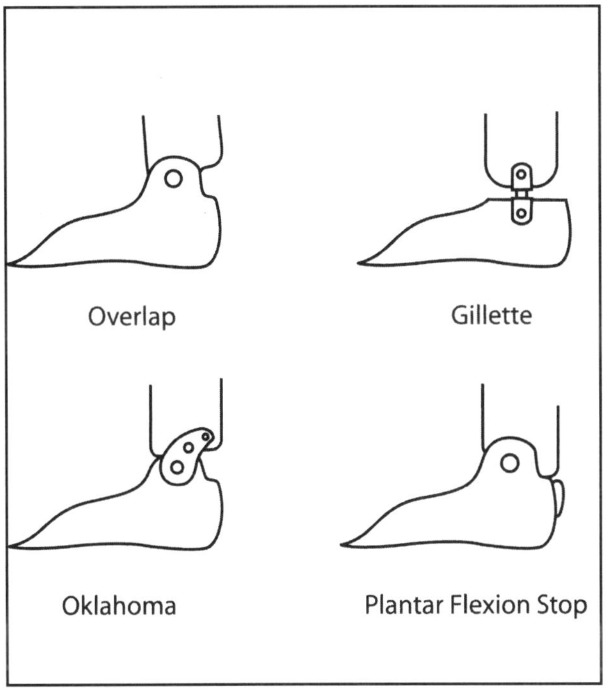

그림 3-19. 플라스틱 구두 삽입물에 부착되는 발목 관절.

델(split model)로 생산되어진다. 고정형 스터럽(solid strirrup)은 종골의 앞쪽 면에 해당하는 지점에 튼튼한 구두의 바닥과 금속 허리쇠(steel shank)에 단단히 고정시킨 U자형 강철조각(그림 3-17)이다. 양쪽 또는 한쪽 지주(upright)는 스터럽의 옆 부분으로부터 나오고, 보조기의 역학적 발목관절이 해부학적 발목관절과 일직선이 되도록 구부러져야 한다.

분리형 스터럽(split stirrup)은 세 가지 부분을 가진다: 가로지르는 가늘고 긴 틈을 가진 강철판과 가늘고 긴 틈에 맞는 두 개의 편평한 L자 형태의 지주(upright)(그림 3-18). 강철판은 구두의 바닥과 금속 허리쇠(steel shank)에 단단히 고정되어 있다. 환자가 보조기의 근위 부분으로부터 구두를 떼어낼 수 있기 때문에 벗는 것은 쉽게 된다. 구두에 지주(upright)를 부착하기 위해, 착용자는 그것의 각각의 가늘고 긴 틈 안에 말단 부위의 각 지주(upright)를 삽입한다. 각 구두 밑이 강철판으로 준비되어 제공된 구두를 바꿀 수 있다. 분리형 스터럽 옵션은 고정형 스터럽(solid stirrup)보다 더 무겁고, 더 두껍고, 내구성이 약하며, 그리고 심한 뒤틀림의 움직임을 가지는 환자들에게는 금기이다. 갑작스럽게 회전하며 미는 것은 지주(upright)의 말단면에 가늘고 긴 틈(slot) 으로부터 떨어지는 것을 일으킬 수 있다. 결과적으로, 보조기는 더 이상 착용자를 위해 발목지지를 제공할 수 없다.

분리형 스터럽에 대안은 캘리퍼이다. 그것은 구두 뒤꿈치에 위치한 강철 튜브(관)로 구성되어 있다. 둥그런 L자 형태의 지주(upright)는 튜브의 안쪽과 옆쪽 끝에서 삽입되어진다. 캘리퍼 디자인의 이점은 신고 벗기가 편하고 상대적으로 낮은 가격이다. 이 디자인의 주요한 결점은 교정 관절축이 확실하게 해부학적 축 말단으로 일치하지 않는다는 것이다. 이 배열은 보조기의 근위 부분에서 피부자극을 일으키는 장딴지 위 · 아래로 미끄러짐을 가져온다. 피스톤 움직임의 정도는 해부학적 관절에서 일어나는 움직임에 비례한다.

발목 관절 / *Ankle Joints*

거각관절의 움직임을 허락하면서, 보조기는 일반적으로 플라스틱 또는 강철 발목 접합부분을 가진다. 더 단단한 금속 접합부분은 어른 또는 활동적인 아이들에게 적용된다. 발목 접합부분은 금속 스터럽과 플라스틱 구두 삽입물에 부착되어 질 수 있다(그림 3-19). 강철 발목 접합부분은 저측굴곡, 배측굴곡, 또는 양쪽 움직임 모두에 대해 조절을 제공할 수 있는 하나의 축을 가진다. 구두와 지주(upright)에 협조하는 스터럽은 내 · 외측과 회전 조절을 제공한다. 만약 내 · 외측과 회전 조절만이 요구된다면, 보조기는 시상면 움직임에 어떠한 방해도 주지 않는 자유운동 접합부분을 가질 수 있다.

발목 정지 / *Ankle Stops*

역학적 발목 관절은 일반적으로 예정된 범위에 발목 움직임을 제한하기 위한 정지(stop)를 가진다. 저측굴

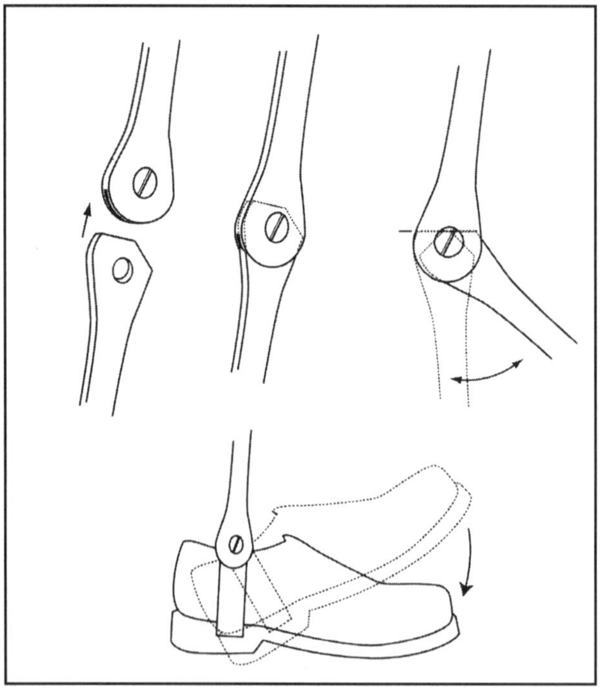

그림 3-20. 저측굴곡 정지(plantar flexion stop).

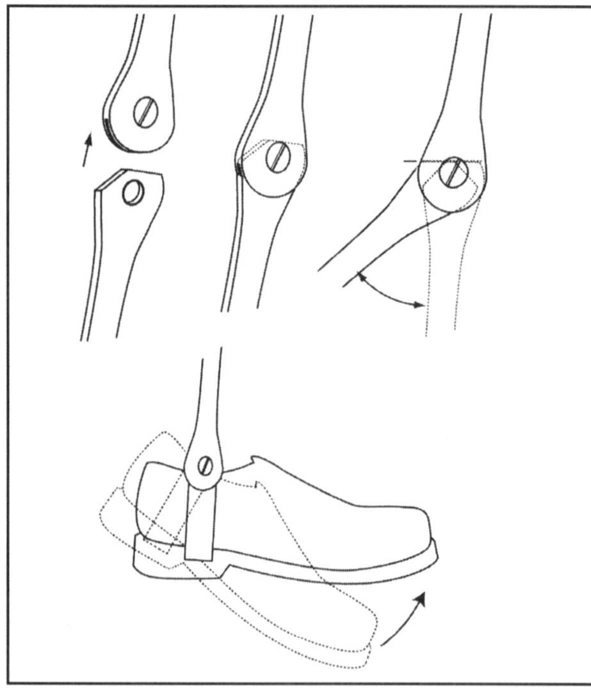

그림 3-21. 배측굴곡 정지(dorsiflexion stop).

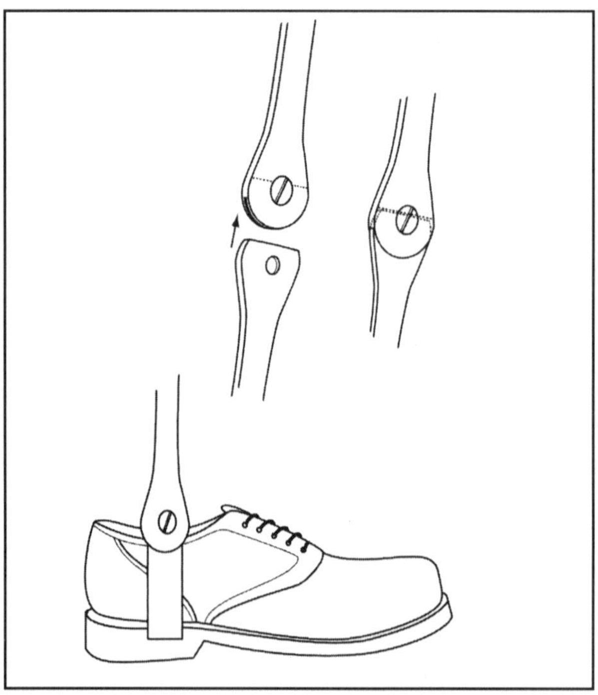

그림 3-22. 제한된-움직임 정지(limited-motion stop).

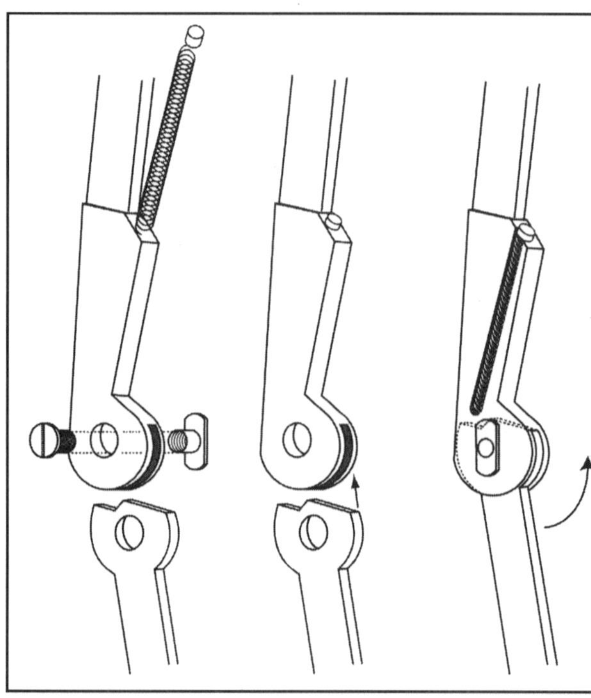

그림 3-23. 배측굴곡 보조(dorsiflexion assist).

곡 정지(plantar flexion stop)는 저측 굴곡을 제한하는 접합부분 뒷부분에 돌출부를 가진다(그림3-20). 배측굴곡 정지(dorsiflexion stop)는 배측굴곡을 제한하기 위해 앞부분 돌출부를 가진다(그림 3-21). 제한된-움직임 정지(limited-motion stop)는 관절의 앞과 뒷부분 모두의 양쪽 방향에 움직임을 제한한다(그림 3-22).

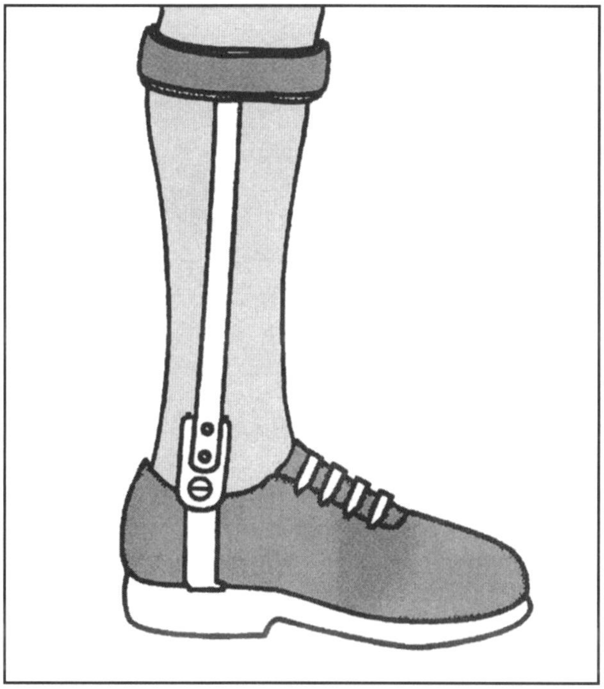

그림 3-24. 이중채널 조절 발목 잠금(bichannal adjustable ankle lock, BiCAAL) 관절을 가진 가죽-금속 단하지보조기(leather-metal AFO).

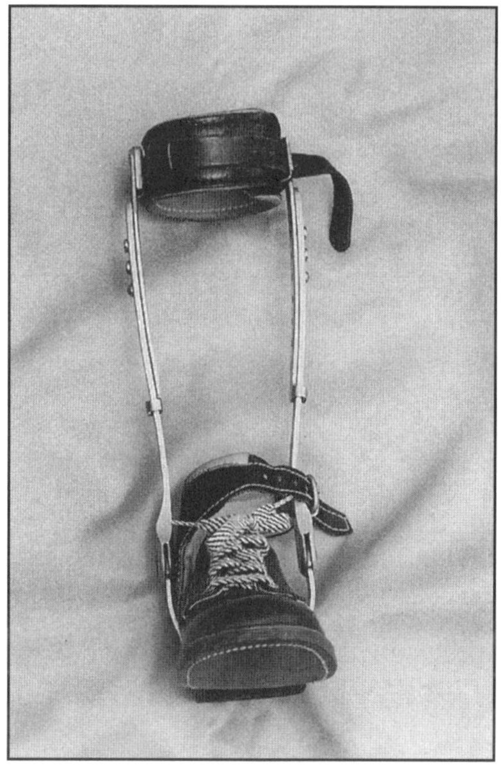

그림 3-25a. 외반 교정 스트랩 - 가죽-금속 단하지보조기 위에.

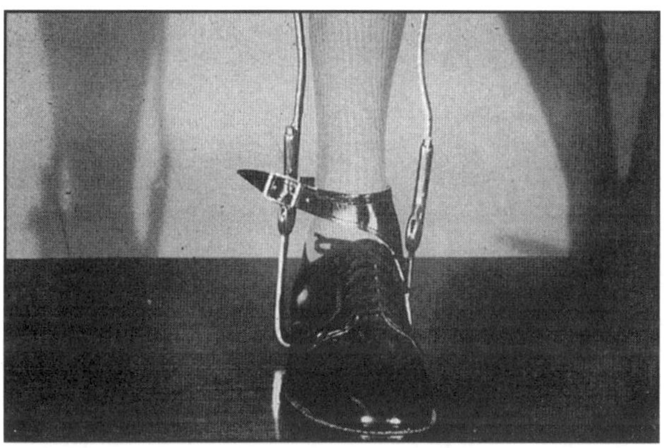

그림 3-25b. 외반 교정 스트랩 - 다리 위에.

발목 보조 / *Ankle Assists*

명칭이 의미하는 것과 같이, 어떤 기계장치는 약하고 마비된 근육을 대신하는 것에 의해 발목 움직임을 돕는다. 배측굴곡 보조(그림 3-23)는 기계적인 발목 접합부분 안에 스프링으로 구성되어 있다. 위의 나사는 코일의 이상적인 압축을 유지한다. 스프링은 발목이 저측굴곡할 때 무게를 받아들이는 동안 압축된다. 부하(load)가 다리로부터 제거될 때, 스프링은 배측굴곡을 돕기 위해 되튀기게 된다. 스프링의 작용은 유각기에 발가락 끌림을 방지할 뿐 아니라, 부하수용기와 전유각기에 저측굴곡을 조절한다. 포함된 힘이 상대적으로 작기 때문에, 배측굴곡 스프링은 발과 구두의 무게에 반작용하기에 단지 충분히 강해지도록 돕는다.

스프링은 저측 굴곡근의 활동을 완전히 대체할 수 없으나, 적절히 대체된다. 대신에, 임상의사는 때때로 이중채널 조절 발목 잠금(bichannal adjustable ankle lock, BiCAAL) 관절을 사용하는데, 이것은 앞과 뒤 스프링을 가진다(그림 3-24). 일단 원하는 발목 배열이 되면, 위 나사는 접합부분이 모든 시상면 상의 움직임을 막을 수 있도록 바짝 죄이게 된다. 이중채널 조절 발목 잠금(bichannal adjustable ankle lock, BiCAAL) 관절은 환자의 신체형태와 근육 조절의 정도에 적합하게 지주(upright)의 배열을 조정하는 것이 가능하다.

내 · 외측의 조절 | *Mediolateral Control*

발이 지나치게 회외 또는 회내되는 것을 막기 위해, 내반 또는 외반－교정 스트랩이 금속-가죽 단하지보조기(metal-leather AFO)에 첨가되어질 수 있다. 스트랩은 구두 한쪽에 부착된 스트랩의 말단부와 반대편 지주(upright) 주위에 근위 요소 죔쇠를 가진 T자 형태이다(그림 3-25a와 그림 3-25b). 외반-교정 스트랩(valgus-correction strap)은 구두의 안쪽면에서 꿰매어 붙이고, 외측 지주 주위에 죔쇠를 채운다. 내반-교정 스트랩(varus-correction strap)은 구두의 바깥쪽은 꿰매어 붙이고, 내측 지주 주위에 잡아맨다. 교정 스트랩(correction straps)은 경성 발목 디자인(SA)에 있어 불룩한 테두리(flanges)와 같은 힘을 제공하나, 그것들은 착용시간이 더해지고 너무 풀리거나 너무 조여지게 잡아매어질 수도 있다.

지주와 하퇴 밴드 | *Uprights and Calf Bnds*

대부분의 가죽-금속 단하지보조기(leather-metal AFOs)는 양쪽으로 발목 접합부분에서 시작하여 대략 덮개를 대는 금속(upholstered metal) 또는 플라스틱 하퇴밴드(calf band)에 부착되는 금속 지주를 가지고 있다. 각각의 지주는 피부의 접촉 없이 환자 다리의 외형을 따라야 한다. 편측 지주(unilateral upright)는 덜 눈에 띄지만, 양측 지주(bilateral upright)보다 상당히 더 말단 힘을 조절해야 한다.

합성 재료들
(Composite Materials)

흑연, 여러 가지 플라스틱, 그리고 티타늄으로 만들어진 합성 재료들은 플라스틱 그리고 가죽-금속 보조기 모두의 가장 좋은 면을 합친 보조기 디자인을 가능하게 한다. Camp ToeOFF Gait Rehabilitation Orthosis(그림 3-26)는 카본 섬유, Kevlar(Pel Supply Company, Cleveland, Ohio)와 섬유유리로 성형되었고, 그것을 얇고, 가볍고, 매우 내구성이 좋도록 만들어졌다. 보조기는 경골판의 말단 끝부터 발판의 측면 중간까지 정강이와 측면의 지주(버팀목, strut)를 덮는 앞쪽 판을 가졌다. 보조기는 약간의 발과 발목의 움직임을 허락하는 다소 유연한 경성 발목 단하지보조기(AFO-SA)처럼 기능한다. 왜냐하면 디자인은 유연한 배측굴곡 저항과 발목 안정을 제공하기 때문에 사용을 위한 적용은 샤르코-마리-투스병(Charcot-Marie-Tooth disease), 후회백수염 증후군(postpolio syndrome)과 말초신경 질환과 같은 신경 · 근육적 장애로 인한 비복근 약화를 포함한다. 심각한 경련, 심각한 부종과 손상된 보호감각으로부터 궤양의 위험을 가진 당뇨 환자에게는 금기이다.

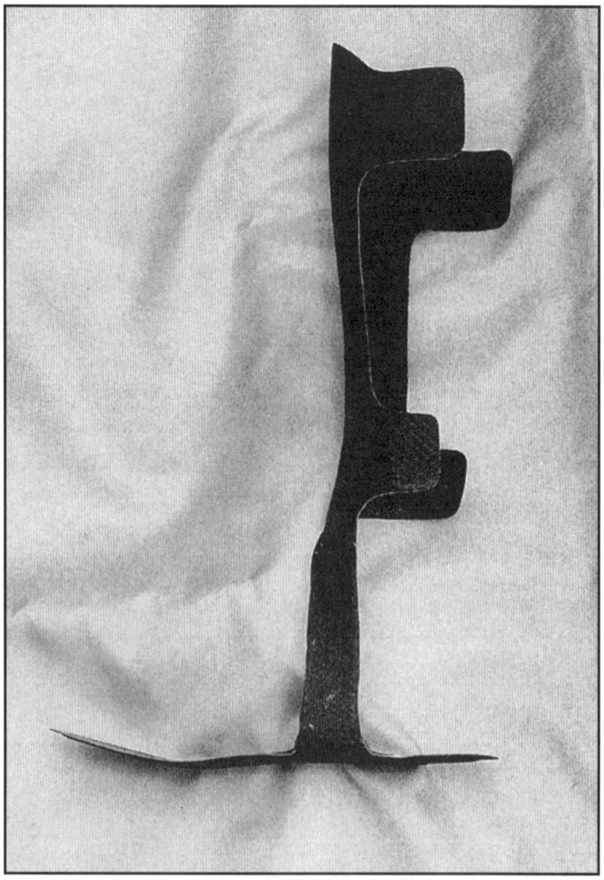

그림 3-26. Camp ToeOFF Gait Rehabilitation Orthosis.

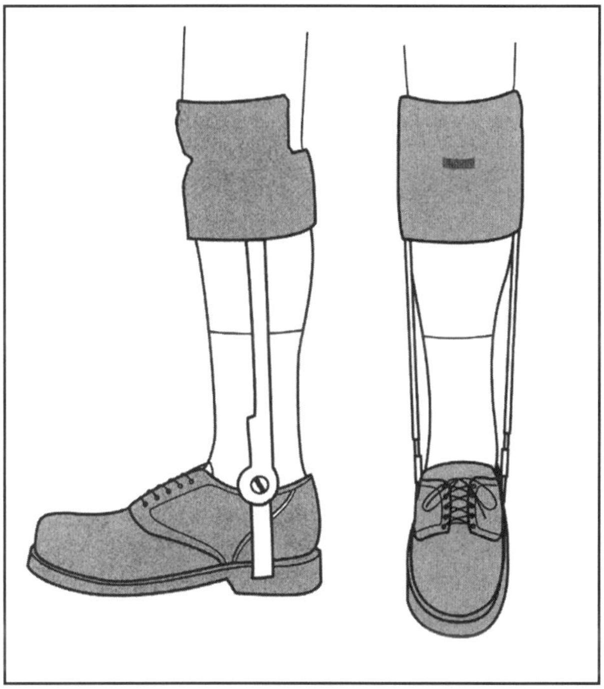

그림 3-27a. 체중경감 단하지보조기 - 측면과 전방 모습.

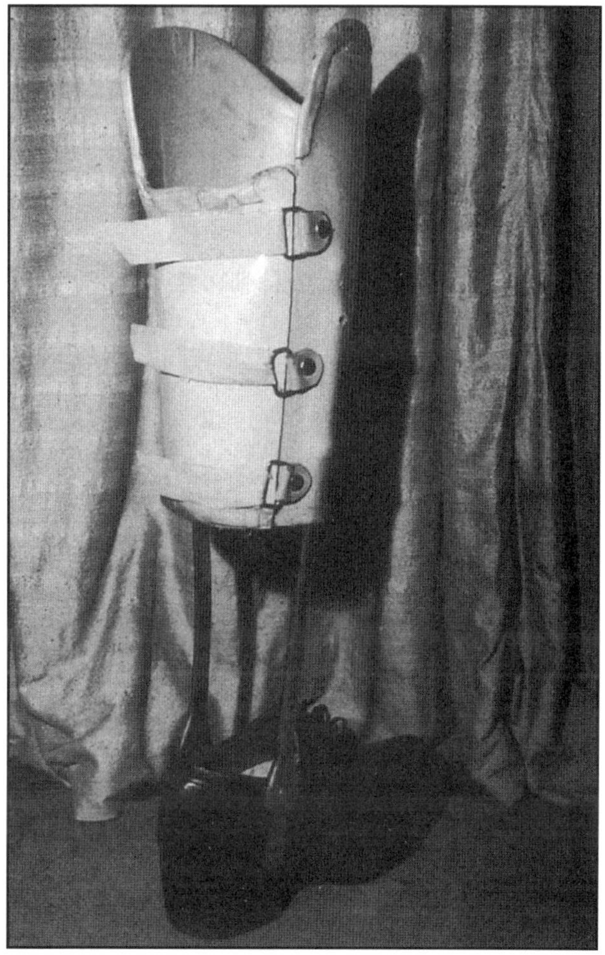

그림 3-27b. 체중경감 단하지보조기 - 후방 모습.

체중경감 단하지보조기
(WEIGHT-RELIEVIG ANKLE-FOOT ORTHOSES)

단하지보조기(AFO)에서 체중경감 밴드(weight-relieving band)는 발로 지나가는 힘을 최소화시킨다. 장딴지 받침(calf shell) 또는 하퇴밴드(calf band) 대신에, 체중경감 단하지보조기는 때때로 슬개골 건 부하(patellar tendon bearing; PTB)라 불리는 경골을 지나는 의족의 소켓(transtibial prosthetic socket)을 닮은 성형(주조)된 플라스틱 주변을 둘러싸는 (circumferential) 가장자리(brim)를 가진다. 가장자리(brim)는 슬개골 인대 위의 상당한 부하를 지지한다(그림 3-27a와 3-27b). 부하는 내측과 외측 지주를 지나 말단으로 옮겨지고, 한 쌍의 제한된 움직임 발목 관절에서 끝난다. 가장자리(brim)는 경골과 발을 거쳐 부하(load)를 줄이지만 완전히 없애지는 못한다. 완전히 부하(load)가 없어지는 것은 패턴 버텀 장하지보조기 (KAFO with patten bottom)에서 이루어졌던 것처럼 발을 바닥에서 떼어낸 상태를 유지하는 것에 의해서만 이루어질 수 있다(4장을 보시오).

체중경감 단하지보조기(AFO)는 일반적으로 석고붕대(plaster cast)를 대체하기 위해 골절 후 2주에서 6주 동안 사용된다(그림 3-28). 보조기는 무릎부터 발목까지 다리를 감싸는 밀폐 기포 플라스틱 폼(closed-cell plastic foam)과 함께 혼성중합체로 만들어진 경골 부분을 가졌다. 구두 삽입물을 위한 옵션은 경첩(hinge) 또는 경성 발목 관절(solid ankle joint)을 포함한다. 보조기는 뼈의 배열과 부종 조절을 위한 압박을 유지한다. 훅과 파일 마감(hook-and-pile closures)은 착용성을 촉진시키고, 부종을 조절할 수 있다.

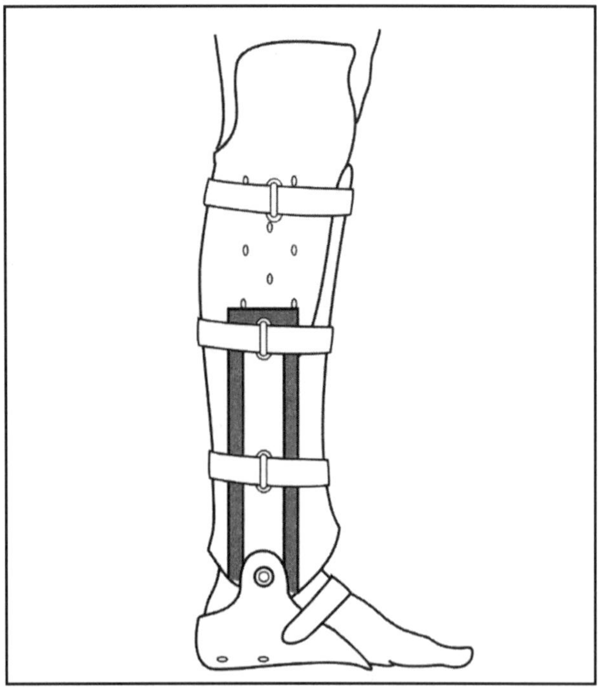

그림 3-28. 경골 골절을 고정시키기 위해 디자인된 단하지 보조기.

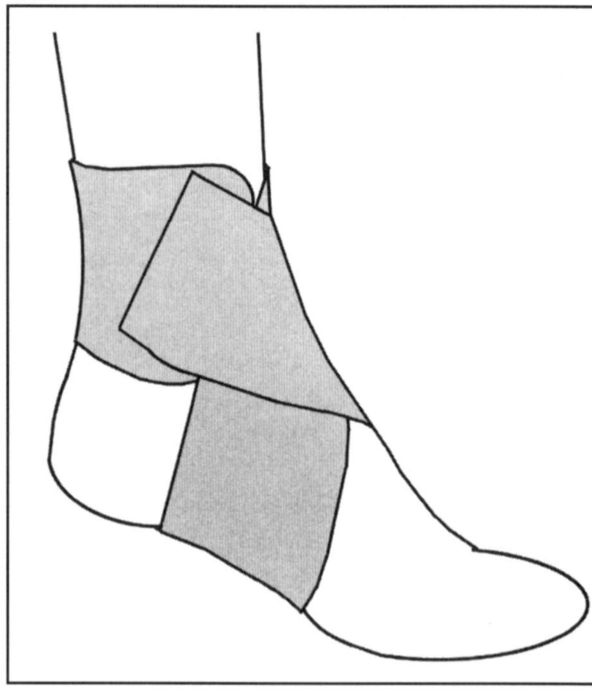

그림 3-29. 탄력성 있는 발목 지지대(elastic ankle support).

섬유, 가죽, 공기, 겔 지지물 (FABRIC, LEATHER, AIR, AND GEL SUPPORTS)

대량으로 생산되는 보조기는 발목과 발에 안정성을 제공한다. 그들은 물, 공기, 겔을 포함한 포켓(pocket)을 가진 여러 가지 섬유들과 가죽으로 이루어졌다. 섬유로 된 발목 지지대는 접착성의 테이핑(adhesive taping) 또는 탄력성 있는 포장(elastic wrapping)으로 대체될 수 있다(그림 3-29). 끈(lacing)을 가진 디자인은 적응성을 제공한다(그림 3-30). 견고한 수직의 지주는 지지를 증가시킨다. 공기 깁스(air casts)와 스프린트들은 골절되었을지 모를 사지를 고정하고, 불안정하거나 통증이 있는 관절을 지지하는 것에 그리고 과긴장성을 감소시키는 것에 사용된다(그림 3-31)[11]. 어떤 발목 지지대(supports)는 염증, 부종, 통증을 조절하기 위해 차게 할 수 있는 겔(그림 3-32) 또는 얼음(그림 3-33)을 포함한 포켓을 가진다.

구축 감소 단하지보조기 (CONTRACTURE-REDUCING AFOS)

아킬레스 건 구축을 가진 어떤 환자들은 다리 위에 신장성(tensile)있는 스트레스를 적용하는 보조기를 착용함으로 치료효과를 얻을 수 있다. 그러한 보조기는 뚤뚤 감긴 스프링(coiled spring), 탄력성 있는 밴드, 또는 조절할 수 있는 기전을 가진 발목 관절을 가진다.[12] 구축이 감소됨에 따라, 임상의들은 발목의 긴장을 증가시킨다. 길항근 근육들에 있어 회복하는 가동성과 힘을 강조하는 운동 프로그램과 연결하여 사용될 때 구축을 감소시키는 단하지보조기(Contracture-reducing AFOs)는 가장 효과적이다.

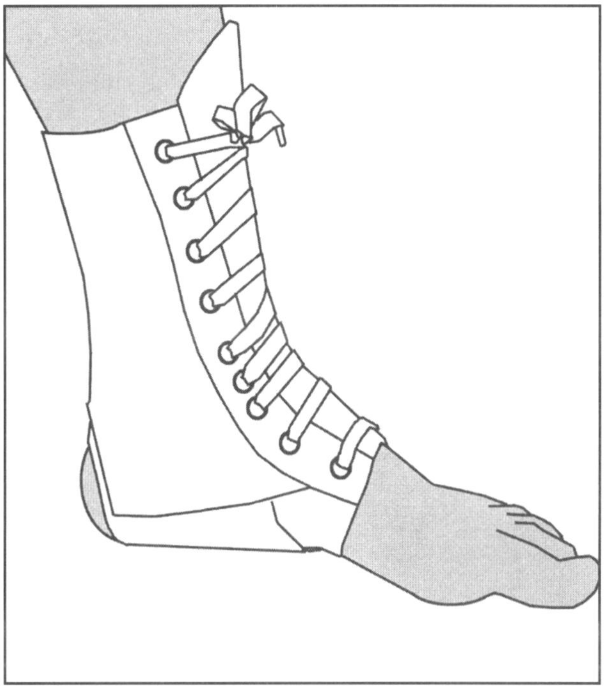

그림 3-30. 끈(lacing)을 가진 캔버스 발목 지지대(canvas ankle support).

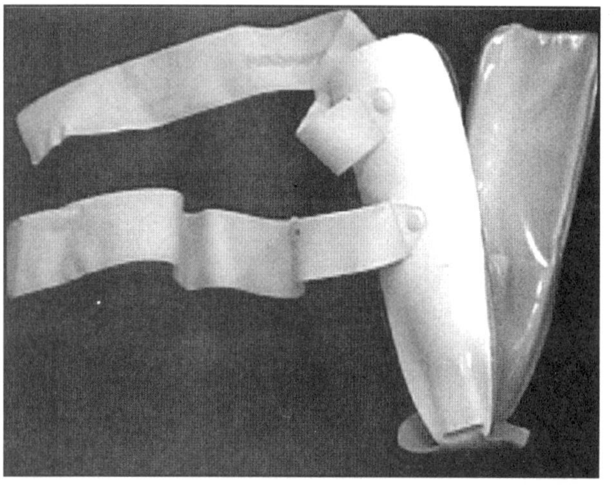

그림 3-31. 염좌 또는 골절된 발목을 지지하기 위해 사용되는 공기 스프린트(air splint).

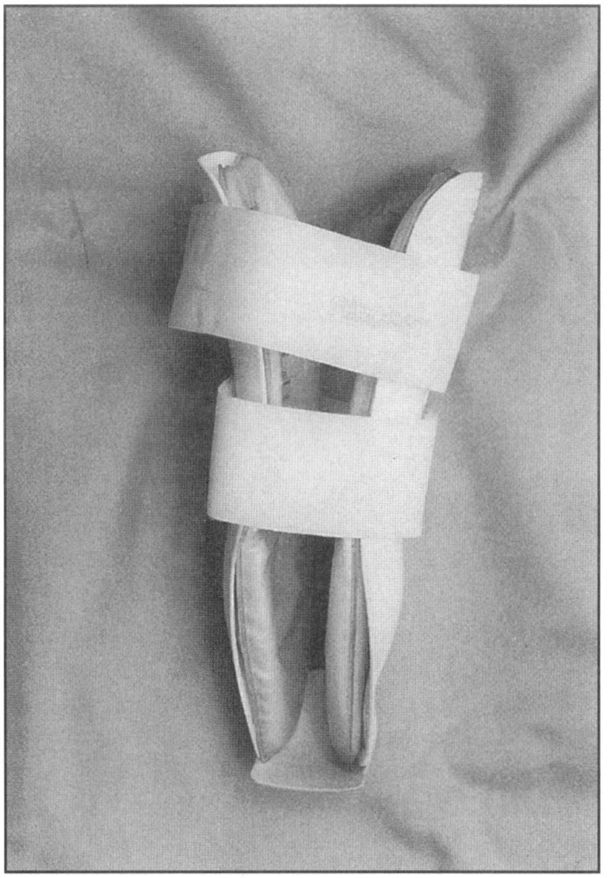

그림 3-32. 겔 포켓을 가진 단하지보조기.

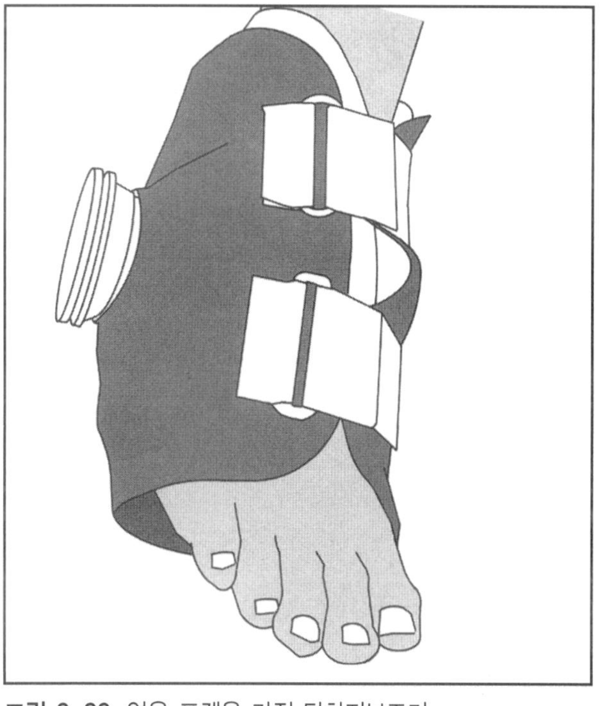

그림 3-33. 얼음 포켓을 가진 단하지보조기.

처방을 위한 지침
(GUIDELINES FOR PRESCRIPTION)

다음은 단하지보조기를 처방하기 위한 생체역학적 지침이다.

1. 유각기 동안에 저측 굴곡 조절을 제공하기
   a. 후엽 스프링 단하지보조기(PLS) 또는 금속 코일 스프링 중 하나인, 배측 굴곡 스프링 보조(asssist)를 가진 단하지보조기(AFO)
   b. 저측 굴곡 정지(stop)를 가진 단하지보조기(플라스틱 디자인)
   c. 경성 발목 단하지보조기(AFO-SA)
   d. 경첩(hinged) 발목과 저측 굴곡 정지(stop)를 가진 단하지보조기(가죽 금속 디자인)
2. 입각기 동안 배측굴곡 조정을 제공하기
   a. 경성 발목 단하지보조기(AFO-SA)
   b. 경첩 발목(hinged ankle)과 배측굴곡 정지(dorsiflexion stop)를 가진 단하지보조기(가죽 금속 디자인)
   c. 배측 굴곡 정지(stop)를 가진 단하지보조기(플라스틱 디자인)
3. 입각기와 유각기 동안 발에 내·외측 조절을 제공하기
   a. 경성 발목 단하지보조기(AFO-SA)
   b. 경성 발목(solid ankle)과 내측(또는 측면) 불룩한 테두리(flange)를 가진 단하지보조기
   c. 나선 또는 반나선 단하지보조기
   d. 스터럽과 외측(또는 내측) 지주를 가진 단하지보조기와 함께 있는 외반슬(또는 내반슬)조절 스트랩

요약
(SUMMARY)

다양한 임상적 필요에 적응될 수 있는 후엽 스프링 단하지보조기(AFOs-PLS)는 상대적으로 외관이 좋고, 가볍고, 적은 유지비를 요구한다. 그것들은 다리의 연조직 외형과 밀접한 접촉을 유지하지만, 만약 다리 외형이 변한다면 그것들은 쉽게 개조될 수 있다. 가장 흔하게 처방되는 보조기(AFOs)는 배측 굴곡을 돕는 후엽 스프링 단하지보조기(PLS); 발과 발목 모두 움직임을 제한하는 경성 발목 단하지보조기(SA); 다양한 양의 시상면 움직임을 허락하는 경첩 경성 발목 단하지보조기(hinged AFOs-SA); 발과 발목 움직임의 적절한 조절을 제공하는 나선(spiral) 그리고 반나선(hemispiral) 보조기를 포함한다.

부종과 피부염을 가진 환자들을 위해, 가죽-금속 단하지보조기(leather-metal AFOs)가 가장 적절하다. 왜냐하면 그것들이 피부를 덜 덮고, 더 조절할 수 있기 때문이다. Camp ToeOFF Gait Rehabilitation Orthosis(Camp Heathcare, Atlanta, Ga)와 같은 합성디자인들은 내구성과 금속의 힘을 바람직한 특징의 플라스틱과 결합시킨다. 지지가 덜 필요한 사람들을 위해, 많은 대량으로 생산된 섬유 보조기들이 이용될 수 있다. 어떤 보조기는 부종, 염증, 또는 통증 조절을 위해 착용할 수 있는 물 포켓(water pocket) 또는 겔 셀(gell cells)을 가진다. 조절할 수 있는 발목 관절을 가진 보조기(AFOs)는 저측 굴곡 구축을 감소시키기 위해 필요하다.

질문
(THOUGHT QUESTIONS)

1. 그림 3-16에 그려진 가죽-금속 단하지보조기(leather-metal AFO)를 위한 3점압 시스템에서 힘을 설명하시오.
2. 외측의 불룩한 테두리(lateral flange)를 가진 경성 발목 단하지보조기(AFO-SA)에서 회외를 조절하는 압력시스템을 설명시오.
3. 어떻게 단하지보조기가 전반슬을 조절할 수 있는가?

4. 왜 당신은 만성적인 발목 염좌를 가진 환자를 위해 후엽 스프링 단하지보조기(AFO)보다 섬유 발목 지지(fabric ankle support)를 사용하였는가?
5. 어떻게 긴장 억제 단하지보조기(TIAFO)가 보행주기를 통해 발과 발목과 상호 작용하는가? 각 입각기 부분 동안 지면 반발력 작용과 이 힘들에 대한 보조기의 반작용을 그리시오. 보행주기를 통해 발목 움직임과 피부에 대한 보조기의 일치(조화)에 대해 토론하시오. 긴장 억제 단하지보조기(TIAFO)가 중간정도에서 심한 경직을 가진 환자들을 위해 효과적인가? 당신의 답을 설명하시오.

참고문헌
(REFERENCES)

1. Lin RS, Moore TJ. Orthoses for postpolio syndrome. In: Goldberg B, Hsu JD, eds. *Atlas of Orthoses and Assistive Devices.* 3rd ed. St. Louis, Mo: Mosby; 1997:455-458.
2. Lehman JF, Esselman PC, Ko MJ, Smith JC, de Lateur BJ, Dralle AJ. Plastic ankle-foot orthoses: evaluation of function. *Arch Phys Med Rehabil.* 1982;63:345-351.
3. Lehman JF, Condon SM, de Lateur BJ, Price R. Gait abnormalities in peroneal nerve paralysis and their corrections by orthoses: biomechanical study. *Arch Phys Med Rehabil.* 1986;67:380-386.
4. *Lower Limb Orthotics 1981 Revision.* New York, NY: New York University; 1986:129-136.
5. Perry J. *Gait Analysis: Normal and Pathological Function.* Thorofare, NJ: SLACK Incorporated; 1992:200-201.
6. Trautman P. Lower limb orthoses. In: Redford JB, Basmajian JV, Trautman P, eds. *In Orthotics: Clinical Practice and Rehabilitation Technology.* New York, NY: Churchill Livingstone; 1995:13-29.
7. Diamond MF, Ottenbacher KJ. Effect of a tone-inhibiting dynamic ankle-foot orthosis on stride characteristics of an adult with hemiparesis. *Phys ther.* 1990;70:423-430.
8. Huber ST. Therapeutic application of orthotics. In: Umphred DA, ed. *Neurological Rehabilitation.* 2nd ed. St. Louis, Mo: CV Mosby; 1990:893-910.
9. Johnstone M. *Restoration of Normal Movement After Stroke.* Edinburgh: Churchill Livingstone; 1995:67, 71-72, 89.
10. Johnstone M. *Home Care for the Stroke Patient: Living in a Pattern.* 3rd ed. New York, NY: Churchill Livingstone; 1996:156-157, 184.
11. Hals TMV, Sitler MR, Mattacola CG. Effect of a semi-rigid ankle stabilizer on performance in persons with functional ankle instability. *J Orthop Sports Phys Ther.* 2000;30:552-556.
12. Grissom SP, Blaston S. Treatment of upper motorneuron plantar flexion contractures by using an adjustable ankle-foot orthosis. *Arch Phys Med Rehabil.* 2001;82:270-273.

추천도서
(REFERENCES READING)

1. Lehman JF, Condon SM, de Lateur BJ, Smith JC. Ankle-foot orthoses: effect on gait abnormalities in tibial nerve paralysis. *Arch Phys Med Rehabil.* 1985;66:212-218.
2. Lehman JF, Condon SM, de Lateur BJ, Smith JC, Gait abnormalities in tibial nerve paralysis: biomechanical study. *Arch Phys Med Rehabil.* 1985;66:80-85.

사례 연구 (CASE STUDIES)

다음과 같은 사례들에 대해, 적절한 보조기를 선택하고, 장기와 단기 치료 목표를 세우고, 치료계획을 진행시키라.

- CF는 완전 L4 경수 손상을 가진, 양쪽의 늘어진 마비를 가지고, 그리고 자동차 사고에 따른 어떠한 관절 구축도 없는 18세의 대학생이다. 그는 경영관리학을 계속해서 공부하기를 원한다.
- 83세의 퇴직한 비서인 MO는 유각기 동안 발가락 끌림을 가진 한쪽의 척수로질환(tabes dorsalis)과 외반슬을 가진다. 그녀는 지난 20년 동안 배측굴곡 보조, 내측 구두굽 쐐기(heel wedge), 그리고 내반슬 교정 스트랩(strap)을 가진 가죽-금속 단하지보조기(leather-metal AFO)를 사용해왔다. 이 보조기는 매우 닳았고, 배측굴곡 보조(assist)는 더 이상 기능하지 않고, 스트랩도 닳아졌다. 그녀는 새로운 보조기(AFO)를 원한다.
- 77세의 퇴직한 회사원인 SZ는 심한 신근경련과 간대경련을 가진 좌측편마비를 가진 우측 뇌혈관 장애를 가졌다. 그는 59년 동안 하루에 담배 2갑을 피우며 55년 동안 그 자신의 도매 의류 사업을 운영했다. 그리고 비인슐린(noninsulin) 의존성 당뇨병과 고혈압이 있다. 그는 엘리베이터를 가진 아파트 별장에서 그의 부인과 살고 있다.
- BN는 이제 막 독립적인 이동을 시작한 L5 이분척추를 가진 2살 된 아이이다. 이 여아는 선천성 심장 결손을 고치기 위해 심장을 여는 수술을 2회 가졌다. 또한 경도 정신 지체를 가졌다.
- 65세 된 퇴직한 회계사인 DS는 후회백수염 증후군(postpolio syndrome)으로 인한 왼쪽 발가락 끌림을 가지고 있었다. 그는 10살 때 회백수염을 앓았고, 그의 왼쪽 하지에서 후유증의 약함(weakness)을 남겼다. 그는 매일 운동해 왔지만 최근 약해져가기 시작했고, 그래서 그는 그의 프로그램을 멈췄다. 그는 체중이 50파운드 증가되었고, 이제 그의 집 주위를 걷는 것에도 어려움을 가진다.

CASE STUDIES 사례연구 의견/반대의견 (POINT/COUNTERPOINT)

44세 된 부동산 대행자인 PA는 당뇨 신경병에 따른 왼쪽 하지에서 비골 신경마비가 있다. 그녀는 계속 일하기를 원하지만 그녀의 장애는 고객에게 새로운 소유지를 보여주는 것을 매우 어렵게 만들었다.

보조기 처방 (ORTHOTIC PRESCRIPTION)

JOAN SAYS

PA는 그녀의 외양과 보행에 대해 관심이 많다. 그녀는 약간의 배측 굴곡 도움을 주는 왼쪽의 후엽 스프링 단하지보조기(AFO-PLS)로 잘 지낼 것이다. 보조기는 약간의 발목 움직임을 허락하고, 그래서 그녀는 부하수용기 동안 적절한 저측 굴곡을 가질 것이고, 그녀의 정강이는 중간 입각기 동안 고정된 발위로 움직일 수 있다. 그 디자인은 그녀에게 입각기 말기에 약간의 발밀기(push-off)에 도움을 줄 것이고, 유각기 동안 발가락 끌림을 막을 것이다. 더불어, 그녀는 더 효과적인 보행을 가질 것이다. 다리에 보조기를 착용하고, 그것을 기능적이게 하기 위해서, 발등 위에 높게 묶여진(fastens) 낮은 발꿈치의 구두로 착용되어야만 한다. 후엽 스프링 단하지보조기(AFO-PLS)는 움직이는 부분을 가지지 않았고, 내구성 있는 플라스틱으로 만들어졌다. 그래서 그것은 매우 적은 유지를 요구한다.

JAN SAYS

PA는 많이 걸어 다니는 바쁘고, 전문적인 회사원이다. 그녀는 에너지-효율적인 보행을 필요로 하고, 그녀의 고객을 위해 좋은 외양을 요구한다. 나는 또한 후엽 스프링 단하지보조기(AFO-PLS)를 요구한다. 그것은 PA에게 최소한의 편차를 가진 보행패턴을 줄 것이다. 보조기는 가볍고, 쉽게 바지 또는 긴 스커트 아래로 숨겨지고 착탈이 간단하다. 그녀는 보조기를 등쪽으로 높은 덮개를 가진 한 쌍의 낮은 구두굽 안으로 미끄러져 들어가게 할 수 있고, 그녀는 그녀의 옷에 맞추기 위해 매일 구두를 바꿀 수 있다.

장기 목표 (LONG-TERM GOALS)

JOAN SAYS

PA의 계획은 세 가지 장기 목표를 가진다.

- 지역사회의 평지, 계단, 그리고 경사로에서 후엽 스프링 단하지보조기(AFO-PLS)를 가지고 안전하고, 독립적인 보행.
- 병변과 가능한 절단을 막기 위한 당뇨 발 보호 프로그램에서의 독립.
- 그녀가 보조기로부터 최대한의 이득을 성취하기 위해 최대한의 관절가동범위를 유지하기.

JAN SAYS

물리치료 중재의 모든 면은 PA로부터의 상담과 동의로 이루어질 것이다. PA를 위해 두 가지 장기 목표를 추천한다.

- 그녀가 고객과 함께 일하고 그들에게 자산을 보여줄 수 있게 하기 위해 지역사회의 평지, 계단, 그리고 경사로에서 단하지보조기(AFO)를 가지고 안전하고, 독립적인 보행
- 그녀의 발을 손상으로부터 보호하고 궤양, 감염, 절단과 같은 후유증을 막기 위해 당뇨병성 발 보호 프로그램에서 독립.

JOAN SAYS	JAN SAYS

단기 목표 (SHOT-TERM GOALS)

1주일 치료 후에, PA는 다음과 같아야 한다.

- 후엽 스프링 단하지보조기(AFO-PLS)의 착탈에 있어 독립.
- 후엽 스프링 단하지보조기(AFO-PLS)로 250 휘트 왕복(250 feet × 2) 이동에 있어 독립.
- 발과 발목 관절가동범위(ROM)를 유지하기 위한 자가 스트레칭 운동에 있어 독립.

나의 PA를 위한 단기계획은 아래와 같다.

- 똑바른 지팡이와 감독과 함께 대량-생산된 후엽 스프링 단하지보조기(AFO-PLS)로 이동; 1주일에 100 휘트 왕복(100 feet × 2). 이것은 그녀가 보조기를 착용하고, 걷기 지구력을 만드는 것에 익숙하게 한다. 그녀의 보행이 향상되고, 발의 안정성이 증가함에 따라, 그녀는 지팡이를 사용하는 것을 멈출 수 있다.
- 1주일에 후엽 스프링 단하지보조기(PLS) 착탈에 있어 독립. 그녀는 혼자서 보조기 착탈을 할 수 있을 필요가 있다. 그녀는 또한 보조기를 착용한 후 찰과상(abrasions), 욕창, 또는 피부 병변에 대해 어떻게 검사해야 할지를 알 필요가 있다. 만약 그녀가 어떤 비정상성을 발견한다면, 그녀는 그것들을 어떻게 다루어야 할지를 알 필요가 있다.
- 1주일에 당뇨병성 발 보호 프로그램에서 독립. 적절한 발 위생은 당뇨를 가진 사람들을 위해 중요하다. 왜냐하면, 그들은 괴저(조직파괴)를 발달시키고, 절단을 할 지 모르는 위험에 있기 때문이다. 나는 PA에게 어떻게 Siemmes-Weinstein monofila- ment를 가지고 그녀의 감각을 검사해야 하는지, 적절히 신을 신발을 고르는 것, 그리고 적절한 피부와 손, 발톱 보호 유지하는 것을 가르칠 것이다. 많은 당뇨병의 절단은 적절한 보호로 예방될 수 있다. 발 궤양에 대한 위험에 환자를 인지시키는 것에 있어 두 가지 감각테스트는 Siemmes-Weinstein monofilament의 임상적 평가와 사용에 있다.
- 1주일에 후엽 스프링 단하지보조기(AFO-PLS)에 대한 처방. 결정적인 보조기를 위한 장기목표, 처방을 성취하기.

JOAN SAYS

JAN SAYS

물리치료 계획 (PHYSICAL THERAPY PLANS)

치료 계획은 다음을 포함할 것이다.

- 착탈 지도
- 당뇨병성 발 보호에 있어 환자교육
- 후엽 스프링 단하지보조기(AFO-PLS)를 가진 보행 훈련
- 지팡이 필요에 대한 평가
- 자가-관절가동범위 운동 교육

장기 그리고 단기 목표를 성취하기 위해, 다음 치료 계획이 실행될 것이다.

- 후엽 스프링 단하지보조기(AFO-PLS), 똑바른 지팡이, 그리고 치료부의 제한 내의 평가, 경사로와 계단에서의 감독과 함께 보행훈련; 지역사회 내에서 지팡이 없이 후엽 스프링 단하지보조기(AFO-PLS)를 착용하고 독립적인 보행을 진행하기; 그리고 지역사회 내에서 후엽 스프링 단하지보조기(AFO-PLS)를 착용하고 독립이동에 최종적인 진행
- 보조기 착탈에 있어 환자 지도
- 당뇨병성 발 보호 프로그램에 있어 환자 교육
- 후엽 스프링 단하지보조기(AFO-PLS) 처방을 위해 전문의사에게 보내기

4장

장하지보조기와 슬관절보조기

(Knee-Ankle-Foot Orthoses and Knee Orthoses)

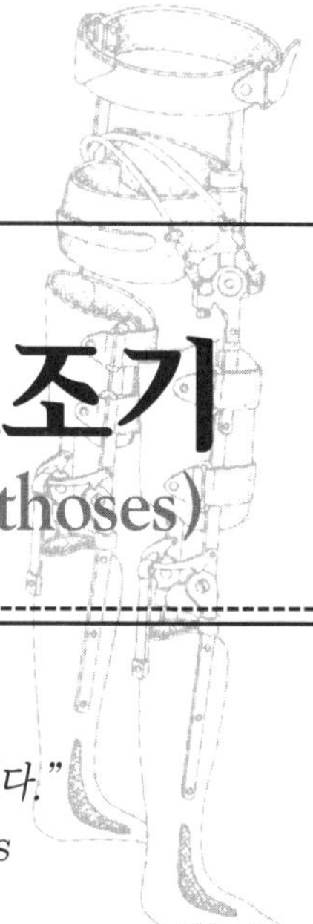

"나는 오직 정형외과 의사만이 사랑할 수 있는 한 쌍의 다리를 갖고 있다."

Joe Namath, former star quarterback for the New York Jets

새로운 플라스틱, 더욱 가볍고 내구성이 있는 금속의 개발과 어떻게 사지가 공간을 통해 움직이는 가에 대한 더 나은 이해를 통해서, 슬관절보조기(KOs)는 기능적이고, 더욱 외관이 좋아지게 됐다. 그것들은 다양한 디자인을 가지고, 다양한 임상적 요구에 도움을 준다.

슬관절보조기(KOs)의 두 가지 넓은 범주는 장하지보조기(knee-ankle-foot orthoses; KAFOs)라 불리는 단하지보조기(AFOs)에 슬관절이 부착된 보조기들과, 슬관절보조기(KOs)라 불리는 무릎 관절만을 가로지르는 보조기들이다. 장하지보조기(KAFOs)는 하지의 기본적인 조절을 가능하게 한다. 그들은 마비된 근육, 골절, 연부조직 이완을 가진 환자에게 처방되어진다. 슬관절보조기(KOs)는 인대의 이완 또는 재활 동안에 관절을 안전하게 보호하는 수술 후 관리에 적용되어진다. 운동선수들이 스포츠 동안에 손상을 막거나 최소화하기 위해 슬관절보조기를 때때로 착용함에도 불구하고, 이것의 적용은 논쟁의 여지가 남아있다.

플라스틱-금속 장하지보조기 (PLASTIC-METAL KAFOs)

대부분의 장하지보조기(KAFOs)는 플라스틱과 금속 요소 모두를 갖고 있다. 폴리프로필렌은 때때로 종아리 받침(calf shell)과 대퇴 받침(thigh shell), 구두 삽입물(shoe insert)에 사용된다. 알루미늄, 마그네슘, 티타늄, 강철과 같은 금속은 지주(upright)에 사용된다. 보조기관절(joints)은 일반적으로 마찰을 잘 견디는 강철로 만들어진다. 구두 삽입물이 있는 플라스틱-금속 보조기는 오래된 구두에 스티럽 리벳을 포함한 가죽-금속 디자인보다 착용하기가 쉽다.[1] 플라스틱-금속 보조기는 금속-가죽 보조기보다 무게가 더욱 가벼워서 낮은 에너지 소비로 더 빠르게 걸을 수 있다.[2]

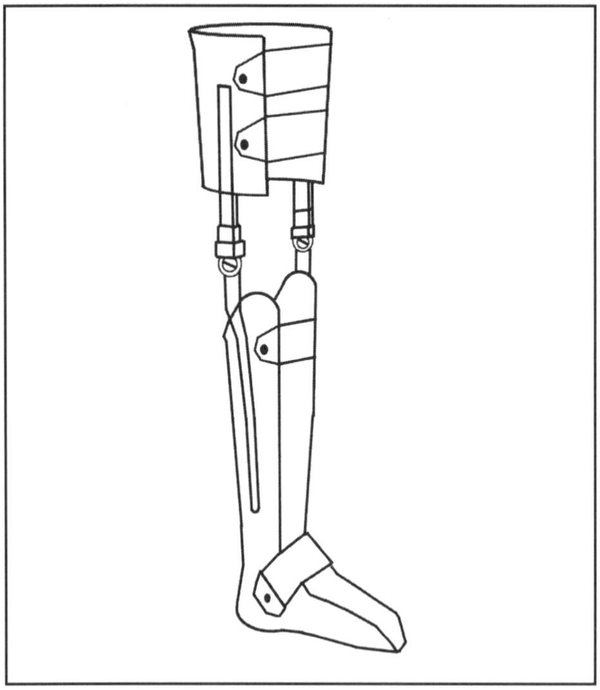

그림 4-1. 양측 금속 지주를 가진 장하지보조기(KAFO).

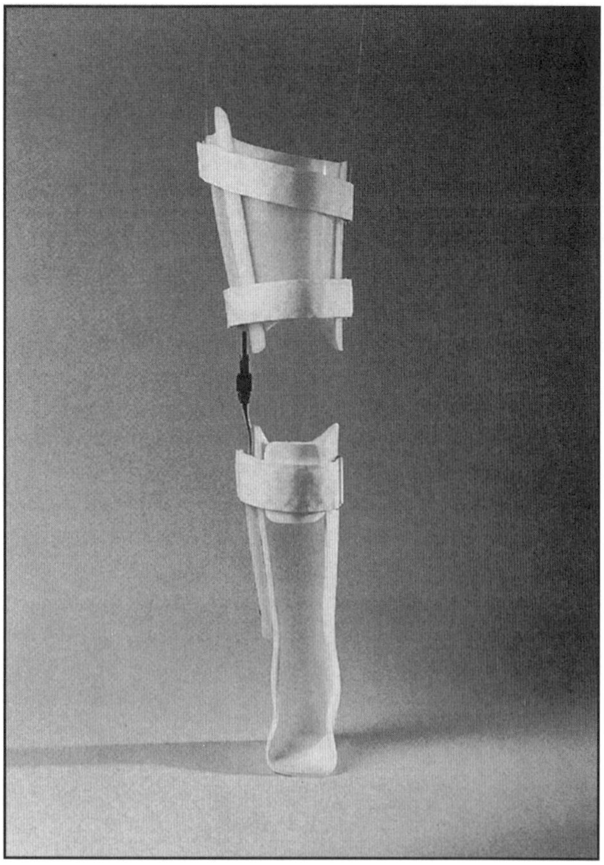

그림 4-2. 편측 지주를 가진 장하지보조기.

종아리 받침 | 셸; Shells

최신의 장하지보조기(KAFO)의 말단 면은 일반적으로 구두 삽입물과 경성 또는 경첩 발목(solid or hinged ankle)에 연결되는 종아리 받침(calf shell)을 가진 플라스틱 단하지보조기(plastic AFO)이다. 가장 흔한 근위요소는 뒤쪽 대퇴를 덮는 플라스틱 받침(plastic shell)이다. 대퇴 받침(thigh shell)은 일반적으로 벨크로(훅과 파일 스트랩, hook-and-pile straps)로 사지 위에 붙인다. 받침(셸; shell)은 대부분의 환자들이 선호하는 디자인인 유선형의 몸에 꼭 맞는 외형으로 만든다.[1] 때때로, 장하지보조기(KAFO)는 대퇴를 둘러싸는 두개의 플라스틱 판(bivalved circumferential) 요소를 포함한다. 두개의 판으로 된 것은 대퇴 앞쪽에 단위압력을 감소시키지만 착용하고 체온을 유지하는 것에 더 부담이 된다. 받침(shell)의 양상에 상관없이, 사람들은 피부와 받침(shell) 사이에 스타킹 또는 다른 섬유를 착용해야 한다.

지주 | Uprights

대부분의 장하지보조기(KAFOs)는 양측 금속 지주(bilateral metal uprights)를 가진다(그림 4-1). 단지 전두면에서 조절을 필요로 하거나 양측 지주가 눈에 띄는 것을 싫어하는 사람들을 위해, 편측 지주(unilateral upright, 그림 4-2)가 사용된다. 그러나 편측 지주 말단에 스트레스는 매우 크다.

보조기 슬관절 | Knee Joints

보조기 슬관절(orthotic knee joints)은 단축 또는 다축이다. 단축 관절(single axis joints)은 착용자가 앉을 때, 무릎에 움직임을 허락하는 간단하고 값싼 방법을 제공한다. 그것들은 어떤 환자들의 보행동안에 무릎의 움직임을 허락한다.

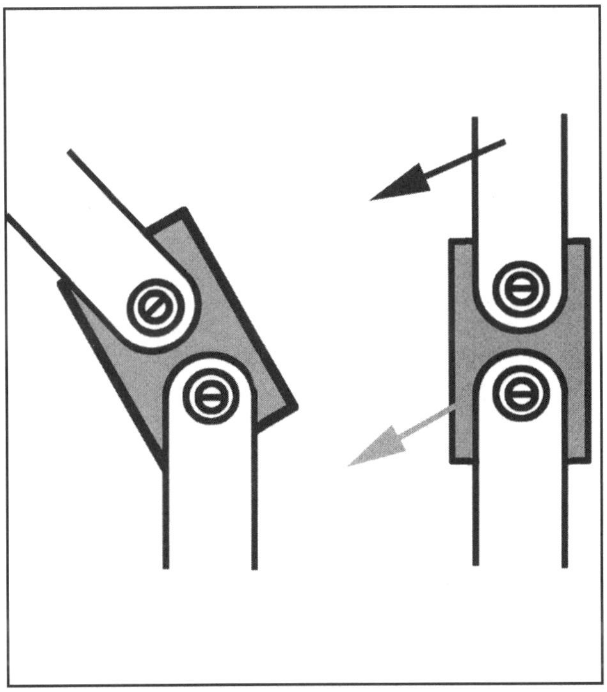

그림 4-3. 다축 보조기 슬관절(polycentric knee joint).

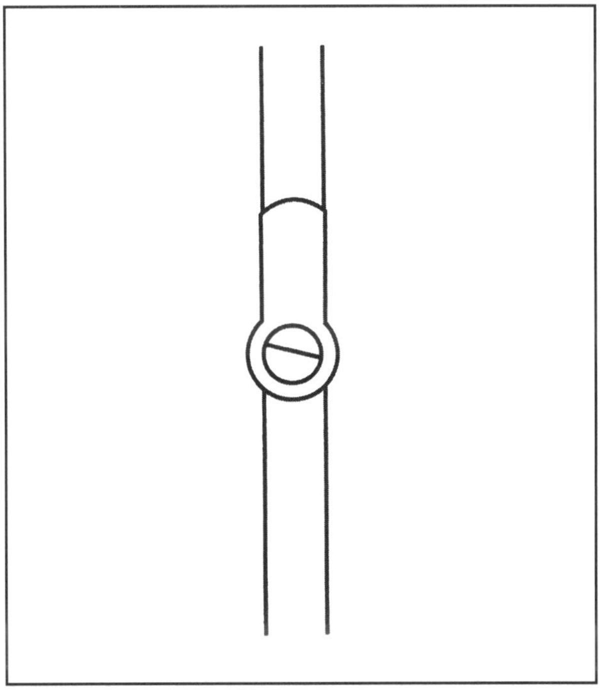

그림 4-4. 지주 내에서 똑바로 펴져있는 보조기 슬관절(knee joint).

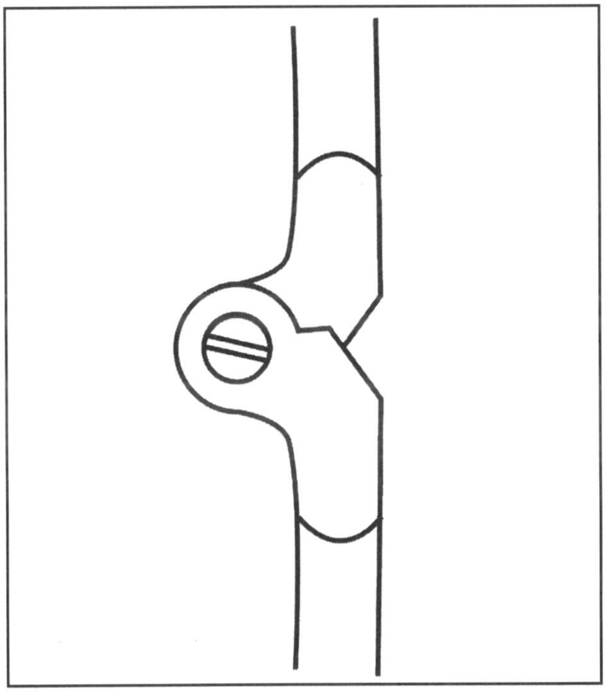

그림 4-5. 뒤로 갈라져 나온 보조기 슬관절(offset knee joint).

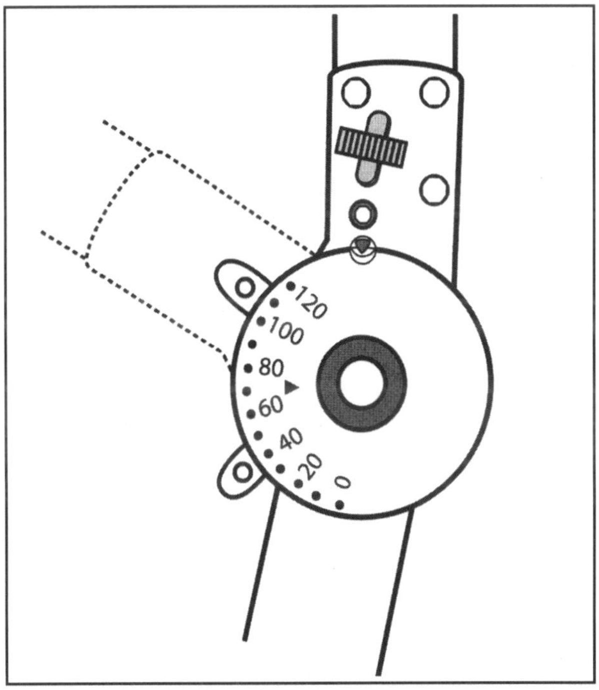

그림 4-6. 다이얼 보조기 슬관절(dial knee joint).

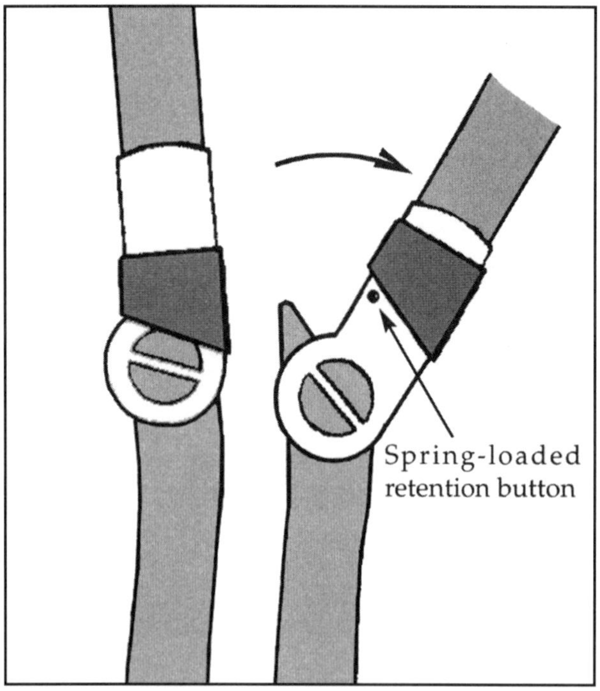

그림 4-7. 고리잠금(drop ring lock).

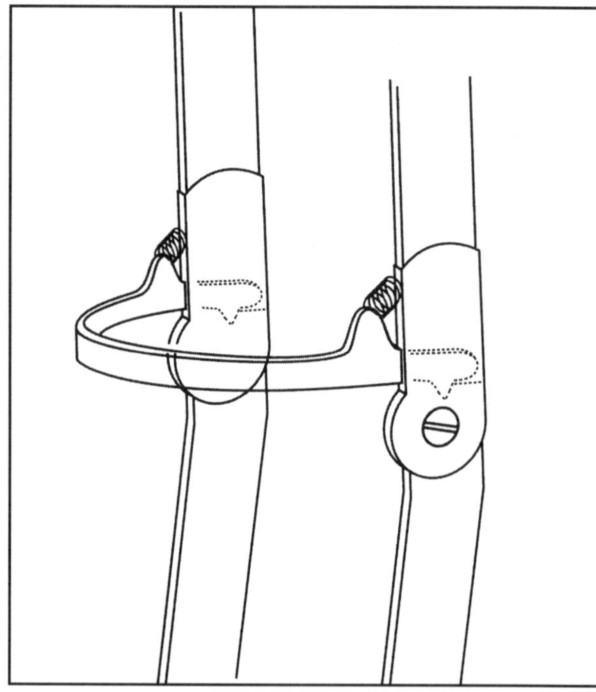

그림 4-8. 손잡이 해제(bail release)를 가지는 톱니멈춤쇠 잠금(pawl lock).

활동적인 환자들은 자극될 수 있는 피스톤식 움직임을 만들기 때문에 단축 보조기 슬관절이 부적절한 것을 발견할 수 있다. 해부학적 슬관절은 단축 보조기 슬관절로 대체할 수 없는 회전의 운동 축을 가진다. 다축 보조기 슬관절(polycentric knee joints; 그림 4-3)은 자연스러운 무릎 움직임의 더 나은 접근을 제공해서, 피스톤식 움직임을 피하고 무릎 굴곡 범위의 모든 지점에서 더욱 적합성을 제공한다. 다축 보조기 슬관절(knee joint)의 두 번째 이점은 큰 안정성인데, 이것은 언제나 잠금을 요구하지 않는다. 다축 보조기 슬관절(polycentric joint)은 더 많은 움직임 부분을 가지고, 더 많은 유지비를 요구하고, 단축 보조기 슬관절(single axis joint)보다 더 무겁고, 부피가 크며, 더 비싸다.

보조기 슬관절은 잠겨 지거나 또는 풀릴 수도 있다. 풀리지 않는 보조기 슬관절은 내외측과 회전적 안정성을 제공한다. 그것은 지주 내에서 똑바로 펴질 수 있거나(그림 4-4) 또는 무릎 안정성을 증가시키기 위해 뒤로 갈라져 나올 수 있다(offset posterior, 그림 4-5). 갈라진 보조기 슬관절(offset knee joint)이 효과적이 되도록 하기 위해, 착용자는 고관절이나 족관절에 굴곡 구축이 없어야하고 평지에서만 걸어야 한다. 새로운 형태인 잠기지 않는 보조기 슬관절(unlock knee joint)은 초기입각기 동안 무릎을 안정화시키는 마이크로컴퓨터로 조절되는 구조를 보인다.[3] 다이얼 보조기 슬관절(dial knee joint; 그림 4-6)은 미리 정해진 호(arc)에서 가능한 움직임 범위가 조절될 수 있다.

무릎 잠금 | *Knee Locks*

모든 면의 움직임에서 조절을 필요로 하는 대부분의 환자들은 잠금 장치를 가진 보조기 슬관절을 요구한다. 가장 흔한 디자인은 고리잠금(drop ring)이고, 이것은 관절의 신전 시에 고리가 아래로 내려가 잠기는 것이다(그림 4-7). 고리잠금(drop lock)의 수정형태는 고리가 부주의하게 떨어지는 것을 막기 위해 스프링 부하

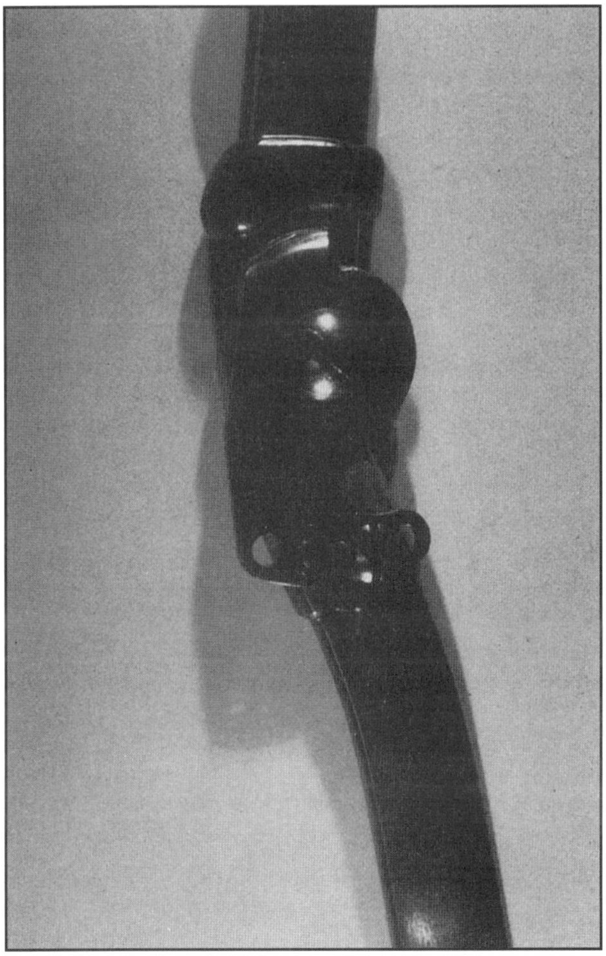

그림 4-9. 부채꼴 잠금(fan lock).

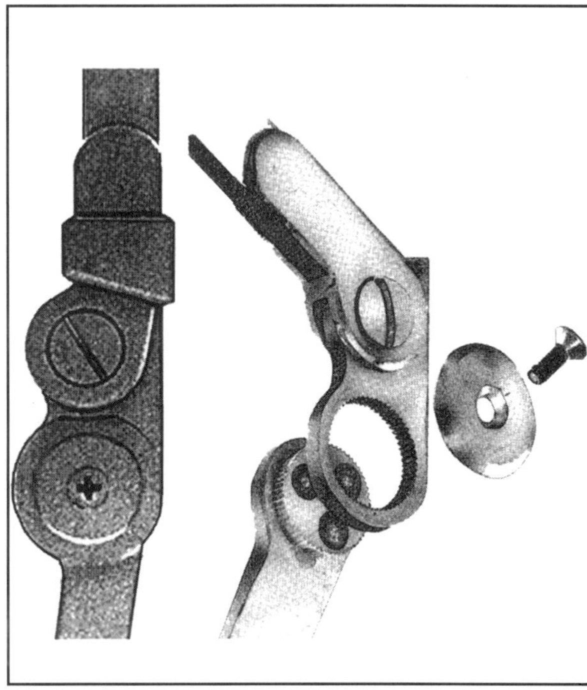

그림 4-10. 톱니 모양의 잠금(serrated lock).

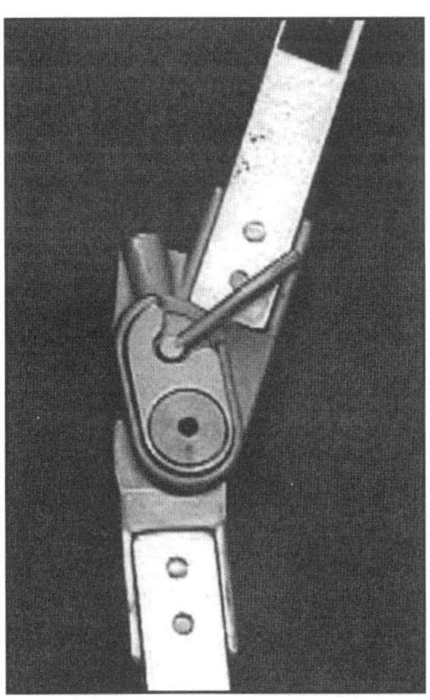

그림 4-11. 깔쭉 톱니바퀴 잠금(ratchet lock)(reproduced with permission of Orthotic Technical Supply)

(spring-loaded)를 주는 유지 버튼(retention button)과 환자가 앉는 연습 동안에 무릎을 구부리지 않고 고리를 올리기 위해 사용할 수 있는 대퇴 수준 스프링 부하 이완 장치(thigh-level spring-loaded release)의 첨가를 포함한다. 양측 지주(uprights)는 보조기 안정성을 최대로 하기 위해 잠겨져야만 한다.

손의 근력 약화 또는 좋지 않은 균형 때문에 고리잠금(drop-ring)을 쉽게 사용할 수 없는 사람들을 위한 대체물은 손잡이 해제(bail release)를 가진 톱니멈춤쇠 잠금(pawl lock)이다(그림 4-8). 환자가 의자 또는 다른 딱딱한 표면에 대항해 손잡이를 누르거나 또는 한 손으로 손잡이(bail)를 들어 올릴 때, 손잡이(bail)는 환자가 무릎을 구부리기 위해 내측과 측면 보조기 슬관절(knee joints)이 풀린다. 손잡이 해제(bail release)를 가지는 톱니멈춤쇠 잠금(pawl lock)은 양측 지주에 동시에 작용하는 잠금과 풀림(locking and unlocking)을 제공한다.

이러한 모든 잠금장치(locks)는 해부학적 무릎의 완

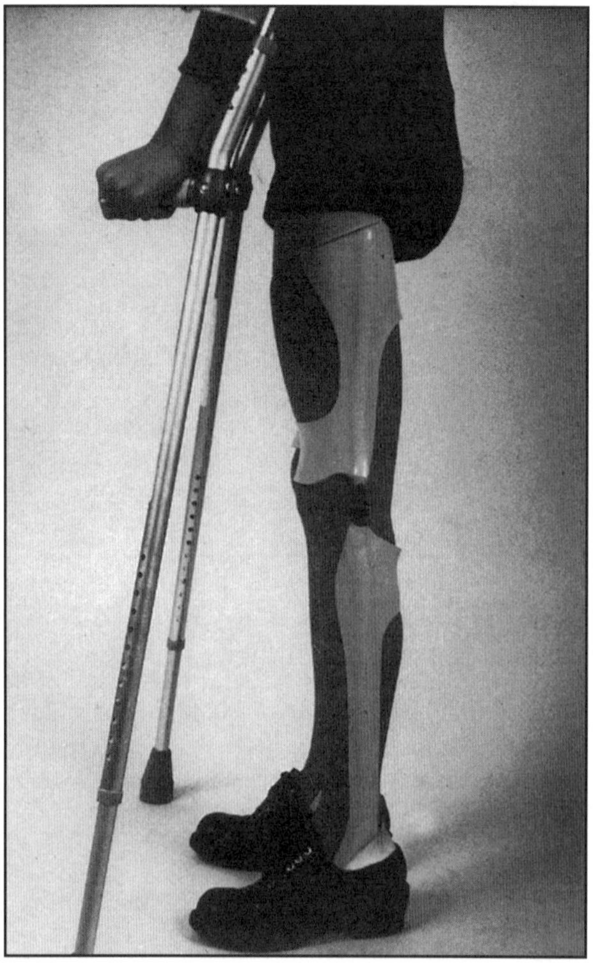

그림 4-12. 상슬개골 밴드(suprapatellar band)를 가진 장하지보조기(KAFO).

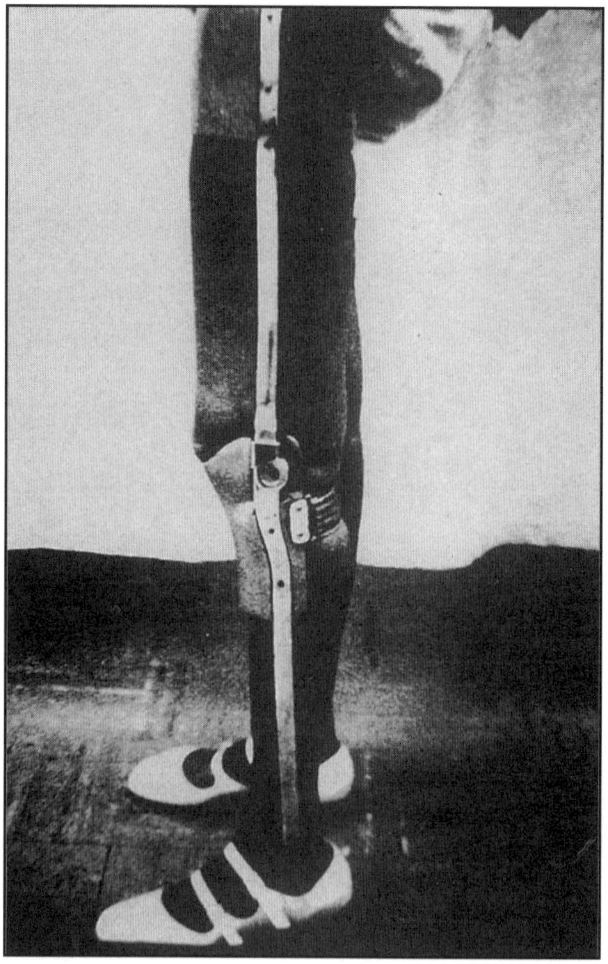

그림 4-13. 전경골 밴드(pretibial band)를 가진 장하지보조기(KAFO).

전 수동 신전을 요구한다. 톱니멈춤쇠 잠금(pawl lock) 또는 일반적인 고리잠금(drop ring lock)은 무릎 굴곡 구축이 있는 경우에 사용할 수 없다. 특별한 잠금장치가 굴곡된 무릎을 안정화시키기 위해 디자인되어 왔다. 이러한 잠금장치는 임상의가 해부학적 무릎의 각도에 보조기 슬관절(knee joint)의 각도를 맞출 수 있는 조절을 제공한다. 때때로, 조절 가능한 잠금장치는 치료적으로 구축을 감소시키기 위해 사용된다. 가장 간단한 조절 잠금장치는 부채꼴의 잠금(fan lock; 그림 4-9)이며, 이것은 지주를 일정 각도로 움직이게 하기위해 다섯 가지 위치를 제공한다. 착용자는 지주를 움직이게 하기 위해 적절한 구멍에 나사를 넣는다. 잠금상태는 고리잠금(drop ring)으로 보호된다. 대체물은 톱니 모양의 잠금(serated lock; 그림 4-10)이며, 이것은 말단 지주 위의 톱니 모양의 디스크(serrated disk)와 고리잠금(drop ring lock)을 포함한다. 착용자는 360° 범위를 거쳐 말단 지주의 배열을 바꿀 수 있다. 부채꼴의 잠금(fan lock)보다 더 유선형임에도 불구하고, 톱니 모양의 잠금(serrated lock)은 발목 이완(laxity)이 있는 경우에 금기이다. 잠금장치가 해부학적 무릎관절 수 인치 아래에 있기 때문에 무릎에 후방으로 향하는 힘에 노출된다. 걸음 잠금(Step Lock; 그림 4-11)과 같은 깔쭉 톱니바퀴 잠금(ratchet lock)은 또 다른 옵션이다. 잠금(locking)

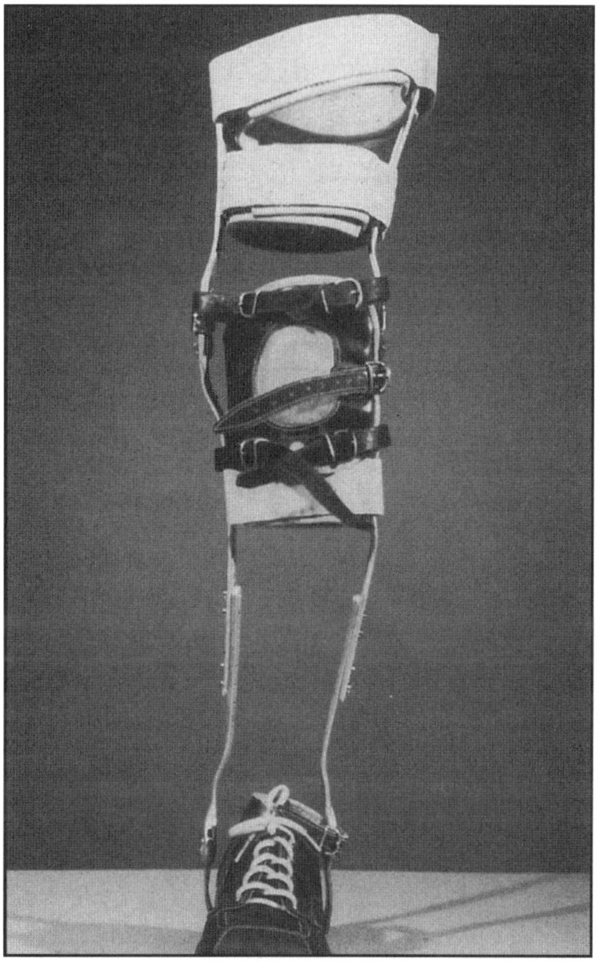

그림 4-14. 가죽 무릎 패드(leather knee pad)를 가진 장하지보조기(KAFO).

돌출물은 관절을 보호하기 위해 깔쭉 톱니바퀴(ratchet) 안에 하방으로 숨겨진다. 이 요소는 부채꼴 잠금(fan lock) 또는 톱니 모양 잠금(serrated locks)보다 부피가 크고 더 비싸다.

무릎 밴드와 패드 | *Knee Bands and Pads*

무릎 잠금장치(knee lock)에 첨가하여, 무릎 신근(knee extensor) 마비를 가진 환자는 무릎의 신전에 있어 전방요소를 요구한다. 그 요소는 딱딱한 상슬개골 밴드(suprapatellar band; 그림 4-12) 또는 전경골 밴드(pretibial band; 그림 4-13)이며, 모두 무릎을 안정화시키기 위해 뒤로 향하는 힘을 부여한다. 그들은 앉는 것을 방해하지 않고 착용하기에 상대적으로 쉽다. 가죽 무릎 패드(leather knee pad; 그림 4-14)는 보조기 슬관절(knee joint) 위와 아래에 내측과 외측 지주(upright)에 일반적으로 4개의 죔쇠로 죄는 스트랩을 가진다. 스트랩 긴장(tension)은 조절이 가능하고, 착용자가 앉으려고 할 때 무릎 굴곡이 부담이 되거나, 오랜 시간 착용이 힘들다.

전두면 조절 | *Frontal Plane Control*

대부분의 장하지보조기(KAFOs)는 시상면 조절을 필요로 하는 무릎 신근 마비를 가진 환자들을 위해 처방된다. 보조기들은 때때로 여러 가지 관절염에서 발생하는 연부조직 이완성을 가진 사람들에게 이득이 된다. 이러한 보조기들은 전두면에서, 때때로 횡단면에서도 무릎을 조절한다.

예를 들어, 외반슬을 가진 성인들에게는, 장하지보조기(KAFO)는 내측면에 플라스틱 장딴지 받침(calf shell)을 연장시킬 수 있다. 경한 전두면 손상은 연장된 장딴지 받침(calf shell)을 가진 단하지보조기(AFO)로 조절될 수 있다. 대체방법은 덜 만족스럽다. 예를 들어, 외반슬에 있어 죔쇠로 죄는 스트랩(buckled strap)을 가지고 내측 신전을 가지는 가죽 무릎 패드는 측면으로 향하는 힘을 제공하기 위해 측면 지주(upright) 주위에 죔쇠로 채우게 된다. 부가적인 스트랩을 착용하는 시간을 증가시키고, 스트랩의 뒷부분은 착용자가 앉을 때 불편하게 슬와(popliteal fossa) 안에 들어가 박히는 경향이 있다. 같은 변형에 대해 보조기 슬관절 가까이 내측 지주(upright)에 부착된 덮개를 대는 디스크(disk)를 사용할 수 있다. 이 디스크(disk)는 또한 외측으로 향하는 힘을 적용한다. 디스크(disk)를 착용하는 것 또는 앉는 편안함에 방해를 주지 않음에도 불구하고, 착용자가 일어섰을 때, 무릎 내측에 높은 압력을 가져온다.

장하지보조기 또는 슬관절보조기에서 단축 또는 다

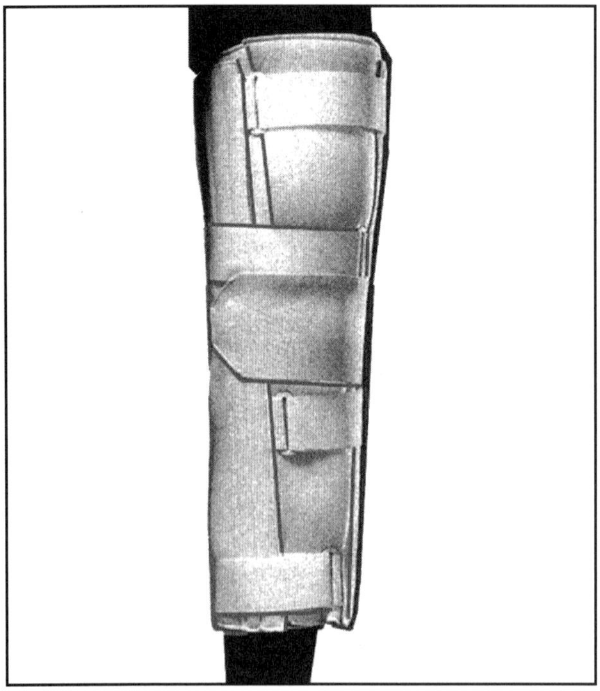

그림 4-15. 보조기 슬관절을 가지지 않는 슬관절보조기 고정(KO immobilizer).

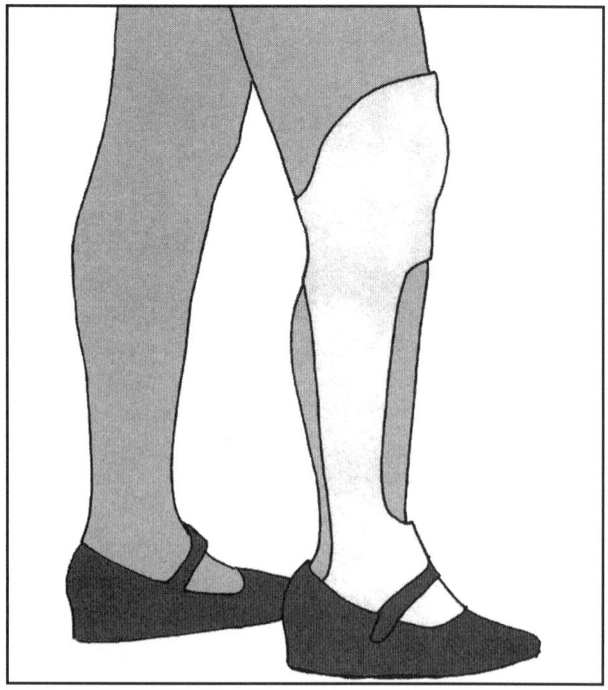

그림 4-16. 상과 장하지보조기(supracondylar KAFO).

축이든지 역학적 보조기 슬관절은 해부학적 움직임을 방해한다. 걷는 동안에 해부학적 무릎은 현재까지 고안된 역학적 보조기 슬관절이 만들 수 없는 섬세함을 가지고 세 가지 평면[4, 5] 에서 움직인다.[6] 만약 보조기 관절이 풀린다면, 전단력을 가진 피스톤 움직임(pistoning)은 피할 수 없다. 만약 관절이 잠긴다면, 착용자는 눈에 띄게 바뀌는 보행을 가지고, 의자로부터 일어나고 앉을 때 어려움을 가지며, 증가된 지면 반발력을 유지하고[7], 걸을 때 증가된 산소 소비를 가져오게 된다.[8, 9] 편측에만 보조기를 착용하는 것을 가정했을 때, 증가된 신진대사 요구와 결과적인 보행 편차는 반대쪽 구두창(sole)[10]을 1㎝ 들어올리기(lift) 또는 가능한 한 무릎의 중심에 가까이 가는 안정시키는 힘을 적용하는 것에 의해 최소화될 수 있다.[11] 잠긴 그리고 풀린 보조기 슬관절의 장애 때문에 단하지보조기(AFO)는 가능하다면 장하지보조기(KAFO) 대신으로 사용될 것이다.[12, 13]

무릎 고정 (Knee Immobilizers)

장하지보조기(KAFO) 또는 슬관절보조기(KO)는 무릎을 최대한의 신장으로 유지하기 위해 역학적인 보조기 슬관절없이 디자인 될 수 있다(그림 4-15). 고정 스프린트(immobilizer splints)는 일반적으로 부가적인 단단함을 위해 수직적인 금속 지주(버팀)를 가진 캔버스로 만들어진다. 대퇴와 하퇴의 대부분을 덮는 스프린트는 외상의 즉각적 유지와 혈우병 환자의 출혈 방지를 위해 사용된다.

상과 장하지보조기 (Supracondylar KAFOs)

상과 장하지보조기(supracondylar KAFO; 그림 4-16)는 무릎, 발목, 발을 고정시킨다. 근위 부분은 세 가

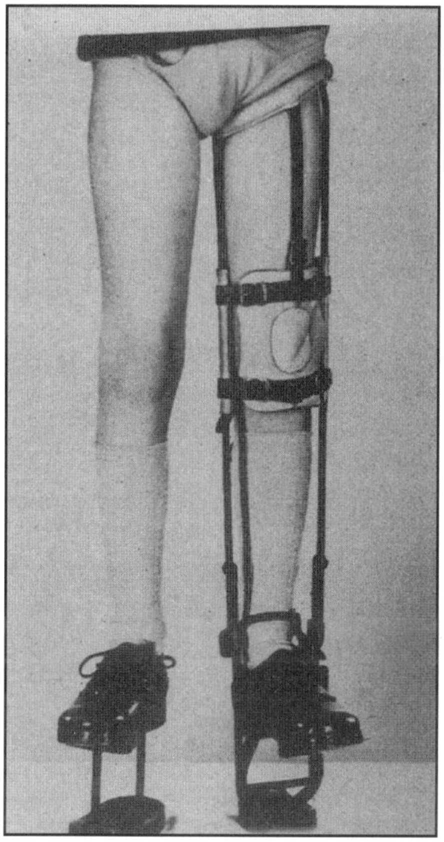

그림 4-17. 체중-경감 장하지보조기(weight-relieving KAFO).

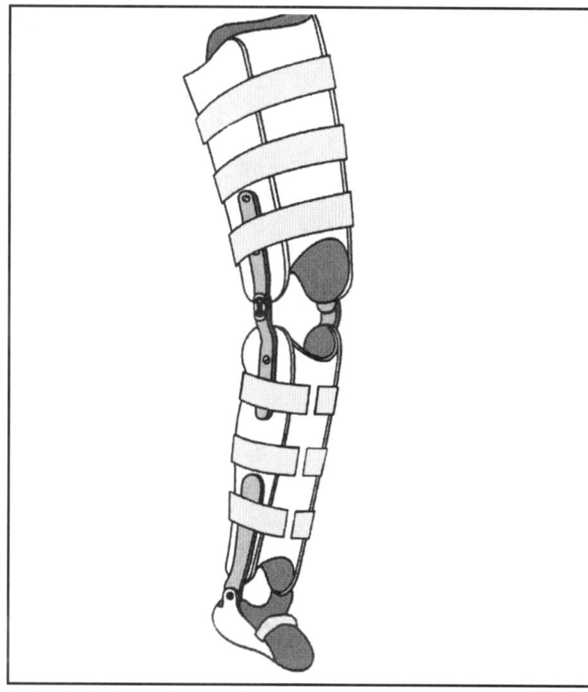

그림 4-18. 골절 관리에 사용되는 장하지보조기(KAFO).

지 평면 모두에서 지지를 제공한다. 앞쪽 근위 받침(anterior proximal shell)과 발 부분은 하퇴 밴드(calf band)에 의해 생겨난 뒤로 향하는 힘을 제공한다. 삼점압 시스템은 유각기 동안 그리고 앉아있는 동안 무릎 굴곡을 허락하면서 입각기동안 전반슬(genu recurvatum)에 저항한다. 보조기의 말단 부분은 약간의 저측굴곡에서 발목, 발 뒷부분(hindfoot), 발 중간부분(midfoot)을 고정시킨다. 그래서 무릎 신전 움직임은 보행의 입각기 동안 생성된다. 발과 발목을 둘러싸는 것에 의해, 보조기는 발의 움직임을 막고, 그것이 더욱 발을 안정화시킨다. 결과적으로 어떠한 역학적인 무릎 잠금(knee lock)도 필요하지 않다. 보조기는 어떠한 움직임 부분 없이 오래 견디는 구조를 가진다. 유선형의 디자인은 근위 받침(shell)의 가장자리가 환자가 앉을 때 대퇴 위로 돌출됨에도 불구하고 외관이 만족스럽다. 그래서 보조기는 달라붙는 바지나 편안하게 맞는 스커트 아래에 입을 수 없다. 구두는 걷는 동안 앞쪽 운동량(momentum)을 유지하기 위해 로커 바(흔들리는 막대기; rocker bar)를 가져야 한다. 역학적 보조기 슬관절은 착석자세를 향상시키기 위해 무릎 굴곡을 가져올 수 있으나 보조기 슬관절(joint)은 부피, 무게, 비용과 부서지기 쉬움을 가져온다. 상과 장하지보조기(supracondylar KAFO)는 환자가 보조기의 편안함을 조절할 수 없기 때문에 변동하는(fluctuating) 부종의 존재에 있어서 금기이다.

체중-경감 보조기 (WEIGHT-RELIEVING ORTHOSES)

좌골(ischium)까지 신장 되어 있는 대퇴 받침(thigh shell)은 장하지보조기(KAFO)로부터 가능한 최대한의 지지를 제공한다. 그러한 받침(shell)은 회전을 조절하기 위해 일반적으로 사변형(quadrilateral) 형태이다. 좌골받침(ischial seat) 또는 링(ring)은 다리에 부분적인 무게가 실리면서 골반(pelvis)으로부터 보조기의 지주 위로 힘을 이동시키기 위해 사용되어 왔다. 만약 완전하게 하지에 무게가 실리지 않는 것(unloading)이 요구된다면, 장하지보조기(KAFO)는 말단 지주(그림 4-17)에 붙여진 발굽과 같은 돌출부(hoof-like projection)인 좌골받침(ischial seat)과 패턴 버텀(pattern bottom)을 포함해야만 한다. 패턴 버텀(pattern bottom)은 환자가 발을 통해 무게지지 하는 것을 막기 위해 바닥 아래로 구두를 들어준다. 반대쪽 구두는 하나의 평평한 골반(level pelvis)을 유지하기 위한 들어올려 주어야한다.

골절 보조기
(FRACTURE ORTHOSES)

석고(plaster) 또는 섬유유리(fiberglass)로 골절된 사지를 고정시키는 또 다른 대안은 골절 보조기(fracture orthosis)이다(그림 4-18). 수술 또는 수술하지 않고 치료되는 말단의 대퇴(femoral) 또는 경골고평부(tibial plateau) 골절에 적용된다. 대량으로 생산된 보조기는 폴리에틸렌 대퇴(thigh)와 훅과 파일 잠쇠(hook-and-pile fasteners)를 가진 종아리 받침(calf shells)을 가진다. 받침(shell)은 뼈의 배열을 유지하고 부종을 최소화하기 위해 사지에 압력을 준다. 깁스(casts)와 다르게, 골절 보조기(fracture orthoses)는 사지를 검사할 수 있다. 그것들은 원하는 무릎 왕복운동(knee excursion)에 따라 다양한 교정용 보조기 슬관절(knee joints)을 제작할 수 있다. 발과 발목 요소는 발목과 발 움직임을 막기 위해 경성(solid) 발목 구두 삽입물이거나, 또는 발의 중간부분(midfoot) 움직임을 억제하는 동안 배측굴곡과 저측굴곡을 허락하는 삽입할 수 있다.

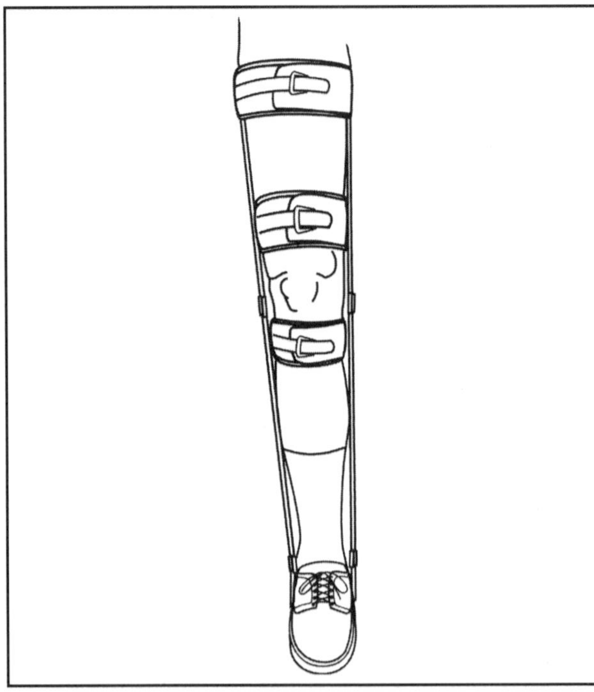

그림 4-19. 가죽-금속 장하지보조기(leather-metal KAFO).

가죽-금속 장하지보조기
(LEATHER-METAL KAFOs)

플라스틱-금속 장하지보조기(plastic-metal KAFOs)와 슬관절보조기(KOs)는 더욱 일반적으로 사용되나, 가죽 금속(leather metal)과 플라스틱 디자인(plastic designs)도 이것에 비교할만한 기능을 가지고 있다.[1] 가죽-금속 보조기(leather-metal orthosis; 그림 4-19)는 여러 가지 부종과 변하는 다리 부피를 가진 사람들에게 요구된다. 그것들은 환자에 의해 더 쉽게 조절될 수 있다.

가죽-금속 장하지보조기(leather-metal KAFOs)는 일반적으로 알루미늄 장딴지(calf)와 펠트(felt)로 덮개를 대고(upholstered) 말가죽으로 덮는 대퇴 밴드를 가진다. 금속이 플라스틱보다 더 강하고 더 견고하기 때문에, 금속밴드는 플라스틱 밴드보다 더 좋을 수 있다. 결과적으로 피부 표면이 더 덮여지게 된다. 일부 착용자는 따뜻한 날씨에 플라스틱 보조기보다 더 편하다고

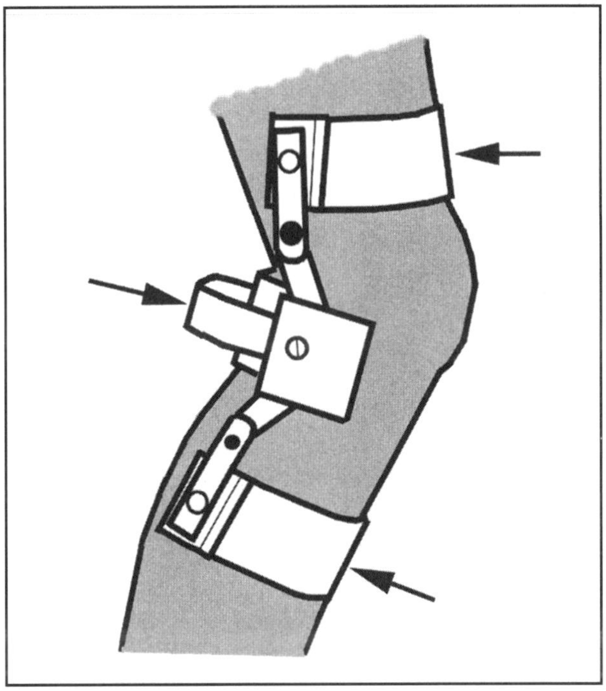

그림 4-20. 전후방 지지를 제공하는 스웨덴식 슬관절보조기(Swedish knee cage KO).

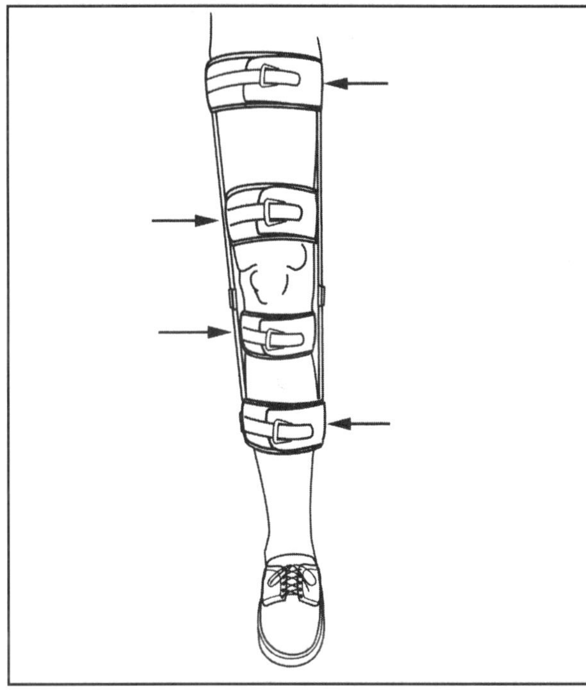

그림 4-21. 내외측의 지지(mediolateral support)를 제공하는 우측 슬관절보조기.

한다. 플라스틱-금속 장하지 보조기(KAFOs)에서 사용되는 동일한 관절들은 가죽-금속 디자인에 설치될 수 있다.[14]

슬관절보조기 (KNEE ORTHOSES)

슬관절보조기(KO) 디자인은 기능적, 재활적, 질병 예방적(prophylactic), 구축을 감소시키는 네 가지 중요한 적용 목적을 가진다.[15] 기능적 슬관절보조기(KO)는 연부조직 이완(soft tissue laxity) 또는 약해진 또는 마비된 근육을 가지는 해부학적 무릎을 지지한다. 재활보조기들은 인대의 외과 수술 후에 활동적 치료 프로그램의 일부분으로 처방된다. 질병 예방을 위한(prophylactic) 슬관절 보조기는 주로 힘찬 스포츠에서 무릎 손상을 막으려고 의도되었다. 다른 슬관절보조기는 슬개골 추적(patellar tracking)을 돕고 슬개골 연화증(patellar chondromalacia)의 경감(relieve)을 위해 디자인되었다.

기능적 슬관절보조기 | *Functional KOs*

불안정한 무릎을 가진 사람들을 위해, 슬관절보조기(KO)는 일반적인 기능을 하기에 충분한 안정성을 증가시킬 수 있다.[16] 대부분의 슬관절보조기는 금속, 섬유유리, 또는 플라스틱으로 만들어진 양측 지주를 가진다. 대퇴 받침과 하퇴 받침은 플라스틱 합판제품(laminate) 또는 합성물(composites), 금속, 가죽, 섬유로 만들어진다.

기능적 슬관절보조기(KOs)는 다축 또는 단축 보조기 슬관절을 가질 수 있고, 잠금장치가 있거나 없을 수 있다. 슬관절보조기는 인대의 불안정을 전후방 지지(그림 4-20), 내반슬(genu varum)과 외반슬(genu valgum)을 위한 내외측 지지(그림 4-21), 회전적 지지(그림 4-22)를 제공하도록 디자인되어 있다. 어떤 기능

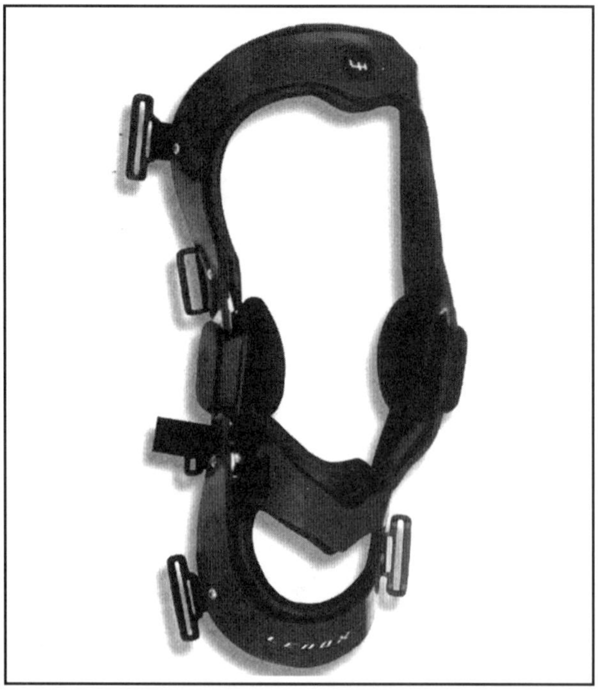

그림 4-22. 회전적 지지를 제공하는 슬관절보조기.

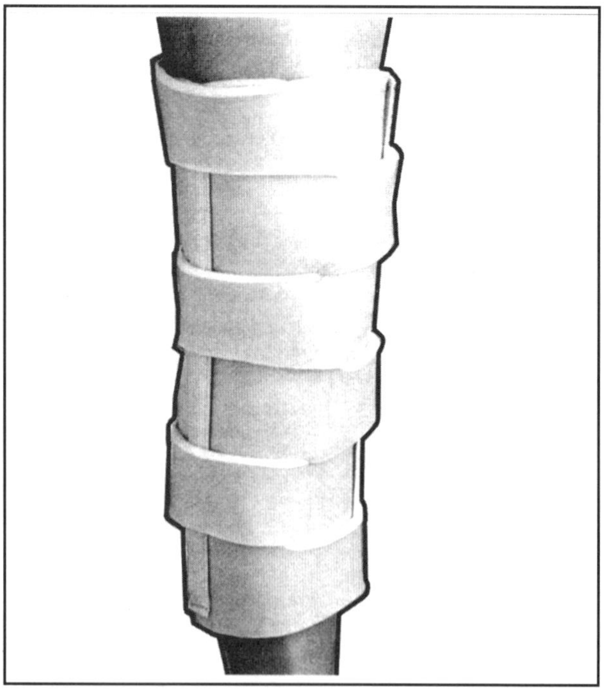

그림 4-23. 역학적 관절을 가지지 않는 수술 후의 무릎 고정.

적 슬관절보조기의 생산은 착용자가 그들의 운동 장비(outfits)와 맞출 수 있기 위해 받침(shell)의 색깔과 패턴을 선택할 수 있다.

스웨덴식 슬관절보조기(Swedish knee cage, 그림 4-20)는 개인이 뇌졸중 후에 걷는 것을 처음 배울 때 무릎을 안정화시키는 것을 도와준다. 이것은 움직이는 부분이 없어서, 내구성이 있고 사용하기에 편하다. 그것은 금속 지주, 앞쪽 대퇴와 정강이(shin), 오금 부분(popliteral region)을 위한 뒤쪽 패드(posterior pad)를 가졌다. 대퇴와 정강이 밴드(thigh and shin bands)는 띠(webbing) 또는 무거운 탄성 고무(elastic)로 이루어졌다. 입각기 동안에 슬관절보조기(KO)는 과신전되는 무릎을 막는다. 환자들이 빨리 걸음에 따라, 역학적 슬관절의 부족은 슬관절보조기가 미끌어지거나 회전되고, 안정화 기능의 감소를 일으킨다. 상과 장하지보조기(supracondylar KAFO)와 같이, 스웨덴식 슬관절보조기(Swedish knee cage)의 상위 가장자리는 착용자가 앉을 때 돌출된다.

재활용 슬관절보조기 | *Rehabilitative KOs*

슬관절보조기(knee orthoses)는 때때로 무릎 외과수술에 따라 사용된다. 이러한 보조기는 환자가 재활을 하고 있는 동안 단기간에 디자인되었고 치료가 마칠 때, 보조기는 계속 사용되지 않는다. 간단한 디자인들은 폼 베킹(foam backing)을 가지거나, 폼 베킹 없이 캔바스(canvas)로 구성된다. 짧고, 관절을 이루지 않는 고정(unjointed immobilizers; 그림 4-23)은 신전 상태에서 무릎을 유지하는 금속 세움대(stays)를 가진다. D-링(D-ring)을 가지거나 또는 가지지 않는 벨크로(훅과 파일 스트랩, hook-and-pile strap)는 보조기를 보호한다. 더 정교한 보조기는 띠(webbing), 반경성 나일론(semirigid nylon), 합성섬유로 만들어진 하퇴와 대퇴밴드를 가지고 임상의사가 허용된 관절가동범위를 하도록 하는 다이얼 잠금장치(dial lock)를 가질 것이다. 재활용 슬관절 보조기(rehabilitative KOs)는 잠기거나 잠기지 않는 단축 또는 다축 중심 보조기 슬관절

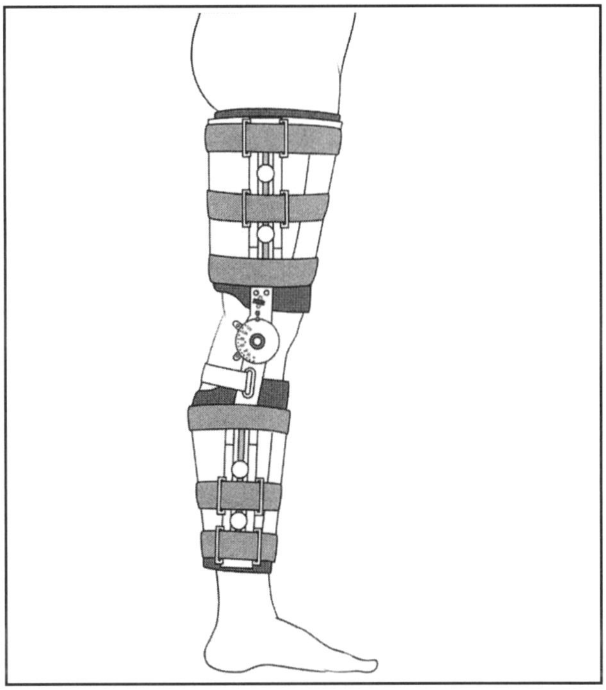

그림 4-24. 조절할 수 있는 경첩(hinges)을 가진 슬관절보조기.

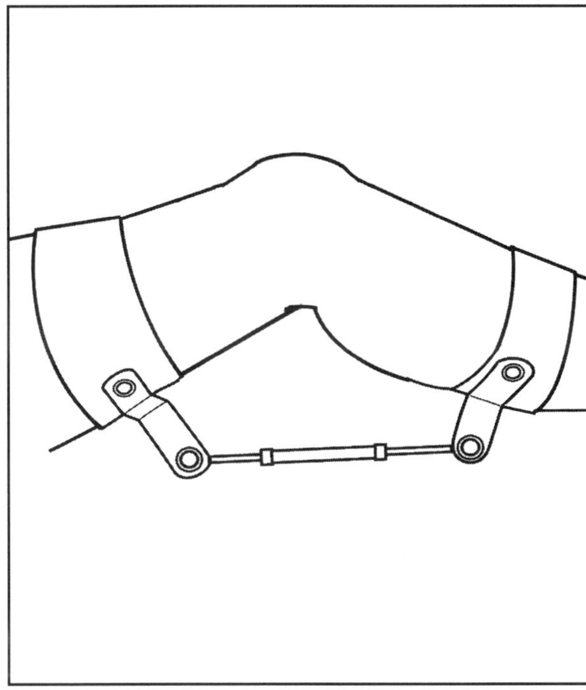

그림 4-25. 죔쇠(turnbuckle)를 가진 슬관절보조기.

을 가진다.

질병예방의 슬관절보조기 | *Prophylactic KOs*

가장 논쟁의 여지가 있는 슬관절보조기(KOs)는 손상을 방지하기 위해 처방된 보조기들이다. 연구 보고서는 그들의 효과에 대해 상반적인 연구를 제공한다. Sitler 등[17]은 질병예방의 슬관절보조기(prophylactic KOs)가 풋볼 선수 무릎 손상의 전체 숫자를 감소시켰다고 했으나, 그 이점은 선수의 포지션에 달려있었다. 슬관절보조기를 활용한 방어 선수들은 거의 손상을 입지 않았으나 공격하는 선수들은 그렇지 않았다. Albright 등[18]은 다방면에 걸친 논문 재조사를 시행했고, 질병예방의 슬관절보조기를 착용한 선수들이 전방십자인대에 손상 염좌가 적은 것으로 결론지었다. 어떤 조사자는 질병예방의 보조기가 무릎의 손상을 감소시키는데 거의 효과를 가지지 않는다고 보고한 반면,[19] 다른 연구자들은 변경되는 신경근육조절로 인해[21], 슬관절보조기가 손상의 숫자를 증가시켰음을[20] 보고하였다.

구축 경감 슬관절보조기 | *Contracture-Reducing KOs*

무릎 구축을 가지는 사람들에게, 다양한 슬관절보조기(KOs)는 관절가동범위(ROM)를 되찾게 하는데 도움을 줄 수 있다. 대부분은 양쪽 지주를 가지고, 무릎에 일정한 힘을 적용한다. 이동할 수 없는 환자에 있어, 조절할 수 있는 경첩 슬관절(hinged knee joint)은 관절가동범위에서 향상된 증가를 가져온다(그림 4-24). 어떤 슬관절보조기는 스프링이 부족한 보조기 슬관절 장치(knee units)와 비교되는, 해부학적 무릎 위에 더 신장성 있는(tensile) 힘을 발휘하는 스프링을 가진 보조기 슬관절을 가진다. 더 큰 범위가 성취됨에 따라, 더 많은 힘이 적용되어지고, 더 쉬운 조절이 죔쇠 구조(turnbuckle mechanism)를 만든다(그림 4-25). 구축 관리를 위한 슬관절보조기는 섬유, 금속, 또는 플라스

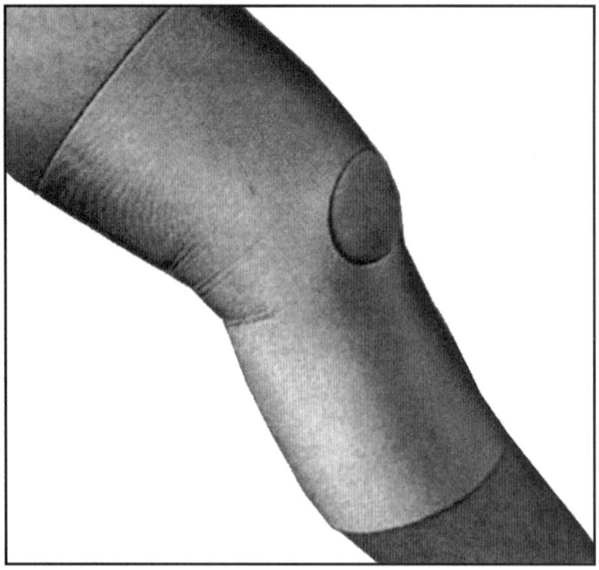

그림 4-26. 네오프렌 슬리브(neoprene sleeve).

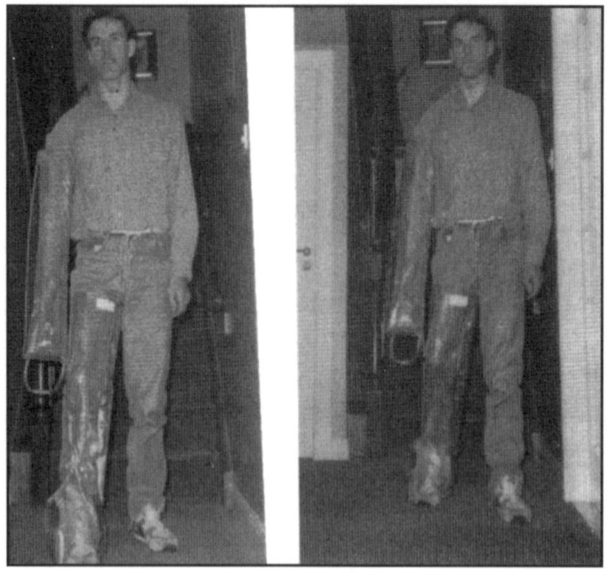

그림 4-27. 공기로 차있는 공간(방; chambers)을 가지는 슬관절 보조기; 공기 슬리브(air sleeve); 공기 공간(air chambers)을 가지는 단하지보조기(reprinted form Johnstone M. Home Care for the Stroke Patient: Living in a Pattern. 3rd ed. New York, NY: Churchill Livingstone; 1996 by permission of the publisher Churchill Livingstone).

틱으로 만들어진 대퇴와 하퇴 밴드를 가진다. 한 디자인은 압력 분산을 최대화하기 위해 부풀리게(inflate) 할 수 있는 이러한 디자인은 굴곡 또는 신전 구축을 감소시키기 위해 사용될 수 있다. 다른 관절들은 관절 주위에 신장성(tensile)을 생산하는 감겨있는 스프링(coiled spring) 또는 탄력성 있는 밴드(elastic band)의 형태로 탄력성 있는 요소를 가지고 있다.

지지용 슬관절보조기 | *Supportive KOs*

관절에 적절한 지지를 제공, 슬개골 추적(patellar tracking)에 도움, 그리고 슬개골 연화증(patellar chondromalacia)을 제거하기 위해, 몇 가지 섬유 슬관절보조기(fabric KOs)가 이용가능하다. 그것들은 탄력성 있는 패널(elastic panels), 딱딱한 강화물, 네오프렌(neoprene)을 가지거나, 면(cotton) 또는 합성 캔바스(synthetic canvas)로 만들어진다. 어떤 환자들은 네오프렌(neoprene)에 알레르기의 접촉 피부염이 발생한다.[22] 간단한 디자인은 무릎을 둘러싼 탄성고무 슬리브(elastic sleeve)이다(그림 4-26). 이것은 바람직한 지지를 제공하기 위해 패드, 지주와 벨크로(훅과 파일 스트랩, hook-and-pile strap)로 변경될 수 있다. 소매는 무릎 굴곡의 정확성을 향상시킨다.[23] 다른 변형은 열 효과를 제공하기 위해 열에 가해질 수 있거나 차가워질 수 있는 슬개골의 개방(opening) 또는 겔(gel) 패드의 부가를 포함한다.

Johnstone[24, 25]은 약간 굴곡된 무릎을 가진 다리를 통해 체중지지를 격려하기 위해 편마비 환자에게 이중방 공기 스프린트(double chamber air splint)와 "leg gaiter"(그림 4-27)의 사용을 권고했다. 스프린트는 무릎을 고정시키고, 경련을 막고, 신근 밀기(thrust)를 조절한다. 그녀가 "gaiter가 걷기 위한 스프린트로서 의도되지 않았다"[24]고 의미했음에도 불구하고, 그녀는 환자가 평지와 계단에서 보행 훈련을 위해 gaiter를 사용했다는 사례연구를 보여주었다.[25]

처방을 위한 지침
(GUIDELINES FOR PRESCRIPTION)

다음은 발 보조기, 단하지보조기, 장하지보조기, 슬관절보조기를 위한 생역학적 지침들이다.

1. 입각기 동안 대퇴사두근(quadriceps)의 약함을 조절하기
   a. 낮은 구두굽
   b. 저측 굴곡에서 배치된 경성 발목 단하지보조기(AFO-SA)
   c. 경성 발목 단하지보조기(AFO-SA)와 앞쪽 근위 밴드(anterior proximal band)
   d. 보조기 슬관절잠금(knee lock)과 전슬개골(prepatellar) 또는 상슬개골(suprapatellar) 밴드 또는 무릎 패드를 가진 장하지보조기(KAFO)
   e. 다이얼 보조기슬관절(dial joint)을 가진 장하지보조기(KAFO)
2. 무릎 굴곡 구축의 존재에서 입각기 동안 무릎 굴곡 조절하기
   a. 부채꼴의 보조기 슬관절 잠금(fan knee lock)을 가진 장하지보조기(KAFO)
   b. 깔쭉 톱니바퀴 보조기 슬관절 잠금(ratchet lock)(예, step lock)을 가진 장하지보조기(KAFO)
   c. 톱니 모양 보조기 슬관절 잠금(serrated knee lock)을 가진 장하지보조기(KAFO)
3. 전반슬(genu recurvatum)의 존재에서 입각기 동안, 무릎 과신전(hyperextension)을 조절하기
   a. 약간 더 높은 구두굽
   b. 배측굴곡에 배치된 경성 발목 단하지보조기(AFO-SA)
   c. 뒤로 갈라져 나온 장딴지(offset calf)와 말단 대퇴 밴드를 가진 장하지보조기
   d. 스웨덴식 슬관절 보조기(Swedish knee cage)
4. 외반슬(genu valgum)의 존재에서 입각기동안 내외측 조절을 제공하기
   a. 내측면에 딱딱하게 연장된 하퇴 밴드(calf band)를 가진 경성 발목 단하지보조기(AFO-SA)
   b. 내측면에 딱딱하게 연장된 하퇴 밴드를 가진 장하지보조기; 보조기는 무릎 잠금장치(knee lock)를 가지거나, 갖지 않을 수 있음
   c. 측면 업라이트에 죔쇠를 채운 다섯 개의 스트랩(strap)을 가진 무릎 잠금장치(lock)와 무릎 패드를 가진 장하지보조기
   d. 무릎에 내측 디스크(disk)를 가진 장하지보조기

요약
(SUMMARY)

장하지보조기(KAFOs)와 슬관절보조기(KOs)는 다리를 안정화시키고, 때때로 고정하는 것을 돕는다. 플라스틱-금속 디자인은 지주와 역학적 관절을 위해 금속의 내구성을 가진 받침(shells)에 대해 플라스틱의 가볍고, 외관이 좋은 질을 합친 것이다. 플라스틱-금속 장하지보조기는 무릎 손상을 가지는 대부분의 환자들의 요구를 충족시키고, 그러나 부피를 변화시키는 심각한 부종을 가지는 사지에는 적용될 수 없다. 가죽-금속 장하지보조기(leather-metal KAFOs)는 더 적은 폼-피팅(foam-fitting)이어서, 그것들은 더 사지 부피 변화를 견딘다. 관절은 단축이거나 다축중심일 수 있고, 고리잠금(drop ring lock) 또는 관절가동범위를 제한하는 다른 시스템으로 보호된다. 슬관절보조기(KO) 디자인들은 기능적, 재활적, 질병예방(prophylactic), 구축을 감소시키는 것으로 분류될 수 있다. 기능적 슬관절보조기는 약해지거나 마비된 연부조직 이완(soft tissue laxity) 또는 근육을 보상한다. 재활용 슬관절보조기는 외과수술 후에 재활프로그램의 부분으로서 설명된다. 질병예방 슬관절보조기(prophylactic KOs)는 운동경기의 무릎 손상을 막기 위해 의도되었다.

질문
(THOUGHT QUESTIONS)

1. 심각한 골관절염, 불안정한 무릎과 외반슬(genu valgum)을 가진 환자를 위한 플라스틱 장하지보조기(KAFO)를 디자인하고 모든 요소의 설명을 포함하시오.
2. 심각한 골관절염, 불안정한 무릎과 외반슬(genu valgum)을 가진 환자를 위한 플라스틱 슬관절보조기(plastic KO)를 디자인하고 모든 요소의 설명하시오. 당신의 디자인과 이전 질문에서의 디자인과 비교하시오. 이 환자를 위한 슬관절보조기보다 장하지보조기를 처방하기로 결정할 때, 당신은 어떤 중요한 요소를 고려하겠는가?
3. 폴리프로필렌(polypropylene) 또는 금속으로 만들어진 딱딱한 디자인은 전반슬(genu recurvatum)을 조절하기 위해 사용되었다. 스웨덴식 슬관절보조기(Swedish knee cage)와 플라스틱 상과(plastic supracondylar) 장하지보조기는 과신전을 막아주는 것에 있어 다른 디자인보다 효과가 적은 것으로 판명되었다. 세 가지 원인을 나열하고 각각을 설명하시오.
4. 일부 임상의사들은 장하지보조기(KAFO)가 과도한 보조기이고, 대부분의 무릎 이상이 단하지보조기(AFO) 또는 슬관절보조기(KO) 중 하나로 유지될 수 있다는 것을 반대한다. 이 주제에 대해 의견을 제시하고, 그것을 설명하시오.
5. 당신은 여고 필드하키 팀에서 일하는 물리치료사이다. 코치는 당신에게 선수들이 지난 시즌에 약간의 무릎 손상을 가졌고 금년에는 가능한 한 많은 손상이 방지되기를 원한다고 말한다. 그녀는 당신에게 슬관절보조기(KO) 사진을 보여주고, 당신에게 그녀가 이 보조기가 무릎 손상을 막을 수 있다는 스포츠 저널의 논문을 읽었다는 것을 말한다. 각각의 보조기는 $800이다. 팀의 각각의 구성원을 위해 한 쌍의 슬관절보조기를 구매하기에는 너무 비쌀 것임에도 불구하고, 그녀는 만약 그녀가 그녀의 스타선수의 부상을 막을 수 있다면, 한 쌍을 사는 것이 가치 있다고 생각한다. 그녀는 당신의 의견을 알기 원한다. 당신은 그녀에게 어떻게 말할 것인가?

참고문헌
(REFERENCES)

1. Krebs DE, Edelstein JE, Fishman S. Comparison of plastic/metal and leather/metal knee-ankle-foot orthoses. *Am J Phys Med Rehabil*. 1988;67:175-185.
2. Taktak DM, Bowker P. Lightweight, modular knee-ankle-foot orthosis for Duchenne's muscular dystrophy: design, development, and evaluation. *Arch Phys Med Rehabil*. 1995;76:1156-1162.
3. Suga T, Kameyama O, Ogawa R, Matsuura M, Oka H. Newly designed computer controlled knee-ankle-foot orthosis(Intelligent Orthosis). *Prosthet Ortho Int*. 1998;22:230-239.
4. Kettelcamp DB, Johnson RJ, Smidt GL, Chao EY, Walker M. An electrogoniomentric study of knee motion in normal gait. *J Bone Joint Surg [Am]*. 1970;52:775-790.
5. Levens AS, Inman VT, Blosser JA. Transverse rotation of the segments of the lower extremity in locomotion. *J Bone Joint Surg [Am]*. 1948;30:859-872.
6. Bahler A. Fundamental biomechanical principles in the orthotic treatment of the knee. *Journal of Prosthetics and Orthotics*. 1992;4:157-165.
7. Cook TM, Farrell KP, Carey IA, Gibbs JM, Wiger GE. Effects of restricted knee flexion and walking speed on the vertical ground reaction force during gait. *J Orthop Sports Phys Ther*. 1997;25:236-244.
8. Abdulhadi HM, Kerrigan DC, LaRaia PJ.

Contralateral shoe-lift: effect on oxygen cost of walking with an immobilized knee. *Arch Phys Med Rehabil.* 1996;77:670-672.

9. Perry J. *Gait Analysis: Normal and Pathological Function.* Thorofare, NJ: SLACK Incorporated; 1992:467-469.
10. Kerrigan DC, Abdulhadi HM, Ribaudo TA, Della Crose U. Biomechanical effects of a contralateral shoe-lift on walking with an immobilized knee. *Arch Phys Med Rehabil.* 1997;78:1085-1091.
11. Lehmann JF, Warren CG. Restraining forces in various designs of knee-ankle orthoses: their placement and effect on the anatomical knee joint. *Arch Phys Med Rehabil.* 1976;57:430-437.
12. Huber ST. Therapeutic application of orthotics. In: Umphred DA, ed. *Neurological Rehabilitation.* 2nd ed. St Louis, Mo: CV Mosby; 1990:893-910.
13. Nielsen J. Limiting KAFO use to maximize free movement. *Biomechanics.* 1995;2:31-35.
14. *Lower Limb Orthotics.* New York, NY: New York University; 1986:137-142, 148-156.
15. American Academy of Orthopaedic Surgeons. Knee braces. In: Derz DJ. ed. *Seminar Report.* Chicago, Ill: American Academy of Orthopaedic Surgeons; 1985.
16. Schlegel TF, Steadman JR. Knee orthoses for sports-related disorders. In: Goldberg B, Hsu JD, eds. *atlas of Orthoses and Assistive Devices.* 2nd ed. St. Louis, Mo: Mosby; 1997:415-426.
17. Sitler M, Ryan J, Hopkinson J, Kolb R, Polley D. The efficacy of a prophylactic knee brace to reduce knee injuries in football: a prospective, randomized study at West Point. *Am J Sports Med.* 1990;18:310-315.
18. Albright JP, Saterbak A, Stokes A. Use of knee braces in sports: current recommendation. *Sports Med.* 1995;20:281-301.
19. Wu GKH, Ng GYF, Mak AFT. Effects of knee bracing on the functional performance of patients with anterior cruciate ligament reconstruction. *Arch Phys Med Rehabil.* 2001;82:282-285.
20. Teitz C, Hermanson B, Kronmal R, Diehr P. Evaluation of the use of braces to prevent injury to the knee in collegiate football players. *J Bone Joint Surg [Am].* 1987;69:2-9.
21. Ostering LR, Robertson RN. Effects of prophylactic knee bracing on lower extremity joint position and muscle activation during running. *Am J Sports Med.* 1993;21:733-737.
22. Lazarov A, Ingber A. Textile dermatitis from Disperse Blue 85 in a knee brace. *Contact Dermatitis.* 1998;38:357.
23. McNair PJ, Stanley SN, Strauss GR. Knee bracing: effects on proprioception. *Arch Phys Med Rehabil.* 1996;77:287-289.
24. Johnstone M. *Restoration of Normal Movement after Stroke.* Edinburgh: Churchill Livingstone; 1995:68-69.
25. Johnstone M. *Home Care for the Stroke Patient: Living in a Pattern.* 3rd ed. New York, NY: Churchill Livingstone; 1996:182-183, 207, 211.
26. Glancy J. *Orthotic Recommendations: Management of Functional Forefoot Drop.* Indianapolis, Ind: Department of Publishing, document and distribution Services at Indiana University-Purdue University; 2000.

추천도서
(REFERENCES READING)

Trautman P. Lower Limb orthoses. In: Redford JB, Basmajian JV, Trautman P, eds. *Orthotics: Clinical Practice and Rehabilitation Technology.* New York NY: Churchill Livingstone; 1995:13-29.

사례 연구 (CASE STUDIES)

다음의 사례들에서 적절한 보조기를 선정하고, 장기, 단기 목표를 세우고, 치료계획을 세우시오.

- 16세 된 체육가인 MK는 편평하지 않은 막대 위로 뛰어내리다가 그녀의 안쪽 반월연골(medial meniscus)이 찢어졌다. 그녀는 찢어진 반월연골(meniscus)을 바른 위치로 옮기기 위해 관절경 외과수술(arthroscopic surgery)을 가졌고, 외과의사는 그녀의 재활동안 무릎을 보호하기 위해 슬관절보조기(KO)를 처방했다. 외과의사는 그녀의 허용 움직임 범위는 무릎이 완전 신전에서 90° 굴곡까지이며, 90° 이상 움직이기를 원하지 않는다.
- 67세 된 치과의사인 HR은 심한 골관절염으로 왼쪽 무릎에 완전 무릎 대체술(TKR)을 시행받았다. 그는 작년에 그의 오른쪽 무릎에 완전 무릎 대체(TKR)를 가졌고, 이제 오른쪽 무릎에서 0°에서 90°까지 활동적인 관절가동범위를 가진다. 오른쪽 무릎 주위에 모든 근육들은 good(4/5) 범위에 있다. 왼쪽 완전 무릎 대체 후에 즉시, 그의 왼쪽 대퇴사두근(quadriceps)과 슬와부(hamstring) 근육에서 trace(1/5) 근육 힘을 가진다. 그는 굴곡의 25°와 55° 사이의 왼쪽 무릎에 활동 관절가동범위를 가진다. 부종과 통증은 가동범위를 제한한다.
- 64세 된 주부인 FC는 그녀가 6살 때부터 회백척수염을 앓았다. 이 병은 그녀의 왼쪽 하지를 약화시켰고, 사지는 오른쪽 하지보다 4cm 짧아지게 만들었다. 그녀의 왼쪽 무릎은 심한 인대의 이완(ligamentous laxity)이 있으며, 체중지지 시에 있어 25°의 전반슬(recurvatum)을 보인다. 왼쪽 발과 발목에 모든 근육 그룹은 trace(1/5) 범위에 있다. 왼쪽 대퇴사두근(quadriceps)과 슬와부(hamstring) 근육들은 poor(2/5)이다. 왼쪽 발목은 5°의 수동 배측굴곡이 부족하다. 오른쪽 하지는 정상범위 내에서 활동 관절가동범위와 정상 범위 내에서의 근력을 가진다. 그녀는 아이일 때부터 양측 로프스탠드(Lofstrand) 크러치에서 가죽-금속 장하지보조기(leather-metal KAFO)를 사용해왔다. 그녀는 가족 이동기(household ambulator)라고 말한다. 그녀의 장하지보조기는 이제 매우 낡았다. 하퇴 밴드를 지탱하는 가죽 스트랩과 무릎을 지지하는 가죽 패드가 찢겨졌다. 고리잠금(drop ring)을 가진 단축 무릎 관절은 망가진 스프링 유지 풀림장치(spring retention release)를 가진다. 그녀는 저측 굴곡 구축과 다리-길이 불일치(discrepancy)를 수용하기 위해 레이스, 부르처 스타일의 열림(Blucher-style opening)과 구두굽 들어올림(heel lift)을 가진 가죽 구두를 가진다. 구두는 경성(solid) 스터럽에 의해 장하지보조기(KAFO)에 부착되었다. 선심(toe box) 위의 가죽은 손상되고, 중족골두부(metatarsal heads) 아래 구두창(sole)은 구멍(hole)이 있다. 그녀는 그것이 개선될 필요가 있음에도 불구하고 그녀의 현재 장하지보조기(KAFO)에 편안함을 갖는다. 그녀는 만약 그것이 그녀의 현재 보조기보다 낫다면 새로운 보조기를 고려할 것이다.

사례 연구 (CASE STUDIES)

- 노인 센터에서 76세 된 자원봉사자인 QH는 그녀의 오른쪽 무릎에 심각한 골관절염이 있다. 그녀는 내측 측부(medial collateral)와 전방 십자 인대(anterior cruciate ligaments)에 상당한 불안정을 갖는 양측 외반슬(genu valgum)이 있다. 그녀는 체중이 늘어난 이후로 느리고, 동통 보행(antalgic gait)으로 걷고, 그녀는 더 활동적이기를 원한다.
- 8개월 전에 오른쪽 뇌혈관장애(CVA)를 가지고 이제 편마비가 된 79세의 NJ는 재활을 위해 당신의 클리닉에 보내져왔다. 그녀의 왼쪽 사지는 중등도(moderate) 신근 밀기(extensor thrust) 강도를 가지고, 그녀는 입각기 동안에 과도한 저측굴곡과 내번(inversion), 전반슬(genu recurvatum), 부적절한 무릎 굴곡을 보이고, 유각기 동안 굴곡회피(withdrawal) 패턴을 보인다. 그녀의 왼쪽 고관절 외전근(abductors)은 약하고, 왼쪽 골반이 후인(retracted)된 상태로 걷는다.

사례연구 의견/반대의견 (POINT/COUNTERPOINT)

47세인 영화 편집자인 PL은 양쪽 슬개골의 내측면에 통증을 가진다. 그녀는 측부와 전방 십자형 인대(collateral and anterior cruciate ligaments)에 양측에 양성 서랍징후(drawer sign)와 이완성(laxity)을 갖는다. 수동 관절가동범위는 정상 범위 내에 있고, 양쪽 무릎 근육들은 모두 정상범위(5/5) 안에 있다. 염발음(crepitus)은 무릎 신전동안 양쪽 무릎과 양쪽 슬개골 편향(patellae deviate) 상태에서 나타난다. 그녀는 부하 수용기부터 말기입각기를 거쳐 양쪽 발의 중간부분(midfoot)에서 회내(hyperpronation)를 보인다. PL은 무릎 통증으로부터 약간 경감되면 좋아할 것이다.

보조기 처방 (ORTHOTIC PRESCRIPTION)

JOAN SAYS

나는 과도한 회내를 조절하기 위해 양측 UCBLs (University of California Biomechanics Laboratory)를 권한다. 이러한 보조기를 착용하면서, PL은 편안하게 꼭 맞는 월형(counters)을 가지는 여분의- 깊이가 있는(extra-depth) 구두를 요구한다. 충격을 흡수하기 위해, 구두는 탄력 있는 구두굽과 바닥을 가져야 한다.

JAN SAYS

그녀 무릎에 문제는 발에 과도한 회내로부터 기인한다. 나는 발의 중간부분(midfoot)의 과도한 회내와 외반슬(genu valgus)을 조절하기 위해 양측 UCBLs (University of California Biomechanics Laboratory)를 사용할 것이다. 충격 흡수를 돕기 위해, 나는 양쪽 구두의 바닥 안에 외측 쿠션 구두굽 쐐기(heel wedges)를 추천한다.[26]

JOAN SAYS	JAN SAYS

장기 목표 (LONG-TERM GOALS)

PL을 위한 장기 목표는 통증에서 자유로운 보행이다.

나는 언제나 환자와 함께 목표를 세운다. 그래서 PL의 협조와 함께 나는 물리치료 처방 결과 PL이 다음과 같은 것을 얻기를 원하였다.

- 통증으로부터 자유로운 보행
- 양측 발의 중간부분(midfoot)의 과도한 회내의 조절

단기 목표 (SHOT-TERM GOALS)

나는 PL이 더 바로 편안하게 그녀 무릎의 통증을 없애고, 그녀의 보조기를 위한 처방을 얻게 되기를 원한다. 치료의 첫 주를 위한 목표는 다음과 같다.

- 9/10에서 5/10로 무릎 통증(knee pain)을 감소시키기
- 무릎에 힘을 감소시키기 위해 발의 안정화시키기
- 잘 맞는 구두와 UCBLs(University of California Biomechanics Laboratory)를 위한 처방

장기 목표를 성취하기 위해, 나는 치료의 첫 주 동안에 성취되어야 할 세 가지 단기 목표를 다음과 같이 세울 것이다.

- 9/10에서 5/10로 무릎 통증을 감소시키기
- 무릎과 발을 안정시키기
- 양쪽 구두에서 측면 쿠션 구두굽 쐐기(heel wedge)를 가진 UCBLs(University of California Biomechanics Laboratory)를 처방하기

JOAN SAYS	JAN SAYS

물리치료 계획 (PHYSICAL THERAPY PLANS)

PL의 치료 계획은 그녀에게 통증을 감소시키고 그녀 무릎을 안정시켜야만 한다. 이 프로그램은 다음을 포함한다.

- 그녀의 안정성을 증가시키기 위한 양쪽 대퇴사두근(quadriceps) 강화운동
- 무릎 통증과 염증을 감소시키기 위해 온열, 거상(elevation), 압력 제공
- 그녀 다리를 안정화시키는 UCBLs(University of California Biomechanics Laboratory)와 구두의 추천
- 통증을 경감시키기 위한 PL의 여가 활동을 수정하기

장기 목표를 성취하기 위해 나는 다음과 같은 치료를 권고한다.

- 슬개골 추적(patellar tracking)을 조절하기 위해 운동가용 테이프(athletic tape)를 가지고 양쪽 무릎을 테이핑(taping)하고, 과도한 회내를 조절하기 위해 양쪽 종측 족궁(longitudinal arches)을 테이핑(taping)한다. 처음에 나는 테이핑(taping)을 할 것이고, 후에 PL에게 그 기술을 가르칠 것이다
- 무릎을 안정시키는 것에 도움을 주는 양쪽 대퇴사두근(quadriceps) 강화운동 시행
- 무릎 통증을 위한 온열 또는 다른 치료기구(modality) 사용
- 구두 바닥 위에 외측 구두굽 쐐기(lateral heel wedges)를 가진 양측 UCBLs(University of California Biomechanics Laboratory)를 위한 처방

5장

하반신마비 환자와 고관절 질환을 위한 보조기

(Orthoses for Paraplegia and Hip Disorders)

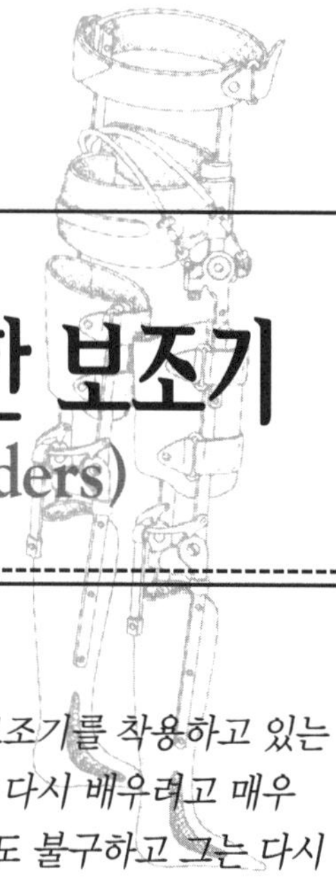

"... 그가 말하는 동안 서있는 것을 포기하기 전에, 나는 그의 침실로 들어갔으며 그가 보조기를 착용하고 있는 것을 보았고, 의사 McIntire의 팔에 기대어 위와 아래로 걷고 있었다. 그는 걷는 것을 다시 배우려고 매우 노력하고 있었다!.... 1944년 생으로 인생의 후반을 맞고 있으며 일의 양이 매우 많음에도 불구하고 그는 다시 걷기로 마음을 먹었고 -그리고 그는 해냈다. 나는 그러한 용기(guts)를 표출하는 것을 본적이 없다."

Judge Samuel Rosenman, In FDR's Splendid Deception, Hugh Groegory Gallagher

보행의 회복은 하반신마비 환자와 담당의사의 공동 목표이다. 다양한 보조기와 또 다른 중재는 이러한 목적을 달성하기 위해서 고안되어진다. 보행과 연관된 역학적 문제는 두 가지 서로 다른 요소로 나누는데, 환자의 수의적 조절 움직임으로서 정적 기립 균형과 동적 기립 균형이다. 이 쟁점은 생리학적 관점에 의해 구축의 존재, 비만, 심한 경직, 감각 손실, 우울증 같은 요인과 척수손상 수준의 부위와 완전성으로 자세하게 설명된다.

고관절 장애가 있는 환자는 다른 문제들을 야기한다. 일부는 보조기의 적용으로 치유가 된다. 고관절 보조기(HOs)는 일반적으로 고관절 수술로부터 회복기에 있는 노인이나 통증이 없는 범위 내에서 고관절의 움직임을 허용하는 경우에 사용된다. 때때로 고관절보조기는 고관절 조절이 결여된 어린아이에게 처방되어진다.

하반신마비 환자
(PARAPLEGIA)

척수장애가 있는 특히, 이분척수(spina bifida)가 있는 아동이나 척수손상(spinal cord injury)이 있는 성인은 걷기 위해서 안전하게 기립자세를 유지하고 에너지를 효율적으로 사용하는 방식으로 이동하는 방법을 갖기 원한다.

서기를 위해 고안된 보조기는 착용자에게 사점압 원리가 적용되고, 두 힘은 가슴 중앙과 다리 중앙에서 후방으로 작용하고, 다른 두 힘은 등쪽허리 부위와 발에서 전방으로 힘이 작용한다(그림 5-1). 환자는 기립하기 위하여 상부체간, 목, 머리를 효율적으로 조절해야 한다. 조절은 수의적인 근육의 수축, 경부와 상부 흉추의 수술적인 고정, 또는 경부보조기에 의해서 얻어진다. 기립 보조기는 안정된 지지면(base)을 제공해야 한

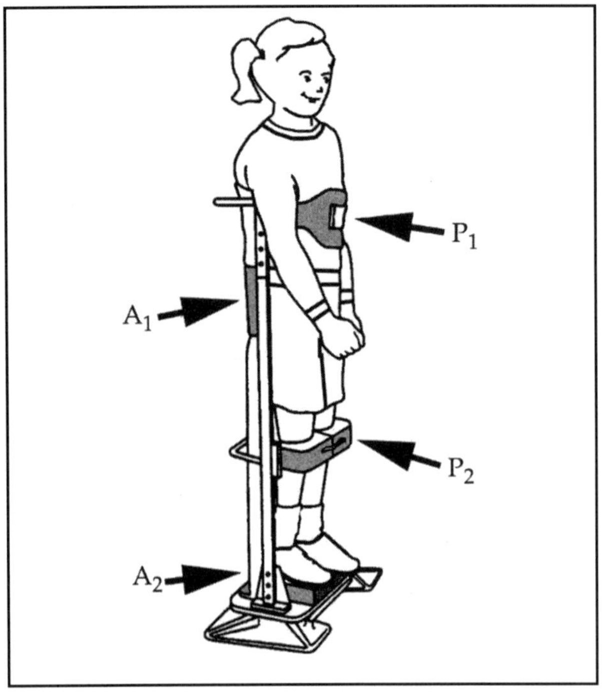

그림 5-1. 보조기적 보조 기립을 위해 필요한 사점압 원리.

척수의 흉부나 요부에서 손상이 있는 환자는 지역사회에서 편하게 독립적으로 움직이기 위한 기능적인 이동을 성취하는 것은 매우 힘들다. 고관절, 슬관절, 족관절의 수의적 조절능력 결손이 있는 환자는 다리를 흔들고 앞으로 진행하기 위해서 상지와 함께 상부체간과 목의 근육을 함께 사용해야 한다. 소수의 환자가 외출하거나, 계단 또는 경사로를 오르는 것, 다른 일반 환경에서 보조기 양상과 상관없이 보행하는 것을 기대할 수 있다. 그러나 보조기로 보조되는 보행은 실내에서 이동하는 것이 일부 환자에게서 가능하며, 휠체어(wheelchair)는 너무 크다. 보행은 건강인 보다는 느리나 에너지 소모는 크다. 그럼에도 불구하고 환자는 보행의 일부 양상을 준비하는 능력을 즐기고, 다른 사람과 얼굴과 얼굴을 보고, 보행을 가치 있게 하기 위해 필요한 노력인지 직접적으로 평가한다고 보고 되었다.

다. 바닥지지면(base)은 보조기의 기초로 양측 신발 삽입물과 내 · 외측과 후방/전방 움직임 제한을 하는 발목 조절 금속 스터럽이 놓이게 한다. 변화가 있는 지지면에서는 평편한 기초를 이룬 신발이 안전하다. 안정성은 보행기, 목발, 보행대(parallel bar), 또는 천장에 견고한 틀에 붙어있는 현수끈(harness)의 사용으로 얻을 수 있다. 일부 환자들은 세면대(sink)에 기대거나 다른 부동성 물체에 기대는 것을 선호한다. 기립보조기의 변형은 기계학적으로 휠체어를 개조하고, 그리고 고관절과 무릎관절의 신전근의 전기자극이 동반되면 가능하다.[1]

기립은 많은 이득이 있는데, 골격계를 자극하고, 무용성 골다공증의 위험을 경감시킨다. 기립자세는 소화, 호흡, 소변 배출을 촉진시키고, 골절과 욕창의 위험을 적게 한다. 환자는 심리학적으로 눈높이에서 또래 친구들을 보게 된다. 충분한 균형능력을 가졌다면 작업범위가 증가할 것이고 머리 위의 사물함이나 선반에 손이 닿을 것이다.

기립 틀
(STANDING FRAME)

대부분의 시판되는 기립 틀은 아동에게 적합한 크기로 제작한다.[2] 하반신마비가 있는 아동의 양상은 척수 손상이 있는 성인과 다르다. 성인과 비교하여 아동은 키가 작으며, 낮은 중력중심, 무게가 가볍고, 키에 비해 큰 발을 가지고 있다. 그래서 기립자세를 유지하기 위해서 적은 힘이 필요하고, 보조기는 보다 가벼울 수 있고 성인에 필요할 정도로 크지 않아도 된다. 추가해서 고려할 사항은 아동은 착용하기가 더욱 익숙하며 무엇을 하기 위함인지 설명하기가 좋다. 보조기의 옷장(wardrobe) 개념으로 성장하는데 도움을 주고 복잡한 적용물을 부가시킬 수 있는 이득이 있다.[3] 일부 기립 보조기는 안정성이 있어서 추가적인 지지를 위한 목발의 사용이 필요하지 않다. 목발을 사용하지 않고 서는 것은 양손을 주어진 환경에서 사용할 수 있게 한다. 그래서 기립 보조기는 아동의 감정적, 지능적, 신체적 발달을 촉진시킨다. 책상과 다르게 아동을 근접해서 지지하

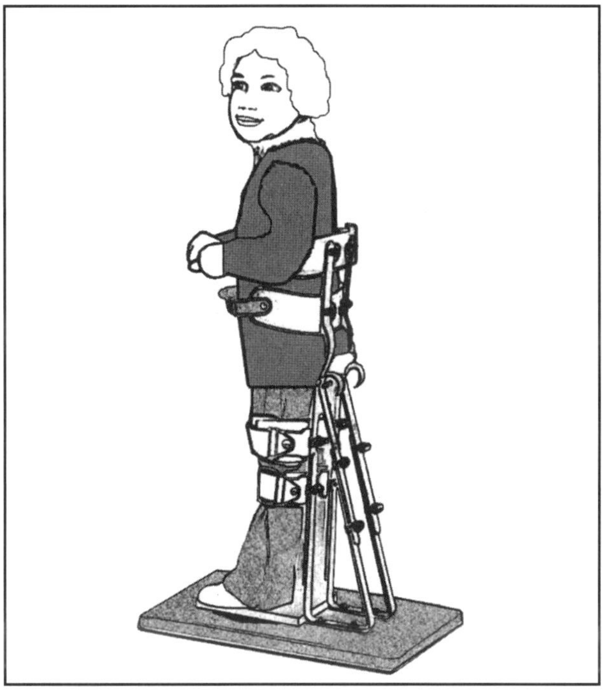

그림 5-2. "L"자형 기립 틀("L" standing frame).

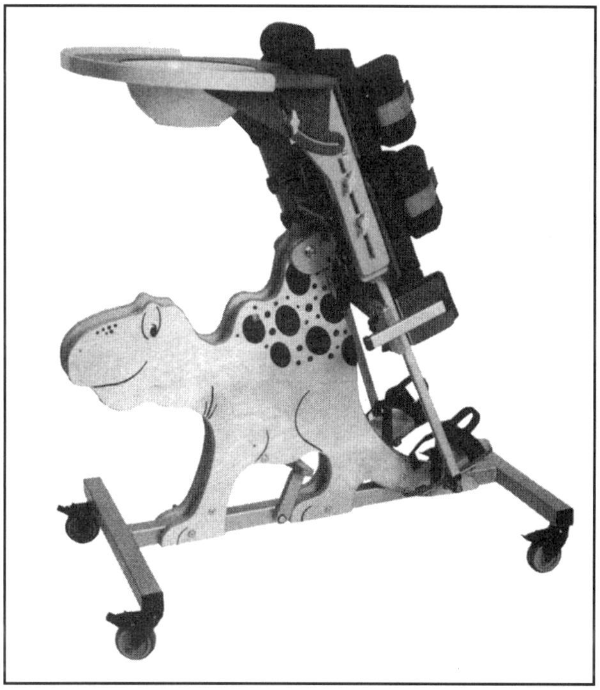

그림 5-3. 공룡 모양을 한 "L"자형 기립 틀.

기 때문에 기립 보조기는 보호자에 의해서 이동시키기가 쉽고, 다른 장소에서 놀이를 할 수 있게 된다. 일부 잘 협응된 아동은 상부체간을 한쪽으로 눕혀 회전시켜 이를 반복함을 통하여 독립적인 이동이 가능하다.

수제작 체간-고관절-장하지보조기와 다르게 기립 틀은 정확하게 맞지 않아도 된다. 기립 틀은 관절이 없고 해부학적인 보조기관절의 문제점을 피할 수 있다. 동시에 아동이 성장함에 따라 사용하던 것과 같은 기립 보조기를 변경하여 활용하는 것이 가능하다. 추가해서, 기립 틀은 관절이 없기 때문에 관절이 있는 보조기처럼 거대하지 않다.

"L"자형 기립 틀 / "L" standing frame

가장 단순한 형태의 기립 틀은 옆에서 보았을 때 "L"자 모양이다(그림 5-2). 이것은 대략 아동의 키 크기만큼의 나무판으로 구성되어 있다. 발판은 핵심 판의 하방 끝에 부착되어 있다. 가슴과 무릎 스트랩은 틀에 고정된다. 때때로 작은 바퀴(caster)가 발판의 뒤에 부착되어 있어 보호자가 굴려서 아동과 함께 이동시킬 수 있다. "L"자형 기립 틀은 쉽게 만들 수 있다. 상업적인 "L"자형 기립 틀은 밝은 색상과 심지어 동물 모양으로 만들 수 있다(그림 5-3).

"A"자형 기립 틀 / "A" standing frame

"A"자형 기립 틀은 유선형(streamline)이다. 이것은 뒤에서 보았을 때 "A"자 모양이다. 후방 지지는 횡 후방요부 밴드(transverse dorsolumbar band)가 있는 각을 이룬 두개의 지주로 구성된다. 아동의 발은 발판이 스트랩으로 고정된다. 틀에는 흉부 스트랩과 슬관절 스트랩이 있다.

Swivel 보행기 / Swivel Walker

기립 틀의 다른 형태는 영국의 Oswestry에 소재한

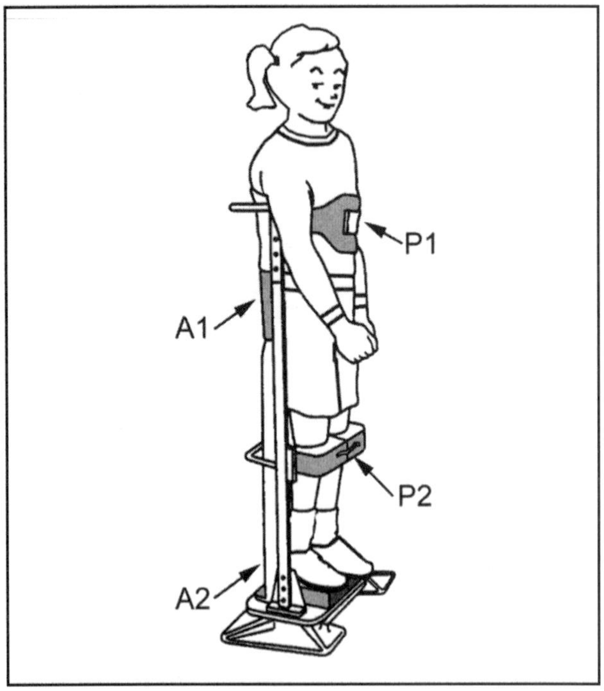

그림 5-4. ORLAU Swivel Walker.

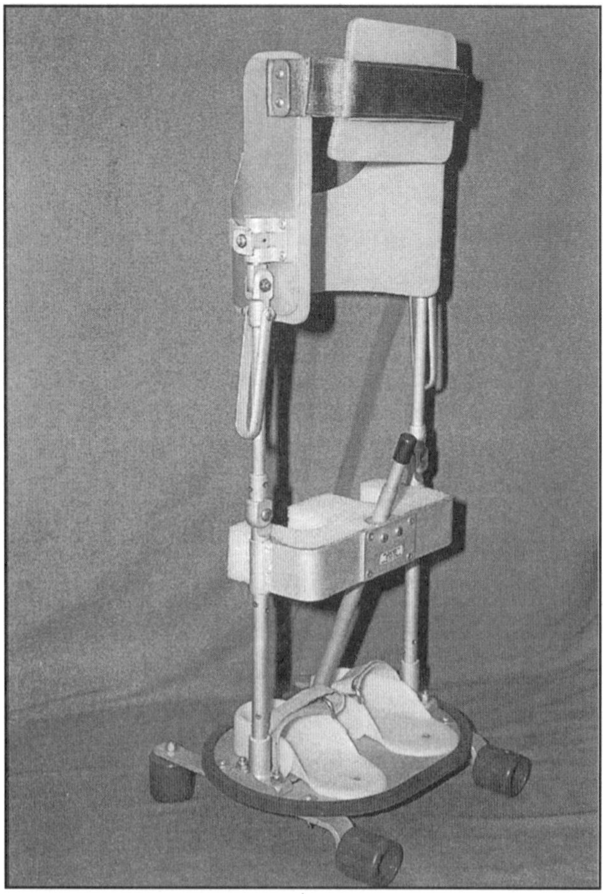

그림 5-5. 파라포디움(Parapodium).

Orthotic Research and Locomotion Assessment Unit(ORLAU)에서 개발되었다(그림 5-4). 후방부위는 알루미늄이나 플라스틱 재질의 구유(trough) 모양으로 착용을 좋게 한다. Swivel Walker는 모든 기립 틀에서 사용되는 흉부와 무릎 스트랩의 같은 형태를 사용한다. 그러나 발판은 특이하다. 위쪽 면은 착용자의 신발을 안전하게 묶을 수 있는 스트랩이 있다. 아래 면은 두개의 swivel plates가 있어 보행을 촉진한다. 판은 위 · 아래로 최대 6° 기울어져 있고, 옆으로 흔들리는 것이 가능해 보행동안 반대측 다리를 지면에서 떼는 것이 가능하게 한다. Swivel Walker는 다른 기립 틀들과 달리 아동과 성인용으로 모두 만든다. 환자는 평편한 지면에서 판을 가지고 보행할 수 있다.

파라포디움 | *Parapodium*

파라포디움(그림 5-5)은 캐나다 Ontario주 Toronto에 위치한 Bloorview McMillan Centre(과거 Ontario Crippled Children's Centre)에서 처음 고안된 관절이 있는 기립 틀의 형태이다. 이 보조기는 미국 뉴욕에 있는 Rochester 대학교에서 기능이 재고안 되어졌다.[7] 알루미늄 재질 보조기로 외측지주가 위쪽으로는 후방요부밴드까지 아래쪽으로는 아동의 신발을 안전하게 묶는 스프링이 있는 발판에서 끝난다. 이것은 보조기 고관절과 보조기 슬관절이 있고 아동이 각 외측 지주에 있는 레버(lever)에 의해서 작동할 수 있다. 흉부와 무릎 스트랩은 후방에 있으며, 착용자가 기립할 수 있는 힘을 제공한다. 앉기 위해서 아동은 외측 레버를 양측으로 회전시킴에 의해서 보조기 고관절과 슬관절을 구부릴 수 있다. 의자로부터 일어나기 위해서는 아동은 레버를 돌리거나, 또는 발판 중앙으로부터 튀어나와 있는 늘어나고 줄어드는 망원경 같은 중심 봉

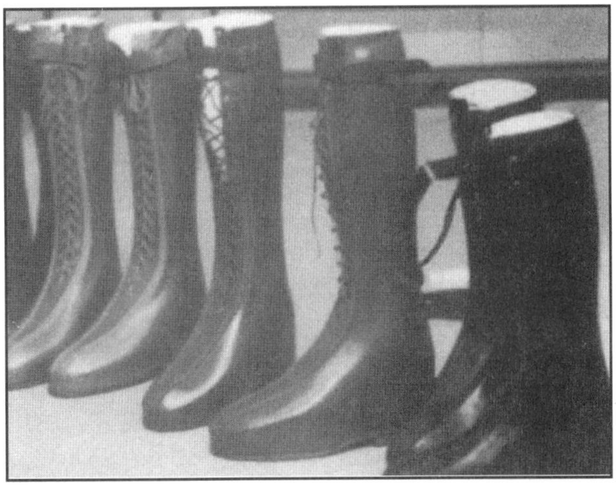

그림 5-6a. Vannini-Rizzoli Stabilizing 단하지보조기.

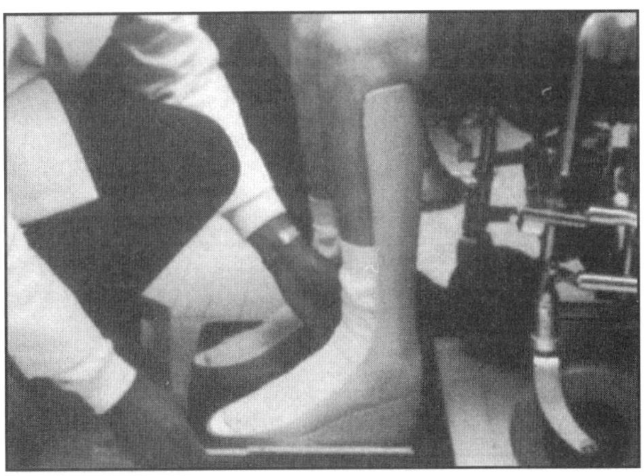

그림 5-6b. 저측 굴곡 상태로 발을 유지.

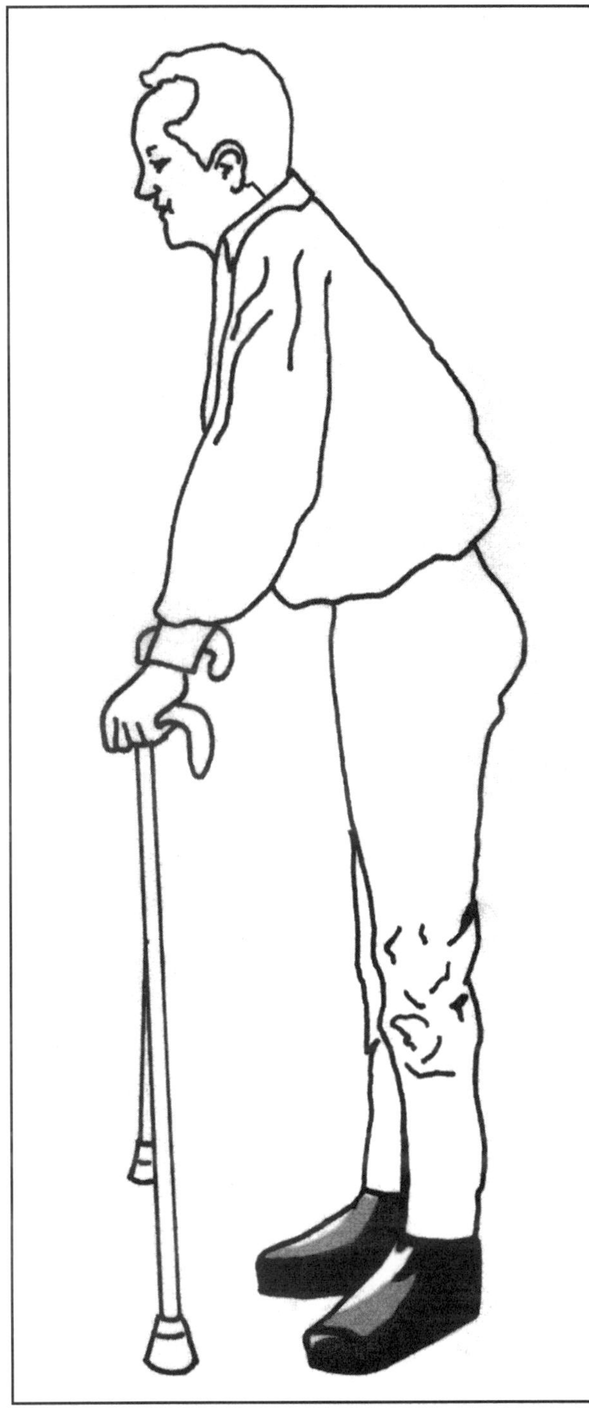

그림 5-6c. 착용 상태.

(telescoping central rod)을 잡아당긴다. 파라포디움의 Rochester 대학교 제작형태는 착용자가 바닥에 물건을 떨어뜨렸을 때 잡기 위해 고관절을 굴곡하는 동안 슬관절을 잠금 상태로 유지하게 한다.

어떤 기립 틀은 착용자가 안정된 기립을 성취할 수 있다. 이들 환자는 좋은 협응력을 가졌으며, "A"자형 기립 틀이나 파라포디움 또는 Swivel Walker의 한쪽 판을 체중이동을 통해서 보행하는 방법을 배운 사람들이다. 상부체간은 각각 회전되어야 한다. 착용자가 발판을 이쪽저쪽으로 흔드는 것은 움직임의 원인이 된다. 다음 단계는 다른 쪽 발판으로 체중이동을 하고 흔드는 것이 필요하다. 움직임은 매우 안정되고 아주 천천히 움직여야 한다. 기립 틀의 결점(drawback)은 바지 안으로 착용할 수 없다는 것이다.

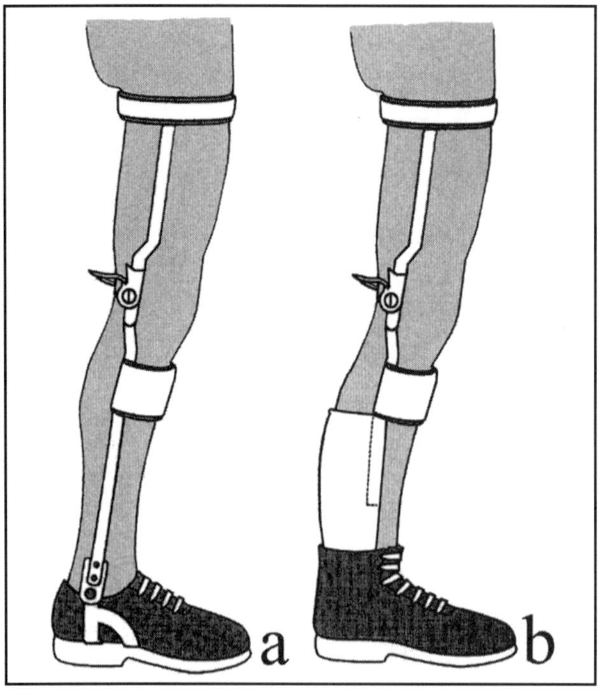

그림 5-7. 크레그-스코트 장하지보조기(Crag-Scott KAFO). a. 금속 스터럽 b. 플라스틱 경성 발목 단하지보조기.

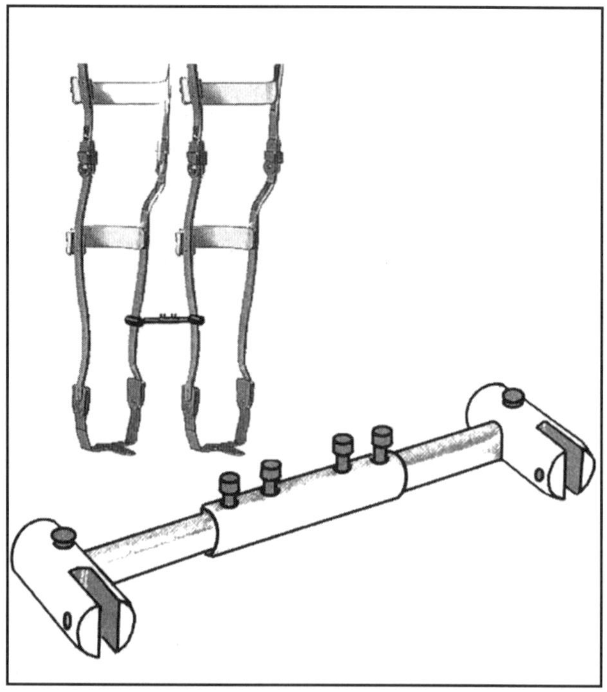

그림 5-8. Spreader bar.

보행을 위한 보조기 디자인 (ORTHOSES DESIGNED FOR AMBULATION)

단하지보조기 | Ankle-Foot Orthoses: Vannini-Rizzoli Stabilizing Boots

하지마비 환자를 위한 다른 보조기적 접근은 주문제작(custom-made) 보조기이다. 최근에 고안된 Vannini-Rizzoli Stabilizing 단하지보조기 또는 Boots(그림 5-6a에서 그림 5-6c)이다. 의사인 Antoinetta Vannini가 이탈리아 Bologna에 있는 Rizzoli 연구소에서 고안하였다. 성인을 위한 것으로, 각 단하지보조기는 쐐기에 고정된 발의 평편한 신발창을 가졌다. 필수 요소는 무릎 바로 밑에 있는 전방 스트랩이다. 스트랩은 후방 종아리 받침에 대항하여 발을 놓이게 한다. 부츠(boots)의 형태는 전방에 가죽 구성물이 있고 양측에 끈(laces)과 지퍼가 있다. 초기 조정은 끈으로 한다. 계속적으로 착용자가 장치를 착용하고 벗으면 지퍼를 사용한다.[8]

부츠(boots)는 모든 발과 족관절의 움직임을 제한한다. 무릎과 고관절 안정화는 환자의 체간을 뒤로 눕힐 때 성취된다. 장대퇴인대(iliofemoral ligament)는 고관절을 과신전을 제한하고, 반면 무릎 관절낭은 무릎의 과신전을 조절한다. 무릎 높이에서 감각손실이 있는 척수 손상 환자는 반장슬의 경향이 있는 다른 연관된 질환에서 불편함을 느낄 수 없다. 무릎 위에 보조기가 받치고 있지 않아 앉기가 쉽다. 보행은 보행기나 이와 유사한 보조장치를 사용하는 것이 필요하다.

안정화 부츠(stabilizing boots)는 고관절과 슬관절에 굴곡구축이 있거나 현저한 경직이나 비만이 있는 경우에는 사용이 금기이다.

장하지보조기(KAFO) | Knee-Ankle-Foot Orthose

요부에 손상이 있는 환자는 장하지보조기(KAFOs)

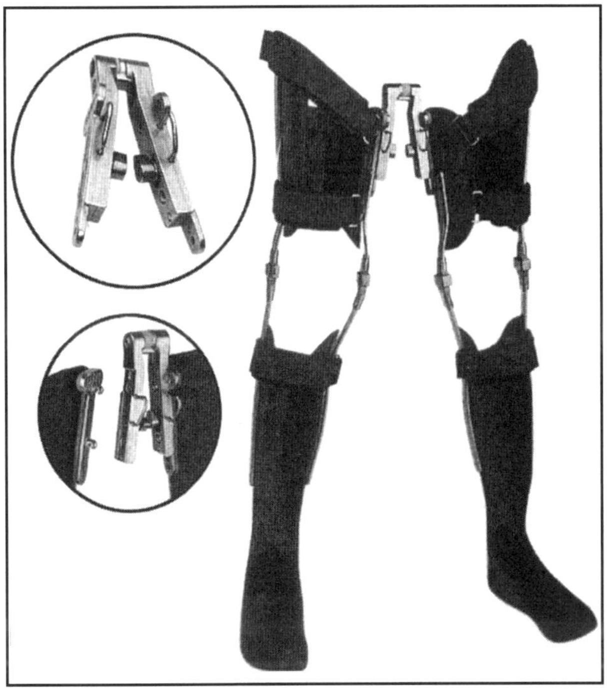

그림 5-9. Medially linked KAFOs(photo provided courtesy of Cascade Orthopedic Supply).

를 적용한다. 경성 족관절 단하지보조기(AFO-SAs)나 금속 스터럽으로 움직임이 제한적으로 조절된 보조기라도 보행속도는 유의하게 다른 차이가 없다.[9]

Craig-Scott 장하지보조기 / Craig-Scott Orthoses

성인 하반신마비 환자를 위해 가장 일반적인 보조기 디자인 중의 하나는 크레그-스코트 장하지보조기(Crag-Scott KAFO)로 알려져 있다.[10] 미국의 덴버에 있는 Craig Rehabilitation Center에서 보조기제작사로 종사하는 Bruce Scott가 고안하고 이름을 붙였다. 각 가죽-금속 장하지보조기(KAFO)는 양채널 발목 잠금 스터럽으로 신발에 리벳 연결이 되어있고 신발창을 보강한다. 스터럽은 양측 지주를 지지하고, 슬관절의 잠금과 전방 종아리 밴드를 지지한다. 지주는 대퇴 밴드와 전방 대퇴 스트랩에서 끝난다. 각 장하지보조기(KAFO)의 원위부는 금속 스터럽(그림 5-7a)이거나 경성 족관절 단하지보조기(AFO-SA)이며(그림 5-7), 후기 형태(예, 플라스틱 KAFO)는 반장화(high quarter shoes)가 사용되었으나 단화(low quarter shoes)면 충분하다. 충격흡수 내부 창(inner sole) 또는 외부 창(outer sole)은 보행동안 충격을 경감시킨다.[11] 크레그-스코트 장하지보조기(Craig-Scott KAFOs)는 다른 형태의 장하지보조기보다는 고가이다.[12]

Spreader Bar

일부 환자는 심한 내전근 경직으로 균형유지가 힘들다. 금속 spreader bar는 족관절의 양 내측 지주에 연결되어 부착되어있다(그림 5-8). 이 spreader bar는 고관절의 내전이나 회전을 예방한다. 또한 보행 시 4점보행(four-pont gait)이나 2점 보행(two-point gait) 양상보다 뛰기 보행(swing-to gait)이나 건너뛰기 보행(swing-through gait)을 하게 한다.

Medially Linked KAFOs

유년기와 성인 하반신마비 환자를 위한 장하지보조기 형태는 두개의 내측 지주 근위 끝에 ball bearing으로 상호 연결되어있는 Walk-A-Bout 또는 Up and About(그림 5-9)로 호주, 시드니의 Royal North Shore 병원에서 개발되었다.[13-15] 연결부는 보폭의 길이를 제한하고 착용자가 조절할 수 있다. 오른쪽 다리가 앞에 있을 때, 왼쪽 다리의 원하지 않는 굴곡이나 신전을 예방한다. 일부 환자는 서혜부 스트랩이 있는 요천추 코르셋을 추가해서 안정성을 보조하고 하지를 제어한다. 착용자는 목발이나 유사한 보조도구들을 사용해야 한다. Walk-A-Bout을 착용하고 보행하는데 요구되는 에너지는 적어 서고 앉기가 어느 정도 쉽게 할 수 있으나 등중심 상반 보행 보조기(isocentric reciprocating gait orthosis) 보다는 크다. 빠르게 벗을 수 있는 기전(quick-release mechanism)은 연결 동작

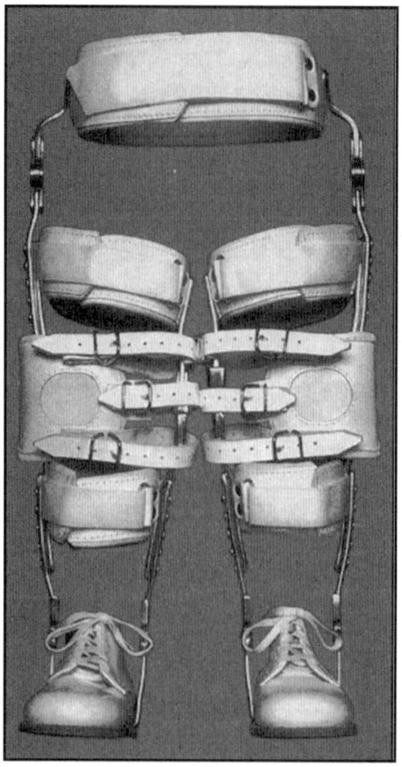

그림 5-10a. 양측 지주가 달린 고관절-장하지보조기(HKAFO).

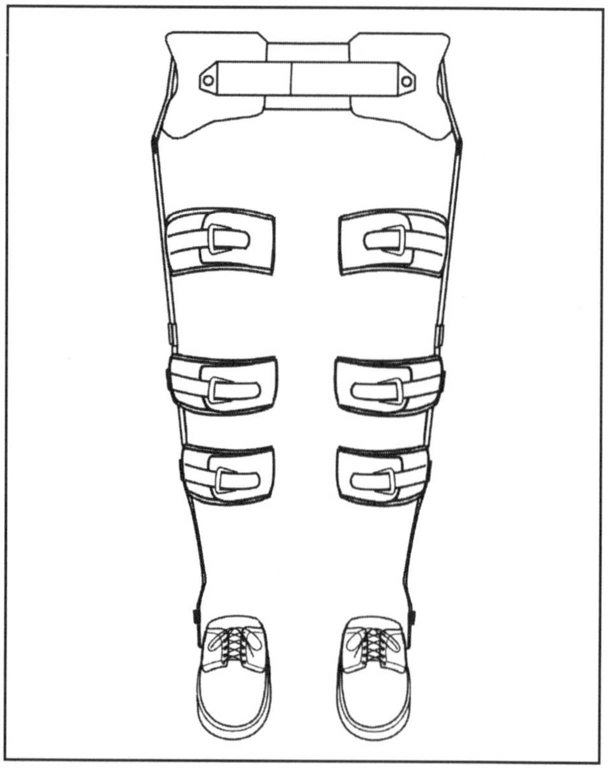

그림 5-10b. 편측 지주가 달린 양쪽 고관절-장하지보조기(HKAFO).

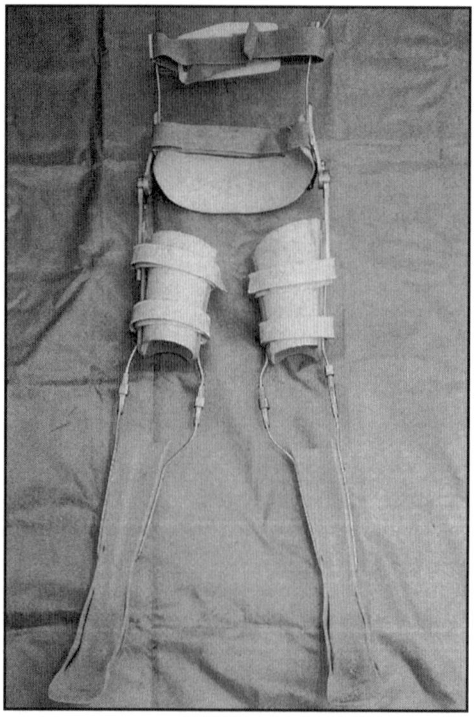

그림 5-11a. 체간-고관절-장하지보조기(THKAFO) - 앞에서 본 그림.

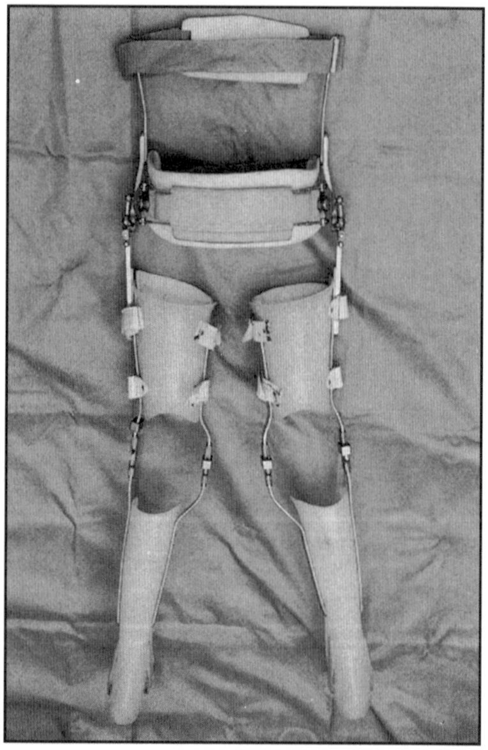

그림 5-11b. 체간-고관절-장하지보조기(THKAFO) - 뒤에서 본 그림.

을 쉽게 하고 보조기는 착용을 촉진한다.

안정화 부츠의 사용 시와 마찬가지로 Medially linked KAFOs는 고관절이나 슬관절 굴곡 구축, 현저한 경직, 비만에서는 사용이 적합하지 않다.

고관절-장하지보조기(HKAFO) / *Hip-Knee Ankle-Foot Orthoses*

고관절-장하지보조기(HKAFOs)는 때때로 하반신마비 환자에게 처방되고 특히, 이분척수(spina bifida)를 갖고 태어난 아동에게 사용된다(그림 5-10a와 그림 5-10b). 보조기 고관절이 있는 골반밴드는 고관절 외전, 내전, 회전을 제한한다. 보조기 고관절에 고리 잠금장치가 추가되면, 보조기는 고관절 굴곡과 신전을 제어할 수 있다.

체간-고관절-장하지보조기(THKAFO) / *Trunk-Hip-Knee-Ankle-Foot Orthoses*

경성 체간-고관절-장하지보조기 (Rigid THKAFO)

하반신마비가 있는 성인이나 아동의 가장 보존적 접근법은 주문제작(custom-made) 체간-고관절-장하지보조기(THKAFO)이다(그림 5-11a와 그림 5-11b). 이 보조기는 플라스틱 경성 족관절 보조기와 외측 지주가 달린 대퇴 받침이 한 쌍으로 구성되며 체간 보조기에 보조기 슬관절과 보조기 고관절이 부착되어 잠기게 한다. 체간-고관절-장하지보조기(THKAFO)의 변형형태는 양측 지주를 가진 것이다. 고관절과 슬관절이 잠긴 상태로 환자가 서있을 때 체간-고관절-장하지보조기(THKAFO)는 충분한 안정성을 제공해서 평행봉이나 다른 지지기구의 보조를 가하면 착용자는 넘어지지 않는다. 보조기 고관절은 고관절의 모든 움직임을 제한하고 내전근 경직은 균형에 영향을 미치지 않는다. 어느 정도 협응력이 좋고 많은 동기부여가 된 환자는 체간-고관절-장하지보조기(THKAFO)를 착용하고 뛰기 보행이나 건너뛰기 보행을 배울 수 있다. 보행은 평행봉이나 목발을 사용한다.

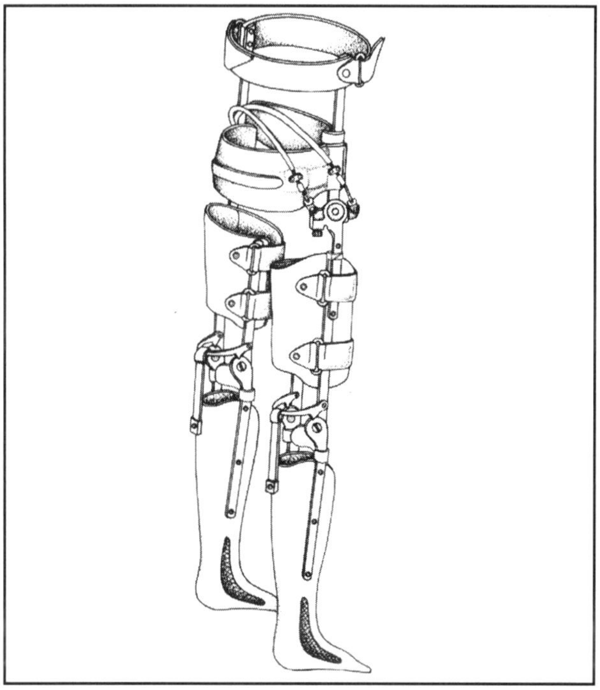

그림 5-12. 상반 보행 보조기(reciprocating gait orthosis, RGO), (reprinted with permission of Fillauer, Inc.).

비록 재활동안 체간-고관절-장하지보조기(THKAFO)가 적합한 환자라 할지라도 장기간의 사용은 금지해야 한다. 보조기는 착용하기가 매우 힘들고, 실제적으로 무거우며, 4점 보행에 필요한 다리 움직임 보조의 다른 수단을 제공하지 않는다. 의자에서 일어나고 앉는 것은 매우 힘든 작업이다. 다른 장치들은 기립, 관절 움직임, 기능적 가동성이 가능하도록 하는 생리학적, 심리학적 이득을 제공한다.

상반 보행 보조기 (Reciprocating Gait Orthosis, RGO)

관절이 있는 체간-고관절-장하지보조기(THKAFO)는 하반신마비가 있는 성인이나 아동이 4점 보행 또는 2점 보행을 가능하게 한다. 상반 보행 보조기(reciprocating gait orthosis, RGO)는 캐나다 Ontario주 Toronto에 위치한 Bloorview McMillan Centre(과거 Ontario Crippled Children's Centre)에서 처음 고안되었고(그림 5-12), 이 보조기는 미국

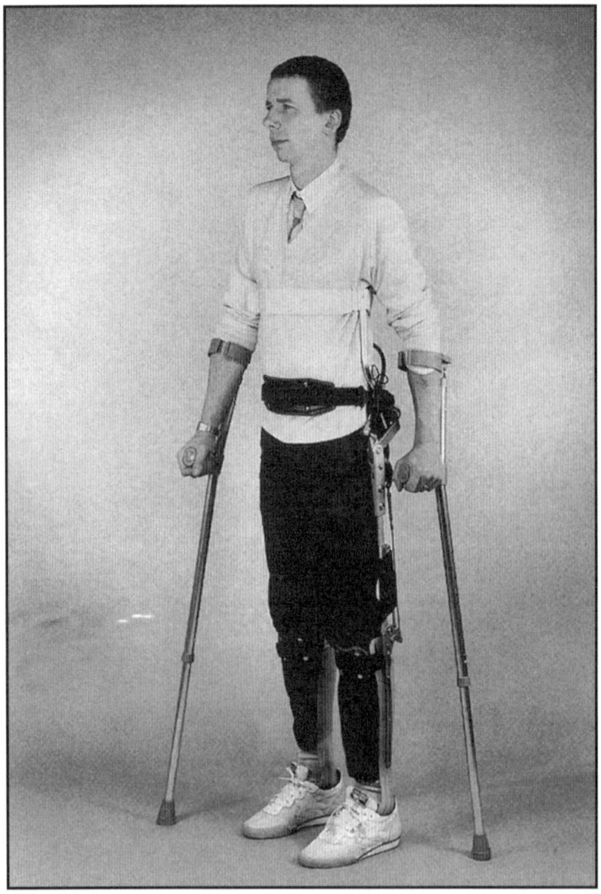

그림 5-13. 진보된 상반 보행 보조기(advanced reciprocating gait), (photo provided courtesy of H. Steeper Ltd. and Liberating Technologies).

뉴올리언스에 있는 Louisiana 주립대학교에서 기능이 재고안 되어졌다.[16-19] 이것은 경성 족관절과 슬관절 잠금장치가 있는 쌍으로 된 장하지보조기(KAFO)로 구성되었다. 상반 보행 보조기는 전방 하퇴 스트랩과 대퇴 스트랩이 있다. 장하지보조기(KAFO)는 보조기 고관절이 있으며 골반 밴드가 함께 연결되어 있고 단지 제한된 고관절 굴곡과 신전을 허용한다. 지주는 경성 배측 밴드(rigid dorsal band)에서 끝나며 전방 흉부 스트랩은 골반밴드 위에 있다.

상반 보행 보조기의 중요한 외형은 양측 고관절에 금속 강선(cable)이나 다른 장치로 연결되어 있어 보폭을 제한한다. 착용자가 체간의 회전에 의해서 오른발을 앞으로 내밀면 강선 장력은 왼쪽발의 굴곡을 제한한다. 동시에 보행의 양발 지지기간(double support phase) 동안 상호 연결은 양측 고관절의 겹침을 예방한다.[20] 착용자가 일단 오른발을 딛고 체중을 앞으로 이동하면 왼발을 앞으로 진행할 수 있다. 보행은 보행기나 이와 유사한 보조 장치를 사용해서 상대적으로 안정된 4점 보행 또는 2점 보행을 한다.[21-26] 이 기전은 착용자가 앉기 위해 보조기 고관절이나 보조기 슬관절을 해제할 필요가 없다.

진보된 상반 보행 보조기(그림 5-13)는 아동과 성인을 위해서 유선형(streamline)으로 고안된 디자인이다.[27, 28] 내측 대퇴지주나 대퇴커프가 없으며 그래서 개인위생과 착용에 방해받지 않는다. 환자는 이 보조기의 착용 시 대퇴지주에 스프링이 내재되어있어 기립동안 고관절 신전을 보조하고, 앉는 동안 고관절 굴곡을 조절하기 때문에 다른 상반 보행 보조기의 착용보다 더욱 쉽게 앉고 일어날 수 있다. 슬관절-잠금 강선은 보조기 고관절과 보조기 슬관절을 연결한다. 가스가 차있는 지주목(gas-filled struts)은 기립 동안 슬관절의 신전력을 보조한다. 환자가 무릎잠금 강선이 팽팽해질 때까지 앞으로 굽히면 보조기 슬관절의 잠김이 풀린다. 보행기나 다른 보행보조기를 이용해서 상지로 딛고 일어설 수 있다. 보조기 고관절이 똑바로 될 때 보조기 슬관절은 자동적으로 잠긴다. 진보된 상반 보행 보조기가 일반 금속 강선보다 효율적이고 낮은 저항의 밀고/당기게 하는 강선(low-friction push/pull drive cable)을 가지고 있다. 고관절 외전 잠금장치는 선택사항이다. 평가 조정이 가능한 보조기(adjustable assessment orthosis)는 수제작 장치를 처방하기 전에 환자를 평가하는 것에 활용할 수 있다.

아동과 성인을 위한 변형 형태는 등중심 상반 보행 보조기(isocentric reciprocating gait orthosis)로 원래 강선 장치들을 대신해서 중심에 축회전 바(centrally pivoting bar)와 묶인 봉(rod) 정렬이 있다. 강선이 없어 마찰을 줄이고 유연성을 증가시키고 유선형 외형을 만든다.[29] 외전 보조기 고관절은 선택사항으로 전두면상의 움직임에 안정성을 제공하고 생식기 관리를 쉽게

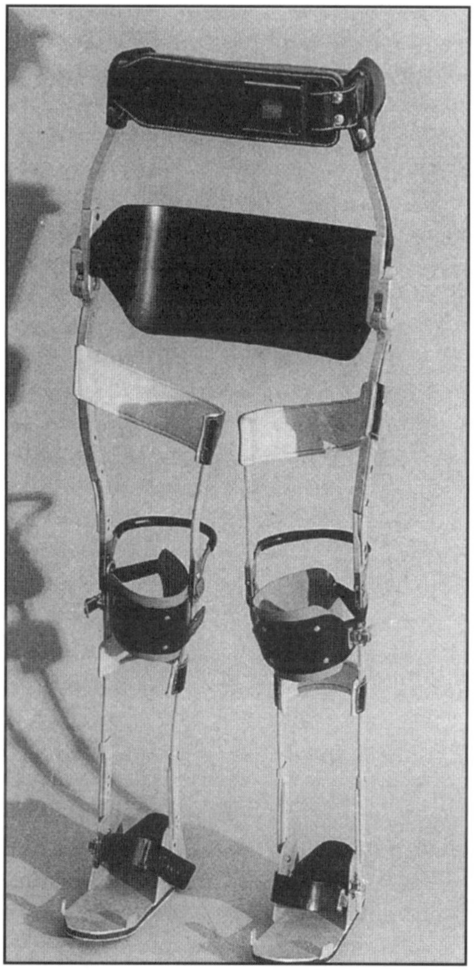

그림 5-14. 파라워커(reproduced from Jefferson RJ, Whittle MW. Performance of three walking orthoses: A case study using gait analysis. Prosthet Orhot Int. 1990;14:104 with permission of International Society for Prosthetics and Orthotics).

한다. 생리학적 소모지수(physiologic cost index)는 보행 시 심박동률에서 안정 시 심박동률을 빼준 후 보행속도로 나누어서 얻으며, 기본적인 상반 보행 보조기보다 등중심 상반 보행 보조기가 낮았다.[30-36] 상반 보행 보조기는 여러 해 동안 착용하는 아동의 진행성 척추측만증을 예방할 수 없다.[37]

파라워커 (ParaWalker)

영국에서 체간-고관절-장하지보조기(THKAFO)의 변형형태인 ParaWalker가 개발되었다[38, 39](그림 5-14). 원형은 Hip Guidance Orthosis로 고안되었고 이분척수가 있는 아동을 위해 고안되었다. ParaWalker는 하반신마비 환자에 맞게 제작하였다.[40] 고관절을 연결하는 강선을 가진 것보다 ParaWalker는 견고한 보조기 고관절을 가지고 있고 수정가능하며 고관절 움직임의 호(arc)를 보조기제작사가 결정할 수 있다. 이 보조기는 신발이 전방 하퇴 밴드(anterior leg band)로 묶여서 보조기 족관절의 움직임을 제한하는 신발판(shoe plates)이 있다. 상반 보행 보조기보다는 무겁고 더욱 단단하다(rigid). 하반신마비 환자를 위한 보조기를 적용 시 보행을 위해서 보조도구들이 필요하다.[41-44]

기능적 전기자극 (FUNCTIONAL ELECTRICAL STIMULATION, FES)

일부 환자들은 근 장력을 유지하여 관절 가동성이 보존되고 욕창을 방지하기 위해 연부조직을 충분히 보존해야 한다. 이것은 신경 발통점(neural trigger point)에 낮은 전압을 적용 하는 기능적 전기자극(functional electrical stimulation, FES)으로 얻어진다.[45-47] 전류는 근수축을 유도하고 근섬유 위축을 예방한다. 고정자전거나 다른 운동 기구들은 하반신마비 환자의 하지 움직임을 얻기 위해 기능적 전기자극을 사용한다. 보행을 위해 상업적으로 적용되는 기능적 전기자극기는 ParaStep system (Sigmedics, Inc, Northfield, Ill)이다.[48] 표면 도자(surface electrode)는 비골신경과 대퇴신경을 따라 부착하여 기립이나 느린 보행을 성취할 수 있다. 이 시스템은 보행기에 조절 모듈을 가졌다. 환자가 일어나기, 걷기, 멈추기, 앉기를 선택한다. 일부 환자는 기능적 전기자극과 보조기 기능을 동시에 갖춘 하이브리드 시스템(hybrid system)을 사용한다.[49-54] 이 시스템은 고가이고 망가지기가 쉽다.

하반신마비 환자를 위한 다른 장치들 (OTHER DEVICES FOR PARAPLEGIA)

보조기를 착용했음에도 불구하고 흉수손상 하지마비 환자의 보행은 건강인의 보행보다 더욱 느리고 더욱 힘들다(arduous). 아동을 생리학적 또는 감정적인 이득 또는 작업 반경을 넓히기 위해 기립하는 것이 우선적인 경우 아동을 위해 수제작한 보조기보다 기립 틀(standing frame)이 보다 더욱 경제적이고 쉽게 착용할 수 있다. 성인은 휠체어를 변경해서 엉덩이받침(seat)이 후방 지지(posterior support)로 전환되는 기립용 휠체어의 사용에 의해서 같은 이득을 성취할 수 있다.

기능적 고려사항 (FUNCTIONAL CONSIDERATIONS)

하반신마비 환자를 위한 보조기 처방은 척수손상 수준에 의해서 일차적으로 영향을 받게된다.[55] 이분척수가 있는 아동의 종단연구(longitudinal studies)에서 L3 이하의 손상은 아동기 동안 보행할 수 있고, 이것은 현저한 구축이나 비만을 갖지 않게 한다. 상위 요수손상 환자는 해부학적으로 슬관절을 조절할 수 없기 때문에 보행을 지속하기 힘들다.[56, 57] 단하지보조기와 장하지보조기는 상위 요수손상 환자나 흉수손상 환자에게 처방된다. 불완전 손상환자는 가정 내에서 보조기에 의해 보조된 보행의 성취가 쉽고, 기능적 가동성을 위해서 휠체어를 활용한다. 보조기를 착용하였음에도 불구하고 장기간동안 상지를 통해 부하를 전달하기 때문에 보행은 정상 보행보다 느리고 더욱 피로하다.[58-60] 보조기를 독립적으로 착용하고 벗는 능력은 보조기의 장기간 적용하는 주요 결정요인이다.

기립 틀, 기능적 전기자극, 기립용 휠체어 같은 수제작 보조기의 변형 형태의 출현은 재활 팀이 환자의 기능적 능력과 가장 적합한 장치를 합리적으로 활용하게 한다.

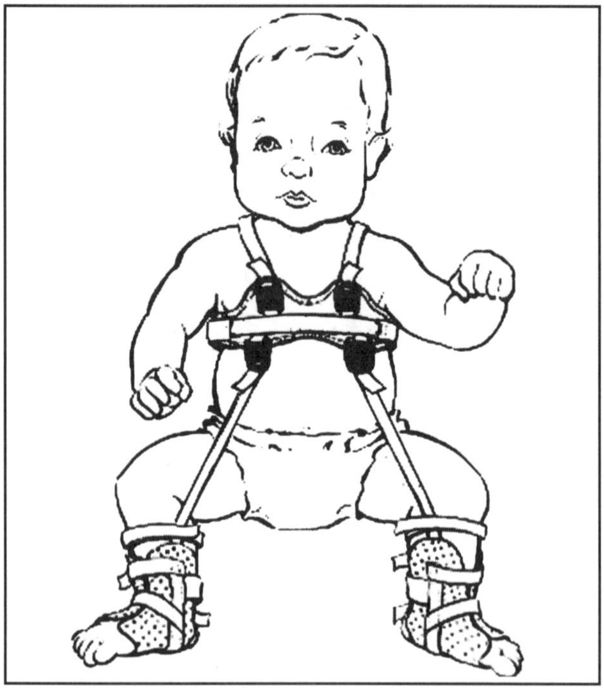

그림 5-15. 파브릭 하닉스(Pavlik harness).

고관절 보조기 (HIP ORTHOSIS, HO)

고관절 탈구 | *Hip Dislocation*

선천성 고관절 탈구가 있는 환자는 대퇴골두를 관골구(acetabulum)에 유지하게 하는 보조기를 적용한다. 이러한 목적으로 가장 일반적으로 사용하는 장치가 Pavlik harness(그림 5-15)로 양 발을 가슴끈(chest harness)으로 묶는다. 의사는 끈을 조절하여 조여 주어 고관절을 굴곡, 외전, 외회전된 상태를 유지하게 한다. 끈은 유아의 발차기(kicking)나 이동하는 것을 제한하지 않는다. 이것은 세탁이 가능하고 기저귀를 교환할 수 있게 디자인 되어 있다.

Legg-Calvé-Perthes Disease

일부 어린아동들은 대퇴골두에 연골형성질환

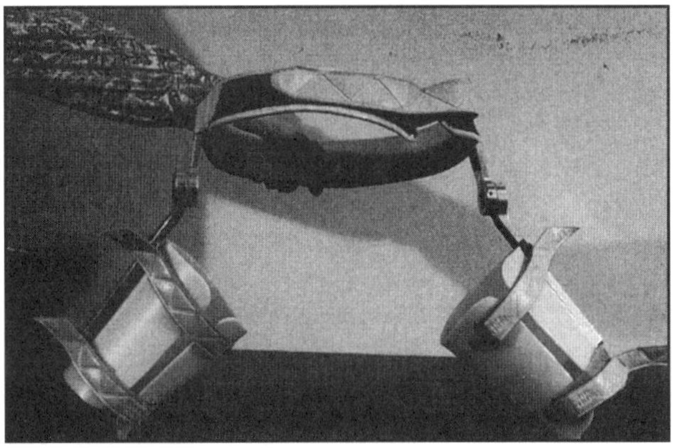

그림 5-16a. Atlanta 고관절 보조기.

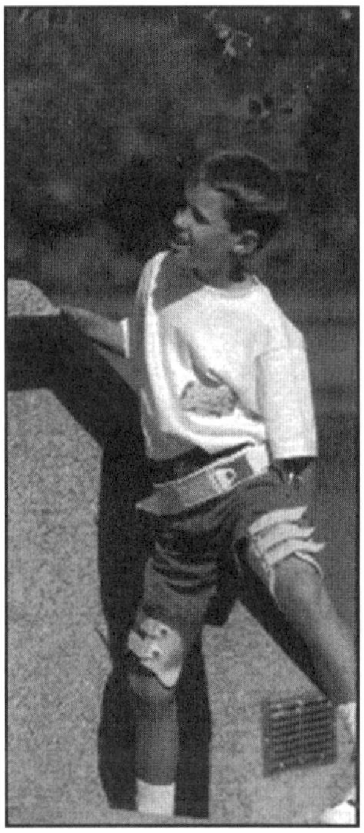

그림 5-16b. Atlanta 고관절 보조기를 착용한 아동(reproduced with permission of Fillauer, Inc.).

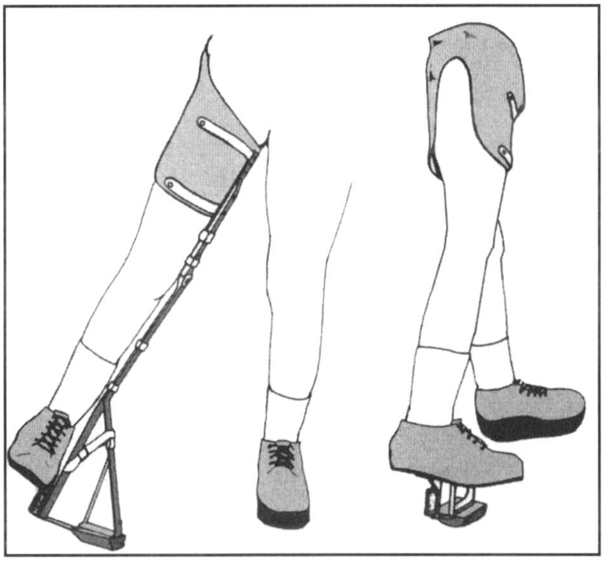

그림 5-17. Trilateral 보조기.

(chondroplastic disease)이 발생한다. 만약 치료되지 않는 상태로 남는다면 골두는 버섯모양으로 변형되고 초기 성년기에 관절통을 유발할 것이다. 보조기적 치료는 질병의 퇴행기나 재생기 동안 대퇴골두를 보호하면서 보행을 유지하게 한다(그림 5-16a).

공통적인 접근법은 고관절을 보호하면서 손상된 하지의 체중부하를 허용하는 것이다. 이러한 목적을 만족하는 두 가지 종류의 보조기는 Atlanta 보조기(일명 Scottish Rite)와 Toronto 보조기이다. Atlanta 고관절 보조기(HO)는 골반밴드와 대퇴커프로 구성되어 있다(그림 5-16b). 커프는 무거운 금속 보조기 고관절에 붙어있고 고관절의 외전, 내전, 회전을 제한한다. 이 보조기는 옷 안에 착용할 수 있다. Toronto 보조기는 더욱 복잡하며, 쌍으로 잠긴 장하지보조기로 신발 창에서 바(bar)에 의해서 연결되어 있다. 바의 중간은 구상관절(ball joint)이고 모든 방향의 움직임을 허용한다. 이 보조기는 반드시 바지 위에 착용해야 한다. Toronto 보조기는 고관절에서 일차적으로 작동하는 Atlanta 고관절 보조기에 반해 착용자의 무릎을 보호한다.

일반적이지 않은 보조기적 접근법 중에 하나는 손상된 하지의 체중부하를 예방하는 방법이다. Trilateral 보조기는 대퇴커프가 있는 장하지보조기로 단면이 삼각형 모양이다(그림 5-17). 커프의 원위 외측 부위는 없으며 그래서 대퇴를 내전시키는 힘을 적용하지 않게 된다. 지주는 잠긴 슬관절 보조기와 합체되어 있다. 이 보조기의 원위 끝 부분은 발굽모양의 발판(hoof-like platform) 형태로 끝난다. 신발은 외측에 놓이며 지면에 발이 닿지는 않는다. 아동은 반대측 신발의 높이를 높여주어 골반의 높이를 같게 유지해야 한다. 모든 보조기적 접근법이 보조장비 없이 아동이 걸을 수 있다.

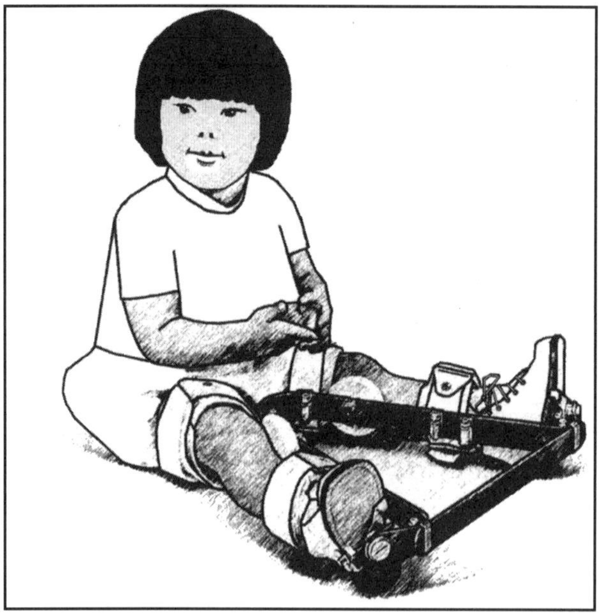

그림 5-18. 고관절 탈구로 보행이 불가능한 아동을 위한 고관절 외전 보조기.

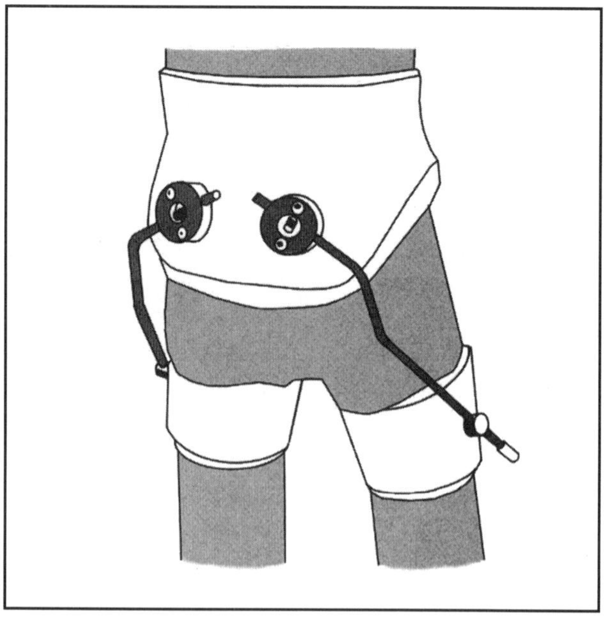

그림 5-19. SWASH 보조기.

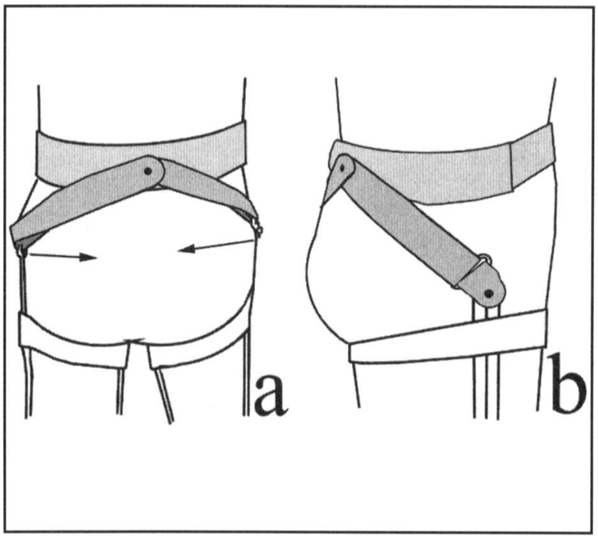

그림 5-20. 내회전 조절 스트랩. a. 후방에서 본 것. b. 시상면에서 본 것.

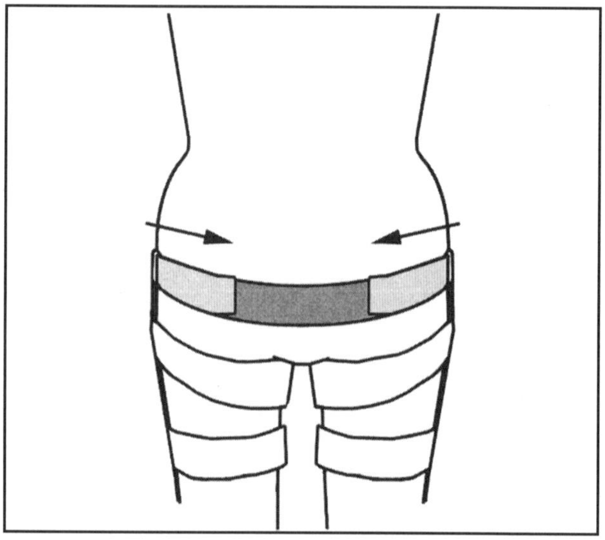

그림 5-21. 외회전 조절 스트랩, 전방에서 본 것.

고관절 조절 보조기 | *Hip Control Orthoses*

뇌성마비나 부식성 관절염(septic arthritis)으로 인해 고관절 조절에 결손이 있는 아동은 한 면이나 그 이상의 면에서 움직임을 제한하는 고관절 보조기로 치료한다. 두개의 하퇴 커프가 있는 골반밴드가 있는 고관절 보조기 같은 것은 단일축 경첩에 의해서 연결되어있다. 고관절 보조기는 고관절의 굴곡과 신전을 허용하나 전두면과 횡단면 상의 움직임은 제한한다. 고관절 탈구로 보행이 불가능한 아동을 위해 고관절 외전 장하지보조기(hip abduction KAFO)는 치유가 되는 동안 관절을 한 위치에 고정시킨다(그림 5-18). 새로운 디자인은

Standing-Walking-and-Sitting-Hip (SWASH) 보조기이다[61](그림 5-19). 경첩은 시상면의 움직임과 외전을 허용한다.

고관절의 회전을 조절하기 위한 다른 방법은 회전조절 스트랩으로 채워진(buckled) 쌍으로된 장하지보조기를 아동에게 착용시키는 것이다[62](그림 5-20). 내회전을 조절하기 위해서 두 개의 스트랩은 데크론 허리벨트(dacron waist belt)를 후방 중심에서 묶어주면 된다. 각 스트랩의 끝은 장하지보조기의 외측지주에 부착되어 있다. 스트랩을 단단하게 묶는 것은 하지를 외회전하게 한다. 외회전을 조절하기 위해서는 데크론 스트랩은 오른쪽 지주에서 왼쪽 지주방향으로 앞쪽에서 묶어준다(그림 5-21). 내회전과 외회전 조절 스트랩은 모두 전두면과 시상면의 움직임을 제한하지 않고, 고관절이 있는 경성 골반밴드보다 덜 복잡하다.

수술 후 보조기 | *Postoperative Orthoses*

고관절 보조기 중에서 가장 많이 제작 되는 것은 한 면이나 그 이상의 면에서 고관절의 움직임을 제한하는 것이다. 이 보조기는 골반 밴드와 대퇴 커프를 반드시 포함해야 한다. 보조기 고관절은 역학적으로 잘 조정되어야 하고 임상의사가 움직임의 범위를 적절하게 선택하고 필요에 따라서 변경할 수 있어야 한다. 이들 고관절 보조기는 관절성형술(arthroplasty)이나 유사한 수술을 한 성인 환자에게 일반적으로 사용한다.

처방을 위한 안내지침 (GUIDELINES FOR PRESCRIPTION)

아래 내용은 하반신마비 환자를 위한 보조기 처방의 생체역학적 안내지침이다.

1. 고관절 굴곡 조절을 위해
   a. 고관절 잠금장치가 있는 고관절-장하지보조기 (HKAFO)
2. 고관절 회전 조절을 위해
   a. 회전조절 스트랩이 있는 장하지보조기 (KAFOs)
   b. spreader bar가 있는 장하지보조기(KAFOs)
   c. 단일축 경첩이 있는 고관절 보조기(HOs)
   d. SWASH 보조기
   e. 고관절 잠금장치가 있거나 없는 고관절-장하지보조기(HKAFO)
3. 마비된 고관절, 슬관절, 족관절을 고정하기 위해
   a. 기립 틀(standing frame)
   b. 파라포디움(parapodium)
   c. Swivel walker
   d. Vannini-Rizzoli Stabilizing 단하지보조기
   e. 크레그-스코트 장하지보조기(Craig-Scott KAFOs)
   f. Medially Linked KAFOs
   g. 상반 보행 보조기(reciprocating gait orthosis, RGO)
   h. ParaWalker/hip guidance orthosis

고관절 질환이나 고관절 조절에 결여가 있는 환자를 위한 보조기 처방의 안내지침이다.

1. 유아의 선천성 고관절 탈구를 개선하기 위해
   a. Pavlik harness
2. Legg-Calvé-Perthes Disease에서 대퇴골두의 볼록함을 유지하기 위해
   a. Atlanta 고관절 보조기(HO)
   b. Toronto 장하지보조기(KAFO)
   c. Trilateral 장하지보조기(KAFO)
3. 한 면이나 여러 면에서 아동의 고관절 움직임을 제한하기 위해
   a. 단일 고관절축을 가진 고관절 보조기(HO)
   b. SWASH 보조기
   c. 회전조절 스트랩이 있는 장하지보조기(KAFOs)

d. 고관절 잠금장치가 있거나 없는 고관절-장하지 보조기(HKAFO)
e. 고관절 잠금장치가 있거나 없는 체간-고관절-장하지보조기(THKAFO)

4. 한 면이나 여러 면에서 성인의 고관절 움직임을 제한하기 위해
   a. 조절 가능한 경첩이 있는 고관절 보조기(HO)

요약
(SUMMARY)

척수손상, 선천적 기형, 다른 요인에 의한 아동과 성인 하반신마비 환자는 기립이 가능하게 하기 위해서 보조기가 적용된다. 기립 틀(standing frame), 파라포디움(parapodium), Swivel walker는 발판(foot-plate)을 포함하며, 후방으로 두 힘이 흉부밴드와 무릎 밴드에서 작용하고, 전방으로 두 힘이 후방요부 바(dorsolumbar bar)와 신발에서 작용하는 일명 4점압 원리(four-point system)로 착용자의 안정성을 만든다. 일부 환자는 상부 체간의 과장된 움직임으로 보행하기위해 발판의 한쪽 끝으로 체중을 이동하는 것을 배운다. 보조기들은 발목과 발을 고정시키는 방법으로 보행을 촉진하는 디자인으로 되어있다. 단하지보조기는 하지와의 정렬은 체중선(weight-line)이 슬관절과 고관절 축의 후방에 있게 한다. 장하지보조기는 발과 무릎의 보조기적 안정성을 제공하나 보조기고관절은 체중선 뒤에서 정렬을 유지해야 한다. 경성 보조기를 포함한 체간-고관절-장하지보조기(THKAFO), 상반 보행 보조기(RGO)의 다양한 디자인, ParaWalker는 환자가 지속적인 에너지 소모로 천천히 보행할 수 있게 한다.

기립과 보행을 위해 보조기들의 변형은 기능적 전기자극 시스템(functional electrical stimulation system)과 기립용 휠체어이다.

고관절보조기는 선천적 고관절탈구가 있는 아동이나, 유년기에 Legg-Calvé-Perthes disease가 있거나, 고관절 형성술(arthroplasty)을 시행한 성인에게 사용된다.

질문
(THOUGHT QUESTIONS)

1. 왼쪽 고관절에 Legg-Calve-Perthes disease가 있는 6세 소년을 위해 당신이 추천할 만한 보조기는 슬관절 보조기(KO), Atlanta 고관절 보조기(Atlanta HO), Trilateral 장하지보조기 중 어느 것인가?
2. 크레그-스코트 장하지보조기(Craig-Scott KAFOs)를 착용한 환자의 입각기 동안 지면반발력을 그리시오. 골반, 고관절, 슬관절, 족관절, 발에서 힘의 방향을 표시하시오.
3. Vannini-Rizzoli Stabilizing 단하지보조기를 착용한 환자의 입각기 동안 지면반발력을 그리시오. 골반, 고관절, 슬관절, 족관절, 발에서 힘을 표시하시오. 2번 질문과 비교하여 차이점은 무엇인가?
4. 많은 보조기들이 기능적인 보행이 되어지지 않을지라도 재활과정동안 고위 하반신마비 환자에게 제공된다. 만약 하반신마비 환자가 요구할 경우 기능적인 보행이 현실적인 목표가 되지 못하더라도 적용해야 하는가? 이러한 쟁점의 의견을 밝히고 정당화하시오.

참고문헌
(REFERENCES)

1. Cybulski GR, Jaeger RJ. Standing performance of persons with paraplegia. *Arch Phys Med Rehabil.* 1986;67:103-108.

2. Edelstein JE. Orthotic options for standing and walking. *Topics in Spinal Cord Injury Rehabilitition.*
3. Ryan KD, Ploski C, Emans JB. Myelodysplasia-the musculoskeletal problem: habilitation from infancy to adulthood. *Phys Ther.* 1991;71:935-946.
4. Major RE, Stallard J, Farmer SE, A review of 42 patients of 16 years and over using the ORLAU ParaWalker. *Prosthet Orthot Int.* 1997;21:147-152.
5. Stallard J, Farmer IR, Pointer R, et al. Engineering design considerations of the ORLAU swivel walker. *Engineering Medicine.* 1986;15:3-7.
6. Stallard J, Henshaw JH, Lomas B, Poiner R. The ORLAU VCG(varible centre of gravity)swivel walker for muscular dystrophy patients. *Prosthet Orthot Int.* 1992;16:46-48.
7. Gram M, Kinnen E, Brown JA, Parapodium redesigned for sitting. *Phys Ther.* 1981;61:657-660.
8. Kent HO. Vannini-Rezzoli stabilizing orthosis(boot): preliminary report on a new ambulatory aid for spinal cord injury. *Arch Phys Med Rehabil.* 1992;73:302-307.
9. Krebs DE, Edelstein JE, Fishman S, Comparison of plastic/ metal and leather. metal knee-ankle-foot orthoses. *Am J Phys Med Rehabil.* 1988;67:175-185
10. Scoot BA, Engineering principles and fabrication techniques for the Scott-Craig long-leg brace for paraplegics. *Orthotics and Prosthetics.* 1971;25:14-19.
11. Bierling-Sorensen F, Ryde H, Boisen-Moller F, Lyquist E, Shock absorbing meterial on the shoes of long leg braces for paraplegic walking. *Prosthlet Orthot Int.* 1990;14:27-32.
12. Atrice MB. Lower extremeity orthotic management for the spinal-cord-injured client. *Topics in Spinal Cord Injury Rehabilitation.* 2000;5:1-10.
13. Middleton JW, Fisher W, Davis GM, Smith RM. A medial linkage orthosis to assist ambulation after spinal cord injury. *Prosthet Orthot Int.* 1998;23:258-264.
14. Middleton JW, Sincliar PJ, Smith RM, Davis GM. Postural control during stance in paraplegia: effects of medially linked versus unlinked knee-ankle-foot orthoses. *Arch Phys Med Rehabil.* 1999;80:1588-1565.
15. Saitoh E, Suzuki T, Sonoda S, et el. Clinical experience with a new hip-knee-foot orthotic system using a medial single hip joint for paraplegic standing and walking. *Am J Phys Med Rehabil.* 1996;75:198-203.
16. Beckman J. The Louisiana State University reciprocating gait orthosis. *Physiotherapy.* 1987;73-386-392.
17. Douglas R, Larson PF, D'Ambrosia R, McCall Re. The LSU reciorocation-gait orthosis. *Orthopedics.* 1986;6:834-839.
18. Jaeger RJ, Yarkony GM, Roth EJ, Rehabilitation technology for standing and walking after spinal cord injury. *Am J Phys Med Rehabil.* 1989;68:128-133.
19. Phillips DL, Field RE, Broughton NS, Menelaus MB. Reciprocating orthoses for children with myelomeningocele. *J Bone Joint Surg [Br].* 1995;77:110-113.
20. Dall P, Granat M. The funtion of the reciprocal link in paraplegic orthotic gait. *Journal of Prosthetics and Orthotics.* 2001;13:10-13.
21. Bernardi M, Canale I, Castellano Y, et al. The efficiency of walking of paraplegic patients using a reciprocating gait orthosis. *Paraplegia.* 1995;33:409-415.
22. Crosbie WJ, Nichol AC. Reciprocal aided gait in paraplegia. *Paraplegia.* 1990;28:353-363.
23. Ekus L, McHugh L. A new look at the RGO protocol. *Clinical Prosthetics and Orthotics.* 1987;11:79-81.

24. Guidera KJ, Smith S, Raney E, et al. Use of the reciprocating gait otrhosis in myelodysplasia. *J Pediatr Orthop.* 1993;13:341-348.
25. Knutson LM, Clark DE. Orthotic devices for ambulation in children with cerebral palsy and myelomeningocele. *Phys Ther.* 1991;71:947-960.
26. Lotta S, Fiochi A, Giovannini R, et al. Restoration of gait with orthoses in thoracic paraplegia: a multicenter investigation. *Paraplegia.* 1994;32:608-615.
27. Baardman G, Ijzerman MJ, Hermens HJ, et al. The influence of the reciprocal hip joint link in the advanced reciprocating gait orthosis on standing performance in paraplegia. *Prosthet Orthot Int.* 1997;21:210-221.
28. Ijzerman MJ, Baardman G, Hermens HJ, et al. The influence of the reciprocal cable in the advanced reciprocating gait orthosis paraplegic gait performance. *Prosthet Orthot Int.* 1997;21:52-61.
29. Campbell JH, Reciprocating gait orthosis with linear bearing. *Journal of the Association of Children's Prosthetic/Orthotic Clinics.* 1990;25:2-5.
30. Francechini M, Barata S, Barata S, Zampolini M, et al. Reciprocating gait otthoses: a multicenter study of their use by spinal cord iujured patients. *Arch Phys Med Rehabil.* 1997; 78:582-586.
31. Harvey LA, Davis GM, Smith MB, Engel S. Energy expenditure during gait using the Walk-A-Bout and isocentric reciprocal gait orthoses in persons with paraplegia. *Arch Phys Med Rehabil.* 1998;79:945-949.
32. Harvet LA, Smith MB, Davis GM, Engle S, Funtional outcomes attained by T9-12 paraplegic patients with the Walk-A-Bout and the isocentric reciprocal gait orthoses. *Arch Phys Med Rehabil.* 1997;78:706-711.
33. Ijzerman MJ, Baardman G, Hermens HJ, et al. Comparative trials on hybird walkkng systems for people with paraplegia: an analysis of study methodology. *Prosthet Orthot Int.* 4999;23:260-273.
34. Jefferson RJ, Whittle MW. Performance of three walking orthoeses for the paralyzed: a case study gait analysis. *Prosthet Orthot Int.* 1990:14:109-110.
35. Kelly M. Swivel walker vs. parapodium vs. reciprocal gait otthoses in children and adolescents with spinal cord injuries. *Phys Ther.* 1991;71:S8. Abstract.
36. McCall RE, Shmidt. WT. Clinical experience with the reciprocal gait orthosis in myelodysplasia. *J Pediatr Orthop.* 1986;6:157-161.
37. Campbell JH. Outcome study: the progression of spinal deformity in paraplegic children fitted with reciprocating gait orthoses. *Prosthet Orthot Int.* 1999;11:79-84.
38. Butler PB, Major R. The ParaWalker: a rational approrch to the provision of reciprocal ambulation for paraplegic patients. *Physiotherapy.* 1987;73:393-397.
39. Butler PB, Major RE, Patrick JH. The technique of reciprocal walking using the hio guidance otthosis (HGO) with crutches. *prosthete Orthot Int.* 19848;33-38.
40. Moore P, Stallard J. A clinical review of adult paraplegic patient with complete lesion using the ORLAU Parawalker. *Parapelgia.* 1991l29:191-196.
41. Nene AV, Jennings SJ. Physiological cost index of paraplegic locomotion using the ORLAU Parawalker. *Paraplegia.* 1991;30-246-252.
42. Nene AV. Major RE. Dynamics of reciprocal gait of adult paraplegics using the Parawalker(hip guideance orthosis). *Prosthet Orthot Int.* 1987;11:124-127.
43. Nene AV, Patick JH. Energy cost of paraplegic locomotion with the ORLAU Parawalker. *Paraplegia.* 1989;27:5-15.
44. Patrick JH, McClelland MR, Low energy cost reciprocal walking for the adult paraplegic. *Paraplegia.* 1985;23:113-117.

45. Baid Y, Kralj A, Turk H, el al. Use of funtional eletrical stimulation in th rehabiliatation of patients with incomplete spinal cord injuries. *Journal of Biomedical Engineering.* 1989;11:96-102.

46. Bonatoti D, Akers JM, Smith BT, et al. Comparison of funtional eletrical stimulation to long leg braces for upright mobility for childeren with complete thoracic level spinal injuries. *Arch Phys Med Rehabil.* 1999;80:1047-1053.

47. Granat M, Keating JF, Smith AC, et al. The use of fuctional eletrical stimulation to assist gait in patients with incomplete spinal cord injury: observed benefirs during gait studies. *Paraplegia.* 1993;31:207-215.

48. Claiborne EG, Baxter KK, introduction to the Parastep system. *Neurology Report.* 1994;18:11-12.

49. Hirokawa S, Grimm M, Le T, et al. Energy consumption in paraplegic amlulation using the rociprocating gait orthosis and electrical stimulation of the thigh muscles. *Arch Phys Med Rehabil.* 1990;71:687-694.

50. Isakov E, Douglas R, Berns P. Ambulation using the reciprocal gait orthosis and functional electrical stimulation. *Paraplegia.* 1992;30:239-245.

51. McClelland MR, Andrews BJ, Patrick JH, et al. Augmentation of the Oswestry ParaWalker by means of surface electrical stimulation gait analysis of three patients. *Paraplegia.* 1987;25:32-38.

52. Petrofsky JS, Smith JB. Physiologic costs of computer-controlled walking in persons with paraplegia using a reciprocation-gait orthosis. *Arch Phys Med Regabil.* 1991;72:890-896.

53. Phillips CA. Electrical muscle stimulation in combination with a reciprocating gait orthosis for ambulation by paraplegics. *Journal of Biomedical Engineering.* 1989;72:890-896.

54. Phillips CA. Hendershot DM. Functional electrical stimulation and reciprocating gait orthosis for ambulation exercise in a tetraplegic patient: a case study. *Paraplegia.* 1991;29:268-276.

55. Barbeau H, Ladouceur M, Norman KE, et al. walking after spinal cord injury: evaluation, treatment, and functional recovery. *Arch Phys Med Rehabil.* 1999;80:225-235.

56. Flandry F, Burke S, Roberts J, et al. Functional ambulation in myelodysplasia: the effect of orthotic selection on physical and physiologic performance. *J Pediatr Orthop.* 1986;6:661-665.

57. Solomonow M. Performance of walking orthosis for paraplegics. *Gait Posture.* 1995;3:86. Abstract.

58. Bowker P, Messsenger N, Ogilvie C, Rowley DI. Energetics of paraplegic wwalking. *J Biomed Eng.* 1992;14:344-350.

59. Miller NE, Merritt JL, Merkel KD, Westbrook PR. Paraplegic energy expenditure during negotiation of architectural barriers. *Arch Phys Med Rehabil.* 1984;65:778-779.

60. Nene AV, Hermens HJ, Zilvold G. Paraplegic locomotion: a review. *Spinal Cord.* 1996;34:507-524.

61. Torpey PC, Herrle SE. Use of the S.W.A.S.H. orthosis for sitting and gait function in a child with sequelae of septic hip. *Physical Therapy Case Reports.* 2000;45-56.

62. Hoffman E. Hip-rotation control straps. *Inter-Clinic Information Bulletin.* 1983;18:1-4.

추천도서
(References Reading)

1. Solomonow M, Baratta R, D'Ambrosia R. Standing and walking after spinal cord injury: experience

with the reciprocating gait orthosis powered by electrical muscle stimulation. *Topics in spinal Cord Injury Rehabilitation*. 2000;5:29-53.

2. Stallard J, Major RE. The influence of orthosiss stiffness on paraplegic ambulation and its implications for functional electrical stimulation (FES) walking systems. *Prosthet Orthot Int*. 1995;19:108-114.
3. Stallard J, Major RE. A review of reciprocal walking systems for paraplegic patients: factors affecting choice and economic justification. *Prosthet Orthot Int*. 1998;22:240-247.
4. Stallard J, Major RE, Butler PB. The orthotic ambulatory performance of paraplegic myelomeningocele children using the ORLAU ParaWalker treatment system. *Clin rehabil*. 1991;51:111-114.
5. Stallard J, Patrick JH, Major RE. A review of the fundamental design problems of providing ambulation for paraplegic patients. *Paraplegia*. 1989;27:70-75.
6. Stein PB, Belanger M, Wheeler G, et al. Electrical systems for improving locomotion after incomplete spinal cord injury: an assessment. *Arch Phys Med rehabil*. 1993;74:957-959.
7. Strachan RK, Cook J, Wilkie W, Kennedy NSJ. An evaluation of pneumatic orthoses in thoracic paraplegia. *Paraplegia*. 1985;23:295-305.
8. Summers BN, McClelland MR, El Masri WS. A clinical review of the adult hip guidance orthosis (ParaWalker) in traumatic paraplegics. *Paraplegia*. 1988;26:19-26.
9. Sykes L, Edwards J, Powell ES, Ross RS. The reciprocating gait orthosis: long-term usage patterns. *Arch Phys Med Rehabil*. 1995;76:779-783.
10. Sykes L, Ross RS, Powell ES, Edwards J. Objective measurement of use of the reciprocating gait orthosis (RGO) and the electrically augmented RGO in adult patients with spinal cord lesions. *Prosthet Orthot Int*. 1996;20:182-190.
11. Thoume P, Perrouin-Verbe P, LeClaire G, et al. restoration of functional gait in paraplegic patients with the RGO-II hybrid orthosis. *Paraplegia*. 1995;33:647-653.
12. Vazquez MA. The use of Intrathecal Lioresal pump and reciprocating gait orthosis for functional gait in spastic paraparesis in an adult: a case report. *Arch Phys Med Rehabil*. 1996;77:986. Abstract.
13. Watkins EM, Edwards DE, Patrick JH. ParaWalker paraplegic walking. *Physiotherapy*. 1987;73:99-100.
14. Whittle MW. Paraplegic locomotion. *Clin Rehabil*. 1988;2:45-49.
15. Whittle MW, Cochrane GM, Chase AP, et al. A comparative trial of two walking systems for paralyzed people. *Paraplegia*. 1991;29:97-102.
16. Winchester PK, Carollo JJ, Parekh RN, et al. A comparison of paraplegic gait performance using two types of reciprocating gait orthoses. *Prosthet Orthot Int*. 1993;17:101-106.
17. Yano H, Kaneko S, Nakazawa K, et al. A new concept of dynamic orthosis for paraplegia: the weight bearing control (WBC) orthosis. *Prosthet Orthot Int*. 1997;21:222-228.

사례 연구 (CASE STUDIES)

아래의 사례를 위해 적합한 보조기를 선택하고, 장기와 단기 치료계획을 세우고 치료 목표를 계획하시오.

- CR은 45세의 여성 고등학교 선생님으로 거리를 건너던 중 지나가던 차에 받쳐서 사고가 났다. 그녀는 불완전 L2 수준 척수손상을 입었다. 양측 아킬레스건에 간대성 경련(clonus)이 있고 왼쪽보다 오른쪽이 더욱 심하다. 그녀는 손상부위 이하에 감각이 없고 관절구축은 없다. 손상부위 위의 모든 근육은 정상 강도를 가지고 이다. 다른 근육의 도수근력 검사결과 양측이 모두 장요근은 불량(poor), 요방형근은 건강(good), 요부 신전근은 양호(fair), 다른 모든 하지 근육은 없음(zero)이었다.
- PD는 L2 수준에서 이분척수가 된 3세 남자 아동으로 경미한 수두증(hydrocephalus)이 있고 지능지수(IQ)는 90이다. 첫 생애 1년 동안 선천적 결손을 치유하기 위해 4회의 개심(open-heart) 수술을 받았으며, 외과적 절개와 배출을 위한 튜브들 때문에 엎드릴 수 없다. 그는 27개월에 목을 가누었고 30개월에 독립적으로 회전의자에 앉을 수 있었다. 그는 현재 교대로 기기(creep reciprocally)가 가능하고 잡고 일어서며 가구를 잡고 움직이기 시작했다.
- DC는 25세 남자로 오토바이를 타던 중 조절이 안 되어 85mph의 속도로 나무를 받아 완전 T12 수준 척수손상을 입었다. 그는 척수가 융합(fusion)되었고, 골격을 견인하였고, 2주 동안 의식손실(coma) 상태였다. 의식을 되찾았을 때 서혜부 이하로 감각이 없었으며 사고를 기억할 수 없었다. 그는 이전에 고등학교에서 일했고 계절학기 선생님이었다. 그는 알콜중독의 병력이 있다. 그는 척수손상 전문치료실에서 재활 요원들에게 폭언을 한 경험이 있고 운동프로그램에 참여하는 것을 거절하였다. 그의 심리학적 검사 결과는 자살 생각이 있는 것으로 나타났다.
- FH는 양측 고관절에 2차 관골구가 형성된 선천성 고관절탈구증을 갖고 태어났다. 그녀는 생후 3개월이다.
- MC는 Legg-Calvé-Perthes disease로 이제 막 진단받은 6세 소년이다. 그는 왼쪽 고관절에 심한 통증을 호소하며 때때로 서혜부나 왼쪽 대퇴를 따라서 방사통을 호소하였다. 그는 왼쪽으로 체간을 외측으로 구부리며 보행을 하고 왼쪽 고관절에 저릿저릿한 지점(point tenderness)이 있다. 그는 뛰는 것, 균형대(balance beam)에서 걷는 것, 왼쪽 한발로 서있는 것이 힘들다. 방사선 소견으로 왼쪽 대퇴골두에 무혈성 괴사(avascular necrosis)가 있는 것으로 확인되었다.
- NS는 왼쪽 고관절에 심한 골관절염이 있는 84세의 여성이다. 그녀는 왼쪽 입각기 동안 현저하게 왼쪽으로 기우는 것이 나타난다. 그녀는 왼쪽 발로 서 있는 동안 양성 Trendelenburg's sign이 나타난다. 그녀는 독거노인으로 엘리베이터가 없는 2층 아파트에 살고 있다. 그녀는 계단으로 이동할 때 매우 힘들며 특히 세탁물을 운반할 때 힘들다. 왼쪽 고관절의 통증이 더욱 심해지고 있고 그녀는 최근 요통이 발생하였다.

사례연구 의견/반대의견 (POINT/COUNTERPOINT)

EL은 L3-4 수준에서 이분척수가 된 12세 여자 아동이다. 대퇴사두근의 근력은 양측이 양호(fair) 상태이다. 그녀는 비만 상태이고 신체적 활동에 참여하지 않고 있다. 그녀의 지적 수준은 약간 떨어지는 상태이다. 발에서는 양측이 종족(pes calcaneus), 무감각, 부종이 있다.

보조기 처방 (ORTHOTIC PRESCRIPTION)

JOAN SAYS

그녀는 보조기를 만드는 것을 내키지 않는 것처럼 보인다. 그래서 나는 단순한 보조기 착용을 추천했다. 탄력 호스(elastic hose)는 부종을 조절하고 보조기 가장자리의 압박으로부터 무감각한 피부를 가릴 수 있다. 그녀는 전방 밴드가 있는 한 쌍의 경성 족관절 단하지 보조기(AFO-SAs)로 슬관절과 족관절 조절을 성취할 수 있을 것이다. 신발 삽입물은 그녀의 발에 저측 면 전체가 접촉하도록 부착한다. 그녀의 신발은 탄력성 뒤축과 흔들바(rocker bar)를 달아주어 초기와 후기 입각기에 도움이 되게 한다.

JAN SAYS

나는 적은 범위에 움직여지는 보조기를 보행을 위해 사용하고 싶다. 왜냐하면 나는 그녀가 어떤 종류의 보조기도 기꺼이 사용할 것이라고 생각하기 때문이다. 그녀는 부종을 조절하기 위해 탄력성 호스(elastic hose)를 착용해야 한다. 그녀가 선택한 색상으로 그림만화가(cartoon) 그려져 있는 양측 플라스틱 경성 족관절 단하지보조기(AFO-SAs)를 착용하는 것이 유익하다. 흔들 바가 있는 직물 테니스용 신발은 입각기 동안 움직임을 촉진할 것이다.

장기 목표 (LONG-TERM GOALS)

JOAN SAYS

- 보행의 기간 증진
- 또래 집단(peer group)과 신체적 활동 증진(예, 걸스카우트, 특별한 운동 경기)과 자아감(self-esteem) 개선

JAN SAYS

- 피부의 자기 관찰
- 발 위생
- 가정 내 보행
- 지역사회에서 휠체어 사용
- 그녀의 체중 조절을 도와줄 수 있는 또래 집단 형성과 자아상(self-image) 개선
- 손 조절로 자동차를 작동하기 위한 운전자 교육

JOAN SAYS	JAN SAYS

단기 목표 (SHOT-TERM GOALS)

JOAN SAYS

- 독립적인 착용하기
- 피부의 자기 관찰
- 지팡이 없이 가정 내에서 보행; 한 개나 두개의 지팡이를 사용하여 지역사회 내에서 보행

JAN SAYS

- 독립적으로 보조기를 착용하고 벋기
- 보조기의 관리
- 휠체어 가동성
- 마사지, 거상, 탄력성 호스로 부종 관리

물리치료 계획 (PHYSICAL THERAPY PLANS)

JOAN SAYS

- 환자에게 보조기 착용법과 피부 관찰 소개
- 지팡이를 가지고 그리고 가지지 않고 보행
- 또래 집단에 보냄

JAN SAYS

- 환자 교육
  a. 보조기 착용하기와 벋기 그리고 보조기 관리
  b. 피부의 자기 관찰
  c. 발 위생
  d. 발 마사지
- 휠체어 이동 및 가동성
- 가정 내에서 보행하기 위한 보행 훈련
- 또래-지지 집단에 보냄

6장

하지보조기를 위한 평가 절차
(Evaluation Procedures for Lower-Limb Orthoses)

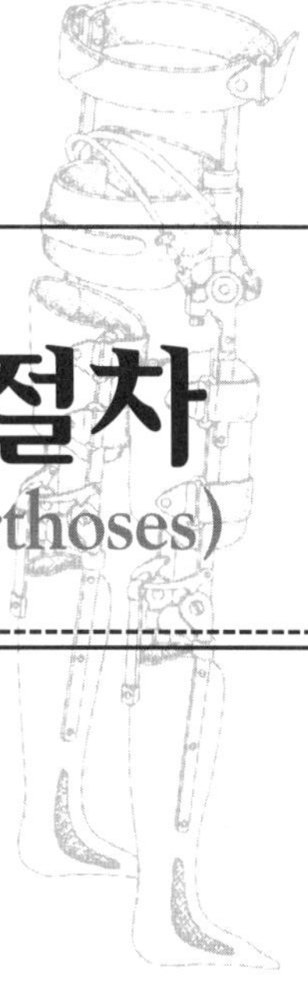

"나는 내 신발의 핀치(pinch)가 어디 있는지를 말할 수 있다."
Miguel de Cervantes, Don Quixote

정확한 처방과 개별화된 훈련은 환자 보조기의 적합성과 기능적 적절성을 가지게 한다. 보조기는 잘 제작되지 않으면 사용의 흥미를 잃게 되고 환자의 손상을 입히기 쉬우며 잘못된 작동을 만든다. 계속적인 보조기 평가는 재활의 필수적인 부분이다. 이 장에서 하지보조기들을 위한 자세한 평가과정 뿐만 아니라 환자맞춤형(custom-made) 보조기부터 대량생산(mass-produced) 보조기의 전 범위에서 보조기 관리(caring)에 대하여 제시하였다. 체간보조기와 경부보조기는 7장에서, 상지보조기는 8장에서 평가과정을 다루었다.

관리적 고려사항
(Administrative Considerations)

보조기는 환자에게 전달되어졌을 때 개인적으로 착용하기 전에 평가되어지는 것이 기본 사항이다. 적합성, 기계학적인 요소 또는 구조적 결함은 밝혀지고 교정되어져야 하고, 환자의 피부자극 위험성, 잘못된 자세나 보조기 부적합성을 보완하기위한 보행습관을 알려야 한다. 적용 시 감각적으로 민감한 신체부위를 압박하게 되면 환자가 보조기를 착용하는 것을 거부할 수도 있다.

보조기는 환자가 퇴원하거나 다른 치료 시설로 이송되어진 후에는 재평가되어져야 한다. 이 시점에서 환자 개개인이 여러 주 동안 착용 후 결함이 발견된다. 이들 문제점들은 재활의학과 의사의 면밀한 감독에 의해서 환자가 기관을 떠나기 전에 교정되어져야 한다. 퇴원계획은 보조기의 적절성을 포함하는 환자 기능의 재평가 과정을 포함해야 한다. 아동은 성장하기 때문에 보조기의 재평가는 적어도 3개월마다 이루어져야 한다. 소아용 보조기들에 있어 길이와 둘레의 조정에 대한 예견은 매우 중요하다.

병원팀의 주요 전문가들은 보조기제작사(orthotist)

라고 불리며, 물리치료사와 의사와 함께 환자의 처방을 내리는데, 평가와 계속되는 재평가동안 연계되어야 한다. 바쁜 병원에서는 종종 물리치료사가 자세한 평가를 실시한 후에 재활팀과 주 논의를 하게 된다. 일반적으로 보조기제작사는 보조기가 환자에게 전달되기 전에 기구를 통해서 검사를 시행한다.

보조기가 환자에게 전달되었을 때 재활팀은 보조기를 전반적으로 만족하고 환자가 보조기를 계속적으로 착용할 것인가를 결정해야 한다. 반면, 재활팀이 환자의 피부나 균형에 위태로움을 유발하지 않을 작은 경미한 문제를 발견할 경우라도 바꾸어주는 것이 바람직하다. 환자는 착용 프로그램에 다시 참여할 수 있다. 초기 평가의 단계에서 하나 또는 그 이상의 주요 결핍들을 찾게 된다. 이러한 환경에서 환자는 교정이 이루어질 때까지 보조기를 착용해서는 안된다. 예를 들어, 신발이 잘 맞지 않는 것은 체중부하의 제한을 유도하고 다른 바람직하지 않은 보상작용에 적응하게 할 것이다.

환자에게 주어진 특별한 보조기에 대한 적절한 평가는 정적 검사(static examination)와 동적 검사(dynamic examination)로 이루어진다. 정적 평가는 보조기를 착용하고 환자의 개별적 기립자세와 앉은 자세에서 뿐만 아니라 환자가 보조기를 벋는 것을 관찰한다. 동적 평가는 환자의 보행동안 수행되어진다.

정적 평가
(STATIC EVALUATION)

보조기를 환자에게 적용하기에 앞서, 재활팀은 처방되어진 사항을 확인해야 한다.

모든 보조기들을 위한 고려사항 / Considerations for All Orthoses

보조기가 환자가 만족할 만한 무게, 편안함, 기능, 외관인지를 반영하는 것이 무엇보다 중요하다. 보조기의 외형에 민감한 환자는 모든 기대하는 목적에 보조기가 맞지 않을 경우 착용하지 않을 것이다. 환자는 재활팀의 보조기에 대한 외형과 정렬의 만족함이 있거나 없던지 간에 환자 자신이 보조기의 편안함에 대하여 판단할 수 있다. 때때로 환자와 유사한 집단들은 보조기의 특성에 대한 환자의 이해를 도울 수 있다. 반대로 환자는 재활팀이 판단한 것보다 낮은 기준의 보조기를 더욱 좋아할 수도 있다. 그러한 상황에서 요구된 변화에 적합하게하고, 정렬을 맞추어 만든 보조기는 환자의 착용에 대한 확신을 얻는데 매우 중요하다.

평가의 특별한 측면은 환가가 보조기를 착용하는 것을 쉽게 한다는 것이다. 보조기가 환자에게 전달되어질 당시 착용하는 절차나 보조의 필요가 익숙하지 않을 수 있다. 예를 들어, 만약 환자가 편마비이고 지각 결손이 있다면, 끈으로 매서 조이는 신발은 신기가 힘들 것이다. 일반적으로 재활팀은 끈으로 매는 것 대신에 밸크로(velcro, pressure-sensitive tape shoe closures)를 사용할 필요성이 있다. 만약 신발끈이 달린 신발이라면 변경해주어야 하고 환자 스스로 활용할 수 있게 해야 한다. 분명히 보조기가 너무 꼭 맞으면 착용하기 힘들어지고, 가능하다면 착용 시에 수정해 주거나 새로운 것을 제공해야 한다.

환자는 보조기를 착용한 상태에서 편평한 의자(unupholstered straight chair)에 고관절, 슬관절, 족관절을 약 90° 정도 구부리고 편안히 앉을 수 있어야 한다. 편안히 앉은 자세에서 하퇴밴드(calf band)는 슬와(popliteal fossa)에 닿아서는 안된다. 하퇴밴드의 위쪽과 모서리가 날카로우면 편안하게 앉는 것을 힘들게 한다. 장하지보조기(KAFO)를 착용 시 하퇴밴드의 근위모서리와 원위대퇴밴드의 원위모서리는 연부조직이 후방에서 짓눌리는 것을 최소화하기 위해 보조기 슬관절 축으로부터 같은 거리에 있어야 한다. 보조기 슬관절은 해부학적인 슬관절에 근접하게 놓여 있으며 경골평원부(tibial plateau)의 약간 위에 있다. 너무 낮거나 높은 경우 슬관절의 굴곡과 신전을 방해한다. 장하지보조기(KAFO)에서 슬관절 패드(knee pad)가 너무 단단하게 묶이는 경우에는 앉기가 불편하게 한다.

보조기를 적용하기 전에 환자의 피부상태, 반흔(scar), 흠집(blemishes), 탈색을 조사해야 한다. 정적 평가와 동적 평가의 결과 보조기는 일부 제거가 되고 재활팀은 보조기의 설계를 평가할 수 있다. 보조기를 검사하는 동안 환자는 휴식을 취해야 한다. 피부의 경화(induration), 새파래짐(blanching), 발적(redness)은 보조기를 벗은 후 10분 내에 사라져야 한다. 그렇지 않다면 보조기가 너무 단단하거나 수정되어야 함을 의미한다. 기계적 관절이나 지주는 피부를 누르고, 피부를 자극하게 되어 궤양(ulceration)을 만들 것이다.

재활팀은 보조기의 구조를 검사해야하고, 가장자리와 내면, 외면의 부드러움을 특히 주의 깊게 관찰해야 한다. 날카로운 틀(brim)은 특히 비만자에서 연부조직을 손상시킨다. 내면의 거친 것 특히 리벳의 튀어나옴이나 다른 금속 정착물들(fixture)은 피부를 손상시키고, 반면 거친 외장은 옷을 손상시킨다. 신발 수정은 신발에 부드럽게 묶거나 덮어준다. 스터럽(stirrup)은 신발에 잘 부착시켜야 하고 신발 내부에 리벳 머리가 튀어 나오게 해서는 안된다. 플라스틱 요소는 지나친 열을 가하지 않게 하여 균일한 두께로 성형한다. 라미네이션(층판을 쌓는 것, lamination)은 수지(resin)가 없는 영역에 균일하게 하고 직조 구조물(fabric matrix)에 닿아서는 안된다. 망치자국(hammer nicks)과 지나치게 날카롭게 구부러진 부위는 스트레스가 집중되게 하는 부위이고 손상을 유도한다. 스트랩(strap)은 끝마무리가 잘 되어야 하고 충분히 안전한 재질이어야 적절하게 단단히 묶고 풀을 수가 있어야 한다. 가죽은 마무리가 안전하고 균일하게 박음질이 되어 있어야 한다. 슬관절 잠금장치와 고관절 잠금장치 그리고 다른 기계적인 구조물들은 쉽고 안전하게 작동해야 한다.

신발 관찰 | *Shoe Inspection*

- 신발의 볼(ball, 밑창의 가장 넓은 부분)은 발의 볼(ball, 중족지절 관절)에 놓여 있는지
- 발보다 신발이 1㎝ 더 긴지
- 월형(counter)이 뒤꿈치에 잘 맞는지
- 선심(toe box)이 발등을 편안하게 감싸는지
- 일상동안 증가하는 발의 체적을 조정하기위한 예견을 하는지
- 발의 내측과 외측을 잘 지지하는지
- 신발 삽입물(insert)이 신발 내에 잘 부착 되어있는지

각 목적에 맞게 신발은 모든 수정 후에 잘 맞아야 하고 완전하게 삽입물이 장착되어야 한다. 신발의 적합성을 평가할 때 양 발을 각각 검사해야 한다. 신발 적합성 검사는 부종이 최대로 커지는 하루의 끝에 하는 것이 이상적이다. 신발은 적용하자마자 편안한 느낌이 있어야 하고, 불편한 신발은 예상하지 않은 "변형(break in)"이 발생할 것을 예측해야 한다. 신발의 적합성은 착용자가 서 있는 동안 판단되어져야 한다. 체중부하 시 발을 이루는 인대들의 스트레스는 발을 길어지고 넓어지게 한다. 신발을 가장 긴 발가락보다 1㎝ 더 크게, 발의 폭은 중족지절보다 1㎝ 더 넓게 해야 한다. 작은 신발은 후기 입각기에서 발가락의 작용을 방해하고, 발가락에 발생하는 힘은 망치발가락 변형(hammer toe deformity)을 만들 것이다. 전반적으로 긴 신발은 착용자의 후기 입각기에 특히 중족지절 부위에서 헐렁거리게 한다. 신발의 폭이 너무 넓으면 발이 미끄러지게 하고 물집 발생의 원인이 되며; 너무 폭이 좁은 신발은 후기 입각기에 필수적인 중족지절의 과신전을 제한한다. 신발의 뒷부분을 보강하는 월형(counter)은 간격이 없이 잘 맞아야 한다. 너무 느슨한 월형은 후기 입각기에 방해를 받으며 물집을 만들 것이다. 단단한 월형은 통증을 유발하고 욕창의 원인이 된다. 단화(low shoe)는 양쪽 복사뼈를 자극하지 않아야 하며, 외측 부위는 내측 부위보다 더 낮게 절단해 주어야 한다.

선심(toe box)은 만약 망치발가락이나 갈고리발가락(claw toes)이 있다면 발가락 등쪽의 마찰이나 짓눌림(impinge)이 없어야 한다. 발가락은 하루 일과동안 발

의 변화에 따라 같이 변화되며, 끈으로 묶어주는 것(lacing)으로 최대로 조절할 수 있으나 환자가 다루기는 매우 힘들다. 만약 그런 경우에는 여러 개의 스트랩을 사용해야 한다. 신발은 발의 내측과 외측을 잘 받쳐주어야 한다. 이러한 것은 심한 경직(spasticity)이나 비만이 있는 경우 지켜지기 힘들다. 삽입물(insert)은 발과 신발을 잘 맞게 해준다. 환자는 낮은 것과 높은 구두굽 신발들의 불일치하는 것을 신는 것보다 같은 신발 디자인과 화형(last)에 삽입물을 사용하여 신발을 착용해야 한다.

신발은 여러 주나 그 이상 신은 후에 환자의 습관적인 부하 양상에 대한 정보를 얻는 것이 중요하다. 착용자의 발에 신발의 크기나 모양이 잘 맞지 않는 것은 엎퍼(upper)의 뒤틀림에 의한 것이다. 예를 들면, 선심이 지나치게 좁으면 엎퍼는 다섯 째 발가락, 엄지발가락, 또는 양측으로 가라앉음(erosion)이 보일 것이다. 내측이 튀어나온 갑피는 평발(pes planus)을 암시한다. 신발을 신고 끌어서 나타나는 신발 끝부분의 닳은 경우 발목 배측굴곡근의 약화를 의심할 수 있다. 월형의 내측면이 닳는 것은 과도한 뒤꿈치 움직임과 월형이 너무 느슨한 경우를 말한다. 신발바닥에서 길이방향으로 정중앙이 닳는 것은 신발 폭이 너무 좁을 경우 나타난다. 신발바닥에서 외측면이 지나치게 닳는 것은 내반족(pes varus)일 경우에 나타난다. 정상적으로 뒤축에서는 다른 부분보다 후외측이 더욱 닳는다. 그 외의 부위에서 뒤축이 현저하게 닳는 경우에는 비정상적 발 자세를 의미한다.

왼쪽 신발과 오른쪽 신발을 비교해야 한다. 다리나 발의 길이차이, 해부학적인 변형, 신경학적인 결손은 비대칭적인 마모를 유발할 수 있다.

단하지보조기 관찰 / *Ankle-Foot Orthosis Inspection*

- 종아리받침(shell)이나 하퇴밴드(calf band)가 편안한지
- 종아리받침과 지주가 발의 외형에 잘 맞는지
- 비골골두(fibular head)에 최소로 지탱하거나 압박이 없는지
- 기계학적인 보조기 족관절이 해부학적인 족관절과 일치하는지
- 내반 교정 스트랩과 외반 교정 스트랩이 발을 지지하는지
- 슬개건지지 브림(brim)이 뒤꿈치의 체중부하를 경감시키는지

보조기에서 신체로 적용되는 압박은 견딜만해야 하고, 환자는 편안해야 한다. 종아리받침(shell)과 하퇴밴드는 국소의 피부부위에 압박이 집중되지 않고 고르게 분포되어야 한다. 플라스틱 밴드나 종아리받침은 환자의 다리 모양에 잘 맞아야 한다. 밴드의 위쪽과 아래쪽 가상자리가 동일하게 압박이 가해져야 한다. 성인의 보조기에서 하퇴밴드는 폭이 8㎝ 이하이면 압력을 지나치게 집중시킬 수 있다. 금속밴드가 너무 크면 형태를 만들기 힘들고, 적용 시 균일한 압력으로 가해지지 않을 것이다. 종아리받침과 하퇴밴드는 비골신경을 압박해서는 안된다. 각 구성물은 비골골두 아래에서 끝나거나 또는 금속부분은 골 융기 부위에서 약간 볼록한 모양으로 만들어야 한다.

대부분의 단하지보조기(AFOs)는 배측굴곡근의 마비를 보상하는데 사용된다. 만약 보조기가 약간의 배측굴곡과 저측굴곡을 허용하려는 의도로 만들 경우 재활팀은 요구되는 움직임을 허용하는 발목조절 장치를 찾아야 한다. 금속 보조기 족관절은 대략 해부학적 족관절 축인 내과의 원위 끝부분의 높이에 맞추어준다. 관절의 내측과 외측은 같은 축에 놓이게 하고 보조기는 부드럽게 움직여야 한다. 현저한 보조기 족관절의 전위는 특히 배측굴곡 시에 하퇴밴드가 다리에서 위와 아래로 미끄러지는 움직임이 나타난다.

보조기의 수직요소는 힘을 주지 않을 때에 압박이나 두툼하지 않은 다리의 외형에 잘 맞아야 한다. 후방지주는 하퇴의 후방 중심이 놓여 있어야 한다.

만약 보조기가 슬개건지지 브림(brim)이 있다면 피부에 압력에 불편함 없이 잘 맞아야 한다. 브림(brim)의 적절성 평가는 양발에 균등하게 체중지지를 하고 서서 보조기를 착용한 다리 뒤꿈치 밑에 종이를 깔고 미끄러지게 하는 것을 시도한다. 효율적인 근위 하중은 뒤꿈치 아래 있는 종이를 미끄러지게 할 것이다.

지주는 하퇴와 대퇴의 중심선에 놓여야 한다. 지주가 너무 뒤쪽으로 멀리 있는 경우에는 하퇴밴드와 대퇴밴드에 의해 적용되는 힘의 효율성을 경감시킨다. 지주의 위치가 너무 앞쪽으로 떨어진 경우에는 하퇴밴드와 대퇴밴드가 지나치게 깊어질 것이다.

장하지보조기, 고관절이 부착된 장하지보조기, 체간지지와 고관절이 부착된 장하지보조기의 관찰 / *Knee-Ankle-Foot, Hip-Ankle-Foot, and Trunk-Hip-Ankle-Foot Orthoses Inspection*

신발과 보조기의 원위 요소의 검사에 추가하여 재활팀은 장하지보조기(KAFO)와 다른 더 긴 보조기의 근위요소들을 조사해야 한다.

- 내측지주가 회음부(perineum) 아래에서 끝나는지
- 외측지주가 대전자(greater trochanter) 아래에서 끝나는지
- 무릎 보조기 관절과 엉덩이 보조기 관절이 해부학적인 외형부위에 일치하는지
- 원위대퇴밴드(distal thigh band)와 종아리받침과 하퇴밴드가 동일한 거리에 있는지
- 좌골 부하 브림(ischial weight brim)이 편안한지
- 체간 구성요소가 편안한지

내측과 외측 지주는 무릎과 대퇴를 조절한다. 지나치게 높은 지주는 불편하며, 너무 낮으면 조절을 위해 필요한 지렛대의 기능이 경감되어 지주의 근위 끝 부분에 높은 힘이 가해진다. 보조기 슬관절은 외측 대퇴 상과를 따라 놓여져야 한다. 비록 해부학적인 슬관절이 무릎이 굴곡 됨에 따라서 회전축이 변하게 되지만 회전범위는 상과 내에 위치하게 된다. 잘못된 보조기 슬관절의 위치 설정은 앉았을 때에 편안함에 방해를 준다. 보조기 고관절은 해부학적인 고관절과 일치하기 위해서는 대전자의 전방과 상방에 위치해야하며 그렇지 않은 경우 환자는 앉았을 때에 불편함을 느낄 것이다. 앉기 시 편안함은 원위 대퇴 밴드와 하퇴밴드의 위치에 의해 영향 받을 수 있다. 원위 대퇴 밴드의 끝 부분은 종아리받침(shell)이나 하퇴밴드의 근위 가상자리와 같은 거리에 있어야 한다. 그렇지 않으면, 특히 비만인 경우 연부조직이 밴드 가장자리에 의해 압박될 수 있다.

보조기는 좌골결절을 위한 충분한 공간을 제공하는 좌골받침(ischial seat)과 장내전근 건의 압박 경감을 통해서 하지를 통한 체중부하를 제한하는 경향이 있다. 고관절이 부착된 장하지보조기(HKAFO)나 체간지지와 고관절이 부착된 장하지보조기(THKAFO)에 있는 골반밴드는 체간에 편평하게 놓여야 하고, 엉덩이의 가장 후면의 하방에서 끝난다. 만약 밴드가 너무 낮은 경우 보조기를 착용하고 앉게 되면 기울게 된다. 만약 밴드가 너무 높으면 보조기는 불편할 것이다. 체간지지와 고관절이 부착된 장하지보조기(THKAFO)의 체간 부분에 외측 지주는 착용성을 좋게 하고 적절한 조절을 제공하기 위해서 몸통의 외측 중심선에 놓여야 한다.

동적 평가
(DYNAMIC EVALUATION)

보조기가 잘 맞는지를 평가하는 팀은 환자가 보조기를 착용하고 보행하는 동적 기간동안 평가되어져야 한다. 만약 환자가 아직 걸을 수 없는 경우에는 초기 평가의 동적 부분은 연기되어져야 한다. 보조기 없이 걸을 수 있는 환자는 보조기를 착용한 상태와 착용하지 않은 상태의 보행을 각각 비교해야 한다.

환자 보행은 길에서 최소 5보 걸음, 약 8m를 걷는 것을 관찰해야 한다(표 6-1).[1] 관찰적 보행을 수행하는 가장 효율적인 방법은 환자가 길을 따라서 여러 번 통

표 6-1

보행관찰을 위한 검사 지침
(Checklist for Observing Gait)

시상면에서 편위: 환자의 측면에서 관찰

- 발바닥 전체 닿기(foot slap)
- 발가락 닿기(toe contact)
- 평발 접촉(flat foot contact)
- 지나친 무릎 굴곡
- 반장슬(hyperextended knee)
- 전방으로 체간 굽힘
- 후방으로 체간 굽힘
- 부적절한 이동(inadequate transition)
- 발가락 끌기(toe drag)
- 계상보행(steppage)

전두면과 횡단면에서 편위: 환자의 뒤에서 관찰

- 손상측의 측방으로 체간 굽힘
- 건강측의 측방으로 체간 굽힘
- 넓은 보행지지면(wide walking base)
- 지나치게 좁은 보행지지면(excessively narrow walking base)
- 회선보행(circumduction)
- 고관절 들림(hip hiking)
- 뒤꿈치 들기(vaulting)
- 무릎 내전
- 무릎 외전
- 지나친 내측(외측) 발 접촉(foot contact)

과하는 동안 발과 족관절에 초점을 맞추는 것이다. 다음으로 슬관절 움직임, 고관절 움직임, 마지막으로 체간(torso)과 상지의 움직임을 관찰한다. 초기 입각기, 후기 입각기, 유각기 동안 움직임을 관찰하고 정상 보행 운동학적(kinematics) 수행과 비교한다. 관찰적 보행 분석은 중등도의 검사자간 신뢰도가 있고, 슬관절과 고관절의 시상면에서 발생하는 일치성(concurrence)이 매우 크다.[2]

보행분석은 보조기를 처방하기 위한 목적과 연관되어진다. 예를 들어, 보조기 없이 유각기 동안 다리를 끄는 현상이 나타나면, 보조기는 배측굴곡의 보조나 저측굴곡의 예방으로 이러한 문제를 교정해야 한다. 계속적으로 다리를 끄는 경우는 보조기의 잘못된 정렬이나 기계적인 문제로 수정이 필요하다. 이와 유사하게, 보조기없이 초기 입각기 동안 무릎에 불안정성이 있는 환자에게는 보조기 적용이 무릎 움직임을 제한해야 한다. 기계적인 무릎 잠금장치는 갑작스런 무릎 굴곡으로 환자가 넘어질 수 있는 위험에 노출되지 않게 한다.

동적평가에서 두 번째로 고려할 사항은 보행 장애를 인지하는 것으로 보조기에 영향을 미칠 수 있다. 일부 장애에서 슬관절이 잠긴 장하지보조기는 뻣뻣한 다리 보행(stiff-legged gait)을 만들며 이러한 현상은 유각기 동안 현저하게 나타난다. 환자관리는 유각기 동안 무릎의 비가동성과 입각기 동안 안정성에 초점을 맞추어야 한다. 보행 편위(deviation)는 편측 단하지보조기를 작용하는 경우 반대쪽 다리의 뒤축과 창을 1㎝ 정도 높여주면 극복될 수 있다. 보행 장애의 다른 현상들은 잘못된 보조기 적합성으로 야기되는 보조기 자체에 의한 것이다. 예를 들어, 큰 보행지지면(wide walking base)은 장하지보조기의 내측 지주의 높이가 지나치게 높은 경우에 나타난다. 이들 문제들은 즉각적인 교정이 요구되며, 이로 인해 환자가 나쁜 습관이 발생하지 않게 해야 한다.[3]

보행의 시각적 관찰에 추가해서 환자의 보행소리를 들어야 한다. 보조기에서 발생하는 잡음은 잘못된 정렬이나 일부분이 느슨해진 것이다. 이들의 경우에는 보조기의 미완성을 의미하며 이것은 정렬이상, 피부 손상의 원인이 된다.

초기 입각기 동안 보행장애 / Gait disorders During Early Stance

1. 발바닥 전체 닿기(foot slap): 전족부가 지면에 빠르고 시끄럽게 철퍼덕(slap) 닿음
   a. 해부학적인 요인: 배측굴곡근 약화
   b. 보조기적 요인: 부적절한 배측굴곡 보조; 부적절한 저측굴곡 정지
2. 발가락 닿기(toe contact): 초기 지면 접촉이 전족부로 함. 발가락 끝을 뻗은 자세(tiptoe posture)를 입각기 동안 하거나 안함
   a. 해부학적인 요인: 짧은 다리, 첨족, 신전근 경직, 배측굴곡근 약화, 뒤꿈치 통증, 무릎과 고관절 굴곡 구축
   b. 보조기적 요인: 부적절한 뒤축 높임, 부적절한 배측굴곡 보조, 부적절한 저측굴곡 정지, 부적절한 뒤꿈치 통증의 경감
3. 평발 접촉(flat foot contact): 초기 지면 접촉 시 바닥에 전체 발바닥이 닿음
   a. 해부학적인 요인: 부실한 균형
   b. 보조기적 요인: 신발 창(sole)으로부터 부적절한 견인; 환자가 지팡이 같은 보행보조 기구를 요구함; 부적절한 배측굴곡 보조; 부적절한 저측굴곡 정지
4. 지나친 내측(외측) 발 접촉: 초기 지면 접촉 시 바닥에 발바닥의 내측(외측)면이 닿는 것이며; 일명 과회내(hyperpronation)라고 한다(외측이 닿는 것은 과회외〔hypersupination〕라고 한다).
   a. 해부학적인 요인: 내번근(외번근) 약화, 외반족(내반족), 내반슬(외반슬)
   b. 보조기적 요인: 횡단면 정렬 이상
5. 지나친 무릎 굴곡: 지면에 발이 닿을 때 무릎의 접침(collapses)
   a. 해부학적인 요인: 무릎 신전근의 약화, 짧은 편측 다리, 무릎 통증, 무릎과 고관절의 굴곡 구축, 굴곡근 협력작용, 종족, 약한 저측 굴곡근
   b. 보조기적 요인: 부적절한 무릎 잠금장치, 부적절한 배측굴곡 멈춤, 부적절한 저측굴곡 정지, 부적절한 편측 뒤축 높임, 전방 밴드와 경성 족관절이 있는 단하지보조기 필요, 탄성(resilient)이 있거나 톱니바퀴 뒤축(beveled heel) 필요

6. 반장슬(hyperextended knee): 체중이 하지로 이동됨에 따라 무릎의 과신전이 나타나는 환자
   a. 해부학적인 요인: 무릎 신전근의 약화; 느슨한 무릎 정렬 특히 측부인대와 전십자인대, 신전근 경직; 첨족; 짧은 편측 다리, 편측 무릎과 고관절의 굴곡 구축
   b. 보조기적 요인: 저측굴곡 정지에 무릎 과신전의 부적절한 조절, 지나치게 오목한 하퇴 밴드, 첨족, 반대측 신발 높임에 의해서 보상되지 않음, 부적절한 무릎 잠금
7. 전방으로 체간 굽힘: 지지 하지에 체중이 이동됨에 따라서 환자가 앞으로 눕는 것
   a. 해부학적인 요인: 무릎 신전근의 약화, 고관절의 굴곡 구축, 슬관절의 굴곡 구축
   b. 보조기적 요인: 부적절한 무릎 잠금, 전방 밴드와 경성 족관절이 있는 단하지보조기 필요, 탄성(resilient)이 있거나 톱니바퀴 뒤축(beveled heel) 필요
8. 후방으로 체간 굽힘: 지지 하지에 체중이 이동됨에 따라서 환자가 뒤로 눕는 것
   a. 해부학적인 요인: 고관절 신전근의 약화, 슬관절의 뻣뻣함(ankylosis)
   b. 보조기적 요인: 부적절한 고관절 잠금, 부적절한 무릎 잠금
9. 측방으로 체간 굽힘: 손상된 하지로 서서 체중이 이동됨에 따라서 환자가 옆으로 눕는 것. 환자가 비손상측으로 체간을 구부리는지 기록한다. 골반은 아래 열거된 같은 요인에 대한 반응으로 떨어지거나 후인된다.
   a. 해부학적인 요인: 고관절 외전근의 약화, 외전근 구축, 고관절 탈구, 고관절 통증, 부실한 균형, 짧은 동측 다리, 절단
   b. 보조기적 요인: 장하지보조기의 내측 지주가 너무 높은 경우; 고관절이 부착된 장하지보조기(HKAFO)의 지나친 외전; 불충분한 뒤축 높임; 환자가 지팡이 같은 보행 보조도구가 필요
10. 비정상적 보행지지면(abnormal walking base): 뒤축 중심이 10㎝ 이상 떨어짐. 보행지지면이 5㎝ 이하로 지나치게 좁지 않은지도 기록해야 함.
   a. 해부학적인 요인: 외전 구축, 내전 경직, 부실한 균형, 짧은 반대측 다리
   b. 보조기적 요인: 장하지보조기의 내측 지주가 너무 높은 경우; 고관절이 부착된 장하지보조기(HKAFO)의 지나친 외전; 불충분한 뒤축 높임; 환자가 지팡이 같은 보행 보조도구가 필요

중기, 후기 입각기 동안 보행장애 / *Gait Disorders During Mid- and Late Stance*

1. 부적절한 이동(inadequate transition): 전족부로 체중의 지연된 이동
   a. 해부학적인 요인: 저측굴곡근 약화, 아킬레스건의 염좌나 파열, 종족, 전족부 통증
   b. 보조기적 요인: 부적절한 저측굴곡 정지, 부적절한 배측굴곡 정지, 환자의 신발 창(sole)에 흔들바(rocker bar)가 필요
2. 무릎 내전(외전): 무릎의 내반슬과 외반슬 정렬 증가
   a. 해부학적인 요인: 느슨해진 인대, 약해진 내측(외측) 대퇴사두근과 슬괵근, 관절염적 변화
   b. 보조기적 요인: 장하지보조기의 지주 정렬 이상, 내측(외측) 종아리받침 신전이나 끈이 5개 달린 무릎 패드(knee pad)가 필요

유각기 동안 보행장애 / *Gait Disorders During Swing Phase*

1. 발가락 끌기(toe drag): 지면에 발가락 접촉
   a. 해부학적인 요인: 약해진 배측굴곡근, 신전근 경직, 첨족, 약해진 고관절 굴곡근, 무릎과 발목의 뻣뻣함(ankylosis)
   b. 보조기적 요인: 부적절한 배측굴곡 보조, 부적절한 저측굴곡 정지

2. 계상보행(steppage): 고관절 굴곡이 보행 추진이나 보행동안 항진됨
   a. 해부학적인 요인: 약해진 배측굴곡근, 첨족, 발목의 뻣뻣함
   b. 보조기적 요인: 부적절한 배측굴곡 보조, 부적절한 저측굴곡 정지
3. 회선보행(circumduction): 보행동안 다리를 바깥쪽으로 반원을 그림
   a. 해부학적인 요인: 약해진 배측굴곡근, 약해진 고관절 굴곡근, 신전근 경직, 첨족, 무릎과 발목의 뻣뻣함(ankylosis), 반대측 다리의 짧음, 부적절한 체중이동, 반대측 무릎과 고관절의 굴곡 구축
   b. 보조기적 요인: 무릎 잠금, 부적절한 배측굴곡 보조, 부적절한 저측굴곡 정지
4. 고관절 들림(hip hiking): 전방으로 하지를 나가게 하기 위해 골반이 들림
5. 뒤꿈치 들기(vaulting): 동측 다리가 앞으로 나가기 위해 반대측 다리에 지나치게 저측굴곡되는 것 (노트: 고관절 들림과 회선보행에서의 해부학적인 요인, 보조기적 요인과 같음)

참고문헌
(REFERENCES)

1. Rose JR. Gamble JG, eds. *Human Walking.* 2nd ed. Baltimore, Md: Williams$Wilkins;1994.
2. Krebs DE, Edelstein JE, Fishman S, Reliability of observational kinematic gair analysis. *Phys Ther.* 1985;65:1027-1033.
3. Edelstein JE. Prosthetic and orthotic gait. In: Smidt GL,.ed. *Gait in Rehabilitation.* New York, NY: Churchill Livingstone; 1990.

7장

체간 및 경부보조기
(Trunk and Cervical Orthoses)

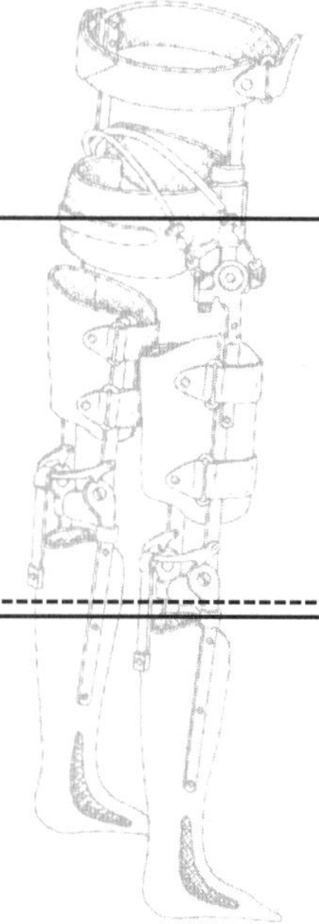

I, that am rudely stamp'd, and want love's majesty
To strut before a wanton ambling nymph;
I, that am curtail'd of this fair proportion
Created of feature by dissembling nature,
Deform'd unfinish'd, sent before my time
Into this breathing world scare half made up.
William Shakespeare, King Richard Ⅲ

경부와 체간을 위한 보조기는 종종 통증의 경감과 변형 최소화를 위해 처방된다. 이것은 사지에 적용하는 보조기처럼 움직임의 보조나 힘의 전달보다는 일차적으로 신체에서 움직임을 제한하거나 신체를 보호한다.

체간보조기
(TRUNK ORTHOSES)

체간보조기의 임상적 활용은 잘 고안된 연구들에서도 상호 연결이 어렵기 때문에 논쟁의 여지가 있다. 그러나 일화같은 증거는 일부 환자에서 통증경감을 경험하고 그래서 보조기를 착용하는 동안 큰 기능을 성취하였다고 주장한다. 체간 근육들은 보조기를 사용하는 동안 이완된다. 추가해서 통증이 발생하지 않는 범위 내의 제한된 움직임은 환자가 익숙한 활동을 하도록 도움을 준다. 단기간 동안의 치료적 적용은 바람직하지만 체간보조기를 너무 장기간 착용하게 되면 환자는 무용성 위축이나 약화가 발생할 것이다. 체간보조기의 심리사회적인 효과를 무시할 수 없으나 체간보조기는 장애의 가시적인 유도체가 된다.

비록 자세, 척주의 움직임에 영향을 주는 것이 목적일 지라도 "척추보조기(spinal orthosis)"는 잘못된 표현이다. 체간보조기는 연부조직 위에 착용하고 일반적으로 골반이나 흉곽 또는 양 골격구조 위에 착용한다. 결론적으로 "체간보조기(trunk orthosis)"는 더욱 정확한 용어이다. 치료적인 의도가 척추에 영향을 주려고 하는 것일지라도 보조기에서 가해지는 힘은 피부와 아래 깔려있는 조직들에 의해서 소멸된다. 피부 인내력은 보조기를 착용할 수 있는 아늑함을 제한하는 주요 요인이다.

1장에서 기술했듯이 "보조기"는 치료적 목적을 위해 신체에 적용하는 적용물을 말한다. 그럼에도 불구하고 가장 일반적으로 사용하는 체간보조기는 종종 "코르셋

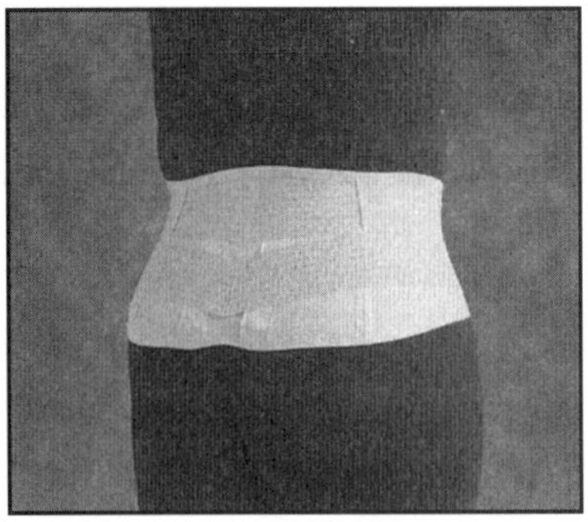

그림 7-1. 천장 코르셋(sacroiliac orthoses) - 후방에서 본 그림(reprinted with permission of CAMP health care).

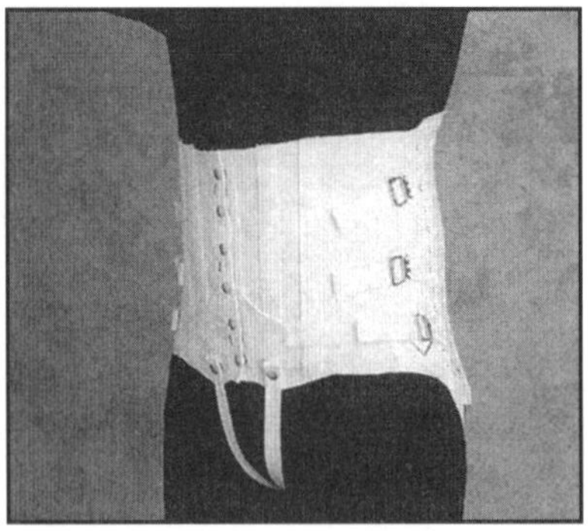

그림 7-2. 요천추 코르셋(lumbosacral corsets) - 전방에서 본 그림(reprinted with permission of CAMP Health care).

(corset)" 또는 "벨트(belt)"로 불린다. 이들 용어는 경성 수평 구조물의 개념이 부족하며, 종종 코르셋 또는 벨트는 수직 강화물을 가지고 있다.

체간을 위한 보조기는 일반적으로 대량생산된다. 현저한 변형이나 일반적인 신체 크기를 갖고 있지 않는 환자는 수제작이 필요하다.

대부분의 체간보조기는 착용했을 때 복부의 압박이 발생하며 복강 내압을 증가시킨다. 일부 체간보조기는 한 면 또는 여러 면의 움직임을 제한한다. 명칭은 보조기가 덮고 있는 부위의 영역뿐만 아니라 생체역학적 효과를 반영하며 예를 들어, 천장보조기(sacroiliac orthosis), 요천추보조기(lumbosacral orthosis), 흉요천추보조기(thoracolumbosacral orthosis)처럼 붙여진다.

천장보조기 | *Sacroiliac Orthoses*

천장보조기(sacroiliac orthoses)는 일명 코르셋(corset)이라고 한다(그림 7-1). 상대적으로 폭이 좁기 때문에 종종 벨트(belt)라고도 불린다. 체간의 아래 부분을 감싼다. 상부는 일반적으로 장골능 아래에서 끝나고, 하부는 서혜인대에서 끝난다. 남성을 위한 벨트는 보조기가 상방으로 전위되는 것을 예방하기 위해 서혜부 스트랩을 만든다. 여성을 위한 벨트는 양말 대님(garter)이 있어 스타킹을 부착시켜 보조기가 그 자리에 있도록 한다. 벨트는 가벼운 캔바스나 유사한 섬유재질로 만들고 수평면 상으로 형태가 주름지는 것을 예방하기 위해서 짧은 수직 강화 지지대(vertical reinforcing stay)를 갖고 있다. 대부분의 벨트는 성인의 다양한 체형에 맞도록 여러 범위의 크기로 대량생산한다.

벨트는 일반적으로 천장부가 늘어나는 것을 경감시키기 위해서 또는 출산 후 발생하는 것 같은 치골결합의 분리를 예방하기 위해 사용된다. 천장보조기는 물건 배달, 가정간호시설 요원 같은 무거운 것을 들어야 하는 곳의 종사자들에 맞추어 사용된다. 추가적으로 치골결합과 후방 관절의 지속적인 스트레스는 요천추 부위에서 척추신전근의 장력을 경감시킨다.[1] 물론 치료적 이득은 착용자의 착용 후 아늑함이 없으면 의미가 없다.

요천추보조기 | *Lumbosacral Orthoses*

코르셋 (Corsets)

코르셋(corsets)은 체간보조기 중에서 가장 흔하게 사용하는 것이다(그림 7-2). 요천추 코르셋(lumbosacral

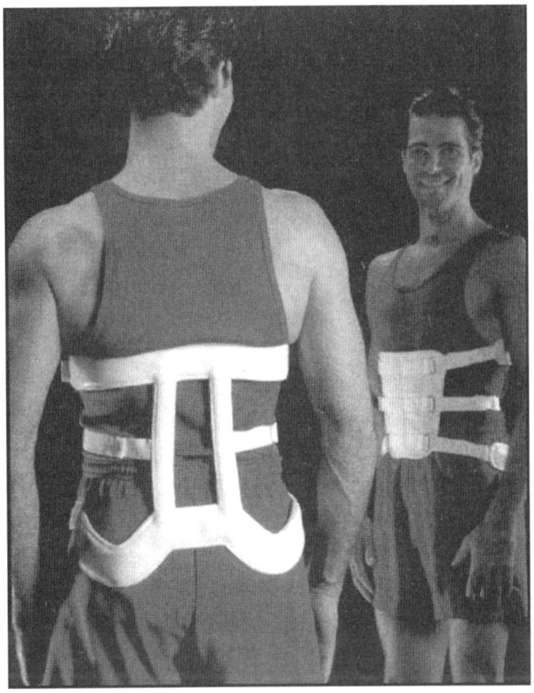

그림 7-3. 요천추 굴곡 신전 조절 보조기 (lumbosacral flexion extension control orthosis, LS FEO) (reproduced with permission of Becker Orthopedic).

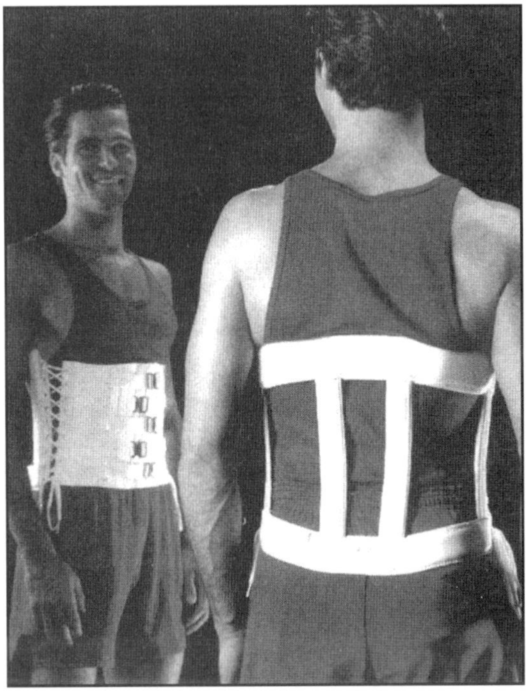

그림 7-4. 요천추 굴곡 신전 측방 조절 보조기 (lumbosacral flexion extension lateral control orthosis, LS FELO) (reproduced with permission of Becker Orthopedic).

corsets)은 검상돌기에서부터 치골결합까지 감싼다. 코르셋의 후방은 견갑골의 하각 바로 아래에서부터 엉덩이의 튀어나온 부위까지 감싼다. 코르셋은 후방 주머니에 경성 플라스틱 판(rigid plastic plate)이 삽입되어 있다. 이 판을 환자에 맞게 성형되어 있고, 일차적으로 체간의 과신전을 제한한다.[2] 코르셋은 복부를 압박하고 복강내압을 증가시켜 척추 신전근의 스트레스를 경감시킨다. 요부에 근육 경축(spasm)을 경험한 환자는 척추근육들이 적게 사용되는 자세에서 통증이 경감됨을 알고 있다.[3,4] 요천추 코르셋은 환자의 고유감각 인지를 개선시킬 수 있다.[5] 요천추 코르셋은 시상면과 횡단면상의 골반 움직임을 최소화하도록 제한하나 전두면 상의 움직임은 중등도로 제한한다.[6]

요천추 굴곡 신전 조절 보조기
(Lumbosacral Flexion Extension Control Orthosis)

요천추 굴곡 신전 조절 보조기(lumbosacral flexion extension control orthosis, LS FEO)는 요천추 코르셋과 같은 범위에서 체간을 덮는다(그림 7-3). 이 보조기는 체어백 보조기(chairback brace)라고 한다. 이것은 경성(rigid) 또는 반경성(semirigid) 수평 요소와 수직 요소가 있다. 흉추 밴드는 견갑골 바로 아래에서 등에 수평하게 위치해야 한다. 골반밴드는 양 엉덩이의 가장 튀어나온 부위를 곡선형으로 덮어야 하며 천추 위에서 평편하게 놓여야 한다. 이 밴드는 척추의 극돌기를 따라 각 옆을 지나며 쌍을 이룬 후방지주에 연결된다. 견고한 섬유성 복대(abdominal front)가 후방지주에서부터 시작해서 보조기 전체에 붙어있다.

이 보조기는 삼점압 원리에 의해서 체간 굴곡이 제한되는데, 후방으로 미는 힘은 복대의 위와 아래에서 작용하고, 전방으로 미는 힘은 후방지주의 중심에서 작용한다. 과신전은 흉부밴드와 골반밴드가 앞으로 미는 힘과 복대의 중앙 부위에서 뒤로 미는 힘에 의해서 제한되어진다.[7]

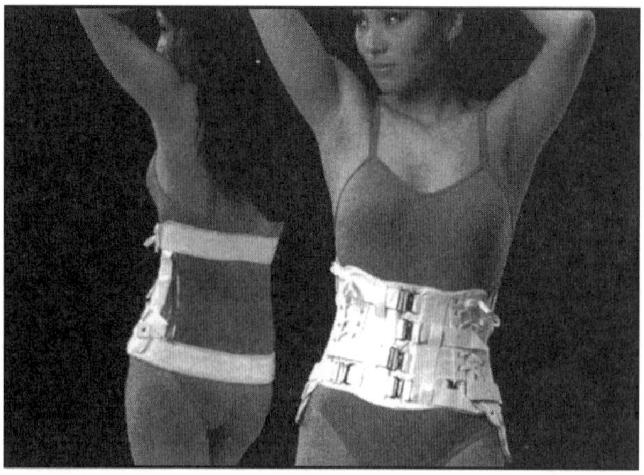

그림 7-5. 요천추 신전 측방 조절 보조기 (lumbosacral extension lateral control orthosis, LS ELO).

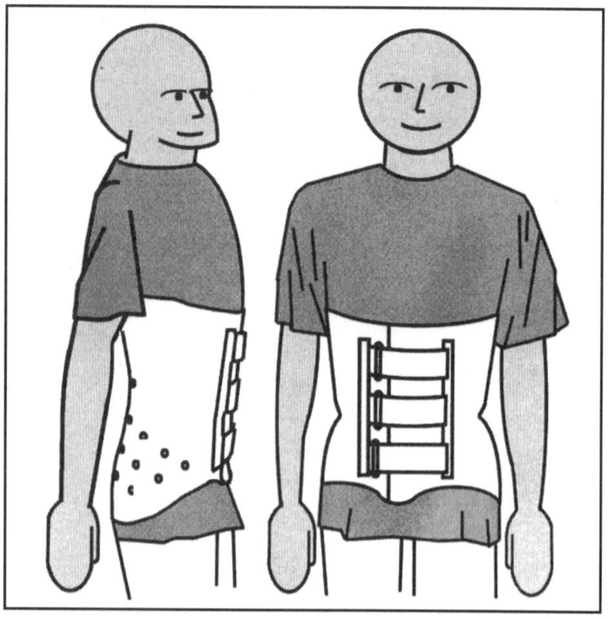

그림 7-6. 요천추 굴곡 신전 측방 회전 조절 보조기 (lumbosacral flexion extension lateral rotary control orthosis, LS FELRO).

요천추 굴곡 신전 측방 조절 보조기
(Lumbosacral Flexion Extension Lateral Control Orthosis)

요천추 굴곡 신전 측방 조절 보조기(lumbosacral flexion extension lateral control orthosis, LS FELO)는 요천추 굴곡 신전 조절 보조기(lumbosacral flexion extension control orthosis, LS FEO)의 양측에 측방지주가 추가된 것이다(그림 7-4). 요천추 굴곡 신전 측방 조절 보조기(LS FELO)는 나이트 보조기(Knight spinal brace)로 알려져 있다.

요천추 굴곡 신전 조절 보조기(LS FEO)와 요천추 굴곡 신전 측방 조절 보조기(LS FELO) 모두 같은 삼점압 원리로 체간의 굴곡과 과신전을 제한한다. 요천추 굴곡 신전 측방 조절 보조기(LS FELO)는 측방지주에 의해서 측방 굴곡을 추가해서 제한한다. 오른쪽으로 체간을 굴곡시킬 때 오른쪽 외측지주의 위와 아래에서 왼쪽 방향으로 미는 힘이, 왼쪽 측방지주의 중간에서는 오른쪽 방향으로 미는 삼점압 원리에 의해서 움직임이 제한된다.[8]

요천추 신전 측방 조절 보조기
(Lumbosacral Extension Lateral Control Orthosis)

요천추 신전 측방 조절 보조기(lumbosacral extension lateral control orthosis, LS ELO)는 윌리암 보조기(Williams brace)로 불리며 골반밴드, 흉부밴드, 측방지주로 구성된다. 측방지주는 흉부밴드에서 선회축(pivot)에 의해 부착되어 있다. 이 보조기는 후방지주 대신에 골반밴드에서 측방지주의 위쪽 1/3까지 각각 뻗어있는 한 쌍의 사선지주(oblique upright)가 있다. 전방은 탄력성 복대가 있다. 요천추 신전 측방 조절 보조기(LS ELO)는 전방으로 미는 힘을 흉부밴드와 골반밴드가 제공하고, 후방으로 미는 힘이 복대의 중간 부위에서 작용하여 체간의 과신전을 제한한다. 후방지주가 없는 요천추 신전 측방 조절 보조기(LS ELO)는 체간의 굴곡을 뚜렷하게 제한하지 않는다. 측방지주는 측방굴곡을 제한한다. 이 보조기는 과도한 전만 자세를 취하지 못하도록 고안되었고 체간 굴곡 운동이 필요한 경우 사용한다.

요천추 굴곡 신전 측방 회전 조절 보조기
(Lumbosacral Flexion Extension Lateral Rotary Control Orthosis)

반경성 플라스틱 재킷(semirigid plastic jacket)에

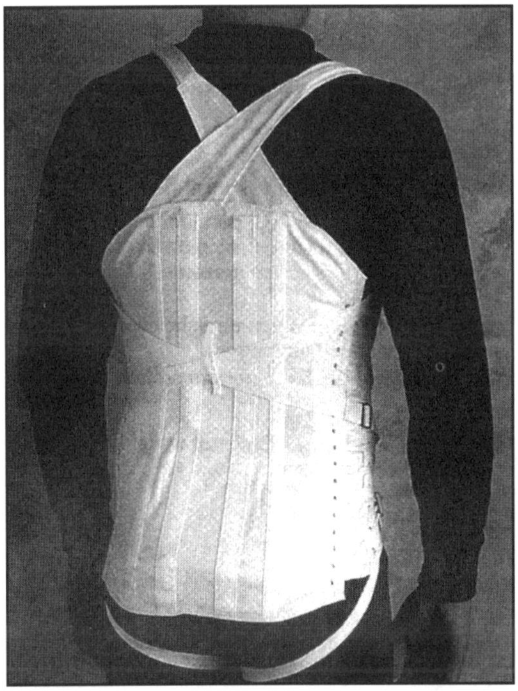

그림 7-7. 흉요천추 코르셋(thoracolumbosacral corset) - 후방에서 본 그림(reprinted with permission of CAMP Health care).

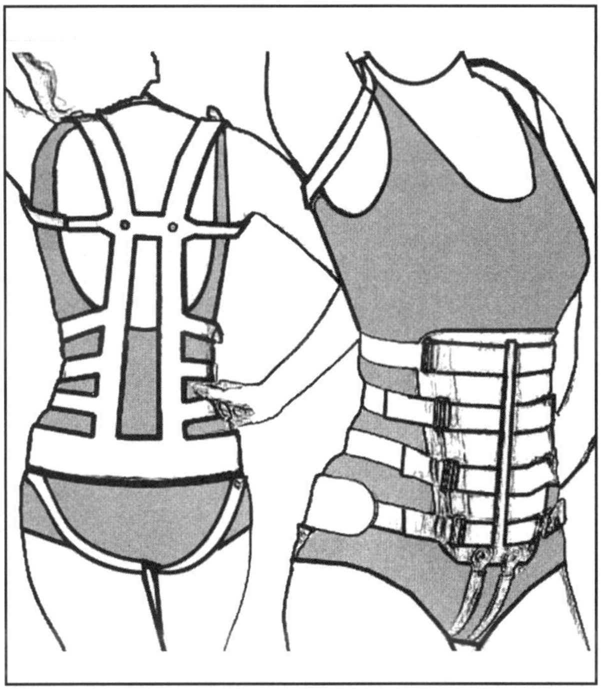

그림 7-8. 흉요천추 굴곡 신전 조절 보조기(thoracolumbosacral flexion extension control orthosis, TLS FEO).

의해서 체간 하부의 모든 움직임을 제한하는 것이 요천추 굴곡 신전 측방 회전 조절 보조기(lumbosacral flexion extension lateral rotary control orthosis, LS FELRO)이다(그림 7-6). 비록 횡단면에서 요추가 많은 움직임을 하지 않지만, 이 보조기는 회전 움직임이 생기는 것을 제한한다.[3, 4, 9-12]

흉요천추 보조기 | *Thoracolumbosacral Orthoses*

대부분의 흉요천추보조기(thoracolumbosacral orthoses, TLSO)는 직물(fabric)이나 경성 후방 부위로부터 뻗어있는 액와 스트랩(axillary strap)이 있고, 가슴 앞에서 액와로 관통하고 뒤로 계속되어져 후방에서 끝난다.

흉요천추 코르셋 (Thoracolumbosacral Corset)

흉요천추 코르셋(thoracolumbosacral corset)은 후방 부분이 상방으로 뻗어있고, 액와 스트랩의 부착점을 제공한다(그림 7-7). 하방 절단선(trimline)은 요천추 코르셋과 동일하며 서혜부 스트랩이나 양말 대님(garters)을 포함한다. 정면에서 남성용 흉요천추 코르셋은 요천추 코르셋과 같은 지점에서 끝난다. 여성용 흉요천추 코르셋은 브래지어를 포함한다. 흉요천추 코르셋은 복강내압을 증가시키고 체간 굴곡과 과신전에 대항하여 최소한의 제한을 제공한다.

흉요천추 굴곡 신전 조절 보조기 (Thoracolumbosacral Flexion Extension Control Orthosis)

흉요천추 굴곡 신전 조절 보조기(thoracolumbosacral flexion extension control orthosis, TLS FEO)는 테일러 보조기(Taylor brace)로 알려져 있고 골반밴드, 견갑골극(scapular spine) 위에서 끝나는 후방지주, 후방지주에서 시작한 복대, 액와 스트랩으로 구성된다(그림 7-8). 견갑간 밴드(interscapular band)는 후방지

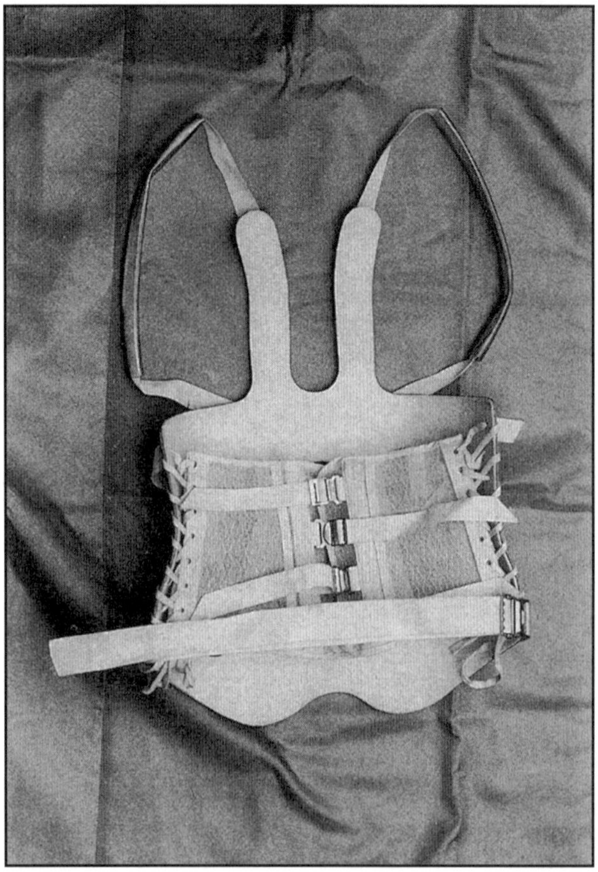

그림 7-9a. 흉요천추 굴곡 신전 측방 조절 보조기 (thoracolumbosacral flexion extension lateral control orthosis, TLS FELO) - 전방에서 본 그림.

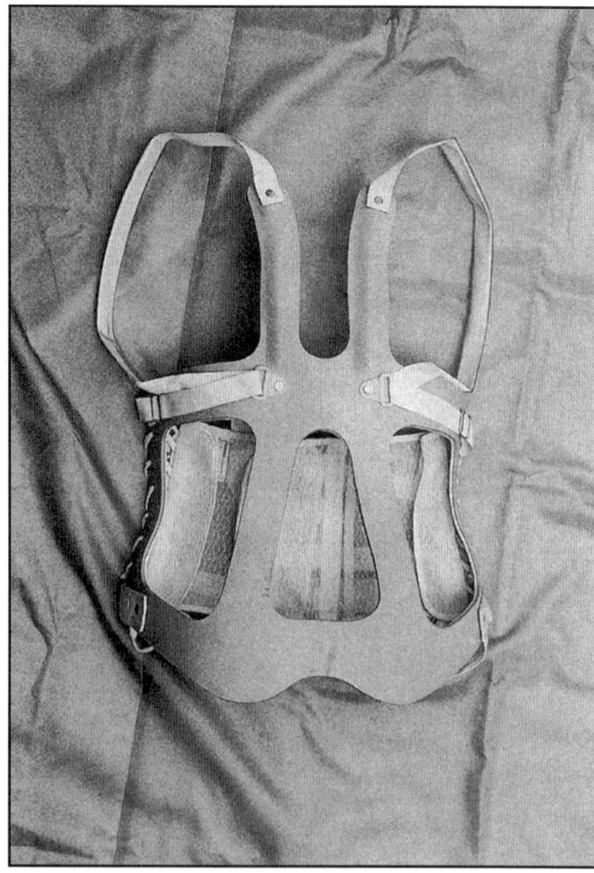

그림 7-9b. 흉요천추 굴곡 신전 측방 조절 보조기 (thoracolumbosacral flexion extension lateral control orthosis, TLS FELO) - 후방에서 본 그림.

주에서 시작해서 양 견갑골극(scapular spine) 위에서 수평으로 놓인다.

이 보조기는 액와 스트랩과 복대의 하부 면에 의해서 후방으로 미는 힘과 후방지주의 중심으로부터 전방으로 미는 힘에 의해서 체간 굴곡이 제한된다. 과신전은 골반밴드와 견갑간 밴드의 전방으로 미는 힘과 복대의 중앙 부위에서 후방으로 미는 힘에 의해서 제한된다.

흉요천추 굴곡 신전 측방 조절 보조기
(Thoracolumbosacral Flexion Extension Lateral Control Orthosis, TLS FELO)

더욱 체간의 움직임을 제한하는 보조기는 흉요천추 굴곡 신전 측방 조절 보조기(thoracolumbosacral flexion extension lateral control orthosis, TLS FELO)이며 나이트-테일러 보조기(Knight-Taylor brace)라고 불린다(그림 7-9a와 그림 7-9b). 흉요천추 굴곡 신전 조절 보조기(TLS FEO)와 유사하며, 흉요천추 굴곡 신전 측방 조절 보조기(TLS FELO)는 견갑간 밴드와 외측지주가 더 길며, 흉부밴드가 있다.

흉요천추 굴곡 신전 측방 조절 보조기(TLS FELO)는 액와 스트랩과 복대의 하부 면에 의해서 후방으로 미는 힘과 후방지주의 중심으로부터 전방으로 미는 힘에 의해서 체간 굴곡이 제한된다. 과신전은 골반 밴드와 흉부밴드의 전방으로 미는 힘과 복대의 중앙 부위에서 후방으로 미는 힘에 의해서 제한된다. 측방지주는 측방 굴곡을 최소화한다.

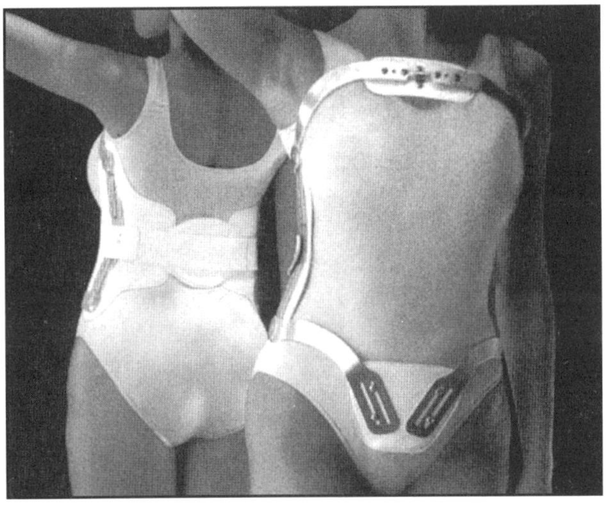

그림 7-10a. 흉요천추 굴곡 조절 보조기 (thoracolumbosacral flexion control orthosis, TLS FO) - 측방 지주 디자인(reproduced with permission of Becker Orthopedic).

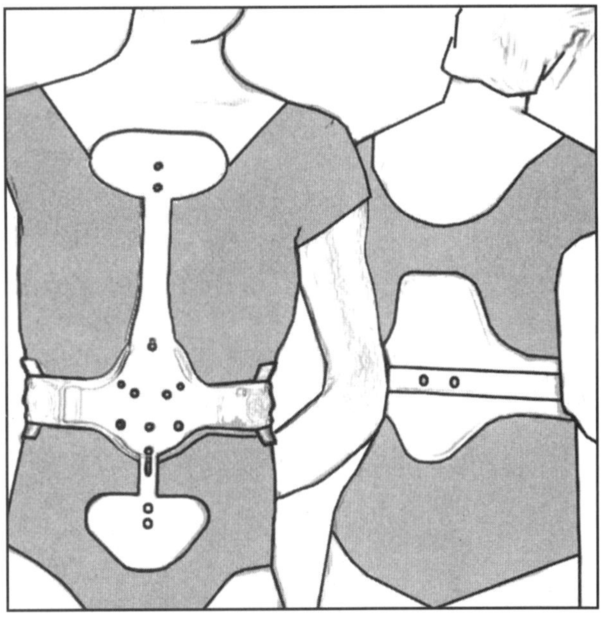

그림 7-10b. 흉요천추 굴곡 조절 보조기 (thoracolumbosacral flexion control orthosis, TLS FO) - 십자형(cruciform) 디자인(reproduced with permission of Becker Orthopedic).

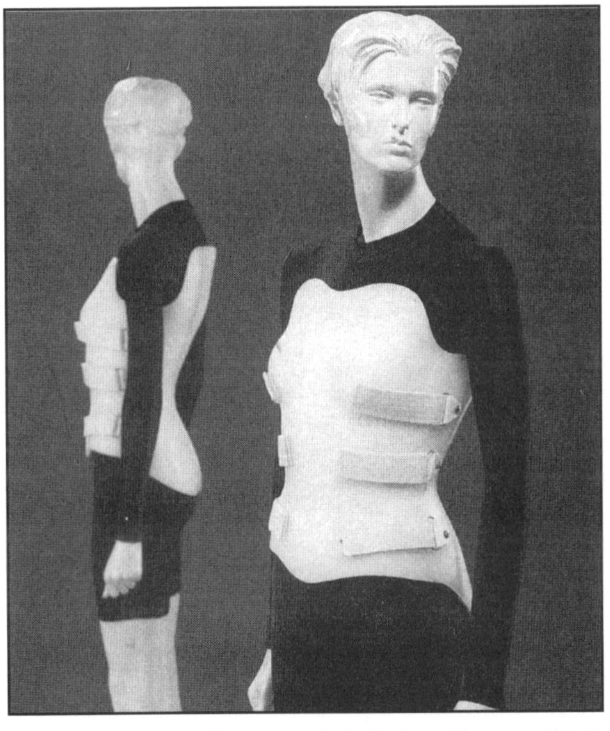

그림 7-11. 흉요천추 굴곡 신전 측방 조절 보조기(TLS FELRO), (reproduced with permission of Spinal Technology, Inc.).

흉요천추 굴곡 조절 보조기
(Thoracolumbosacral Flexion Control Orthosis, TLS FO)

복부를 덮지 않는 체간보조기는 흉요천추 굴곡 조절 보조기(thoracolumbosacral flexion control orthosis, TLS FO)이다(그림 7-10a와 그림 7-10b). 대량생산되는 이 보조기는 두가지 디자인이 있으며 전방 굴곡을 제한하는 같은 삼점압 원리가 적용된다. 측방지주 디자인(lateral upright design) 형태는 전방에는 흉골 판(sternal plate)과 상부 치골 판(suprapubic plate)이 있고 후방에는 후방요부 판(dorsolumbar plate)이 있다. 이 판들은 체간으로부터 비스듬히 놓이게 디자인되어 경성 틀(rigid frame)에 연결되어 진다. 판 위치의 변경은 판과 틀에 있는 여러 개의 나사 홈을 이용해서 가능하다. 다른 형태는 십자형 디자인(cruciform design)으로 전방지주에 의해서 흉골 판과 상부 치골 판이 연결된다. 십자가형 지주는 허리에서 후방요부 판에서 시작한 스트랩으로 감싼다. 이 디자인은 환자가 착용하기가 쉽다.

흉요천추 굴곡 조절 보조기(TLS FO)는 흉추체(thoracic vertebrae body) 골절 성인 환자에게 일차적으로 사용된다. 이 보조기는 분절적 움직임(segmental movement) 뿐만 아니라 거대 척수 움직임(gross spinal movement)을 현저하게 경감시킨다.[13] 또한 흉수신경 손상환자의 체간 고정 상태에서 최대로 피부를 노출하여 볼 수 있게 하기 위한 환자를 위해 처방된다.

흉요천추 굴곡 신전 측방 회전 조절 보조기
(Thoracolumbosacral Flexion Extension Lateral Rotary Control Orthosis, TLS FELRO)

가장 체간 움직임을 제한하는 흉요천추 보조기(TLSO)는 흉요천추 굴곡 신전 측방 회전 조절 보조기(thoracolumbosacral flexion extension lateral rotary control orthosis, TLS FELRO)이다(그림 7-11). 가장 일반적인 형태는 플라스틱 재킷(plastic jacket)으로 신체를 서혜부에서 부터 상부 체간까지 덮는다. 이 재킷은 수작업으로 만들어지고, 일반적으로 환자의 체간에 맞게 폴리에틸렌을 성형하여 만든다. 최근에는 환자 개인의 특성에 기초하여 대량생산한 것으로 맞추어 준다. 흉요천추 굴곡 신전 측방 조절 보조기(TLS FELRO)의 한 형태는 후방 공기팽창식 패드(posterior inflatable pad)가 있는 보조기로 환자가 아늑하게 가해지는 압력이 조정되어질 수 있다.

흉요천추 굴곡 신전 측방 조절 보조기(TLS FELRO)의 다른 형태는 카우혼 보조기(cowhorn brace)로 알려져 있다. 이 보조기는 흉부 밴드에 의해서 전방으로 신전하되 것이 필수적이며 흉골하 패드(substernal pads)에서 끝난다. 오른쪽 흉골하 패드에서 후방으로 미는 힘과 흉부 밴드의 왼쪽 면이 전방으로 미는 힘에 의해서 흉추가 오른쪽으로 회전하는 것이 제한한다. 이러한 짝힘(couple force)의 두 번째는 복대의 왼쪽 하부가 후방으로 미는 힘과 오른쪽 면에서 골반 밴드로부터 전방으로 미는 힘으로 구성된다.

체간보조기 평가
(TRUNK ORTHOSIS EVALUATION)

- 보조기의 편안함
- 골반밴드는 상후장골극(PSIS)과 엉덩이의 후방 가장 튀어나온 부위 사이에 놓임
- 흉추밴드는 견갑골 아래에 놓임
- 흉추밴드는 수평으로 놓임
- 후방지주는 극돌기에 닿지 않음
- 각 후방 지주는 체간의 외측 중심선에 놓임
- 복대는 검상돌기에서 치골결합사이를 덮음
- 상치골 판은 상전장골극(ASIS)과 치골결합 사이에 놓임
- 흉골 판은 경정맥 절흔(jugular notch)과 흉골 각(sternal angle) 사이에 놓임

척추측만증과 척추후만증 보조기
(SCOLIOSIS AND KYPHOSIS ORTHOSES)

흉요천추 보조기(TLSO)의 특별한 형태는 척추측만증(scoliosis)이나 척추후만증(kyphosis)을 가진 아동이나 청소년을 위해 고안된 것이다. 이전의 성인에게 몇 주 동안 착용하기 위해 적용하는 보조기와는 다르게, 척추측만증 보조기는 척추가 성숙에 도달할 때 까지 착용한다. 하루에 16~23시간 동안 착용해야 한다. 가장 튀어나온 부위(apex)가 6번째 흉추보다 높지 않고 측방 만곡이 20~45° 범위를 가진 환자가 가장 효과적이다.

밀워키 보조기(Milwaukee orthosis)는 미국에서 현재까지 사용되는 오래된 척추측만증 보조기이다(그림 7-12). 1940년대에 미국 위스콘신주에 있는 밀워키시에서 보조기제작사인 Richard Bidwell과 의사인 Walter Blount에 의해서 개발되었으며, 유년기 또는 청소년기 척추측만증을 가진 아동을 위해 현재까지 종종 사용된다. 수제작 보조기로 골반대(pelvic girdle), 전방의 단일 금속 지주와 후방에 한 쌍의 지주가 경부링(neck ring)에 연결된다. 경부 링이 후두골 판(occipital plate)을 포함하고 있기 때문에 이 척추측만증 보조기는 때때로 경흉요천추 보조기

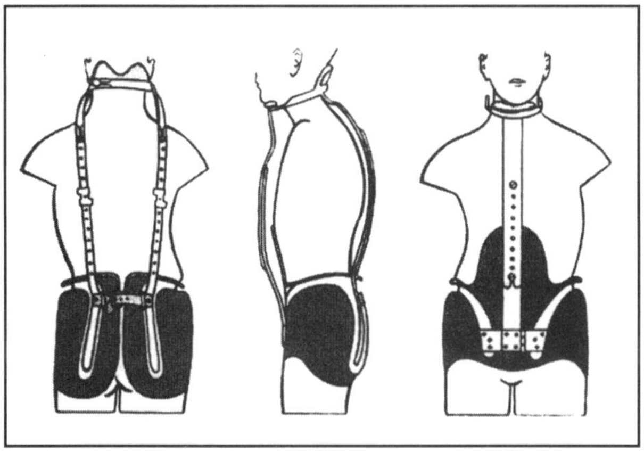

그림 7-12. 개개인에 기초한 흉추 패드가 있는 밀워키 보조기(Milwaukee orthosis)의 기본.

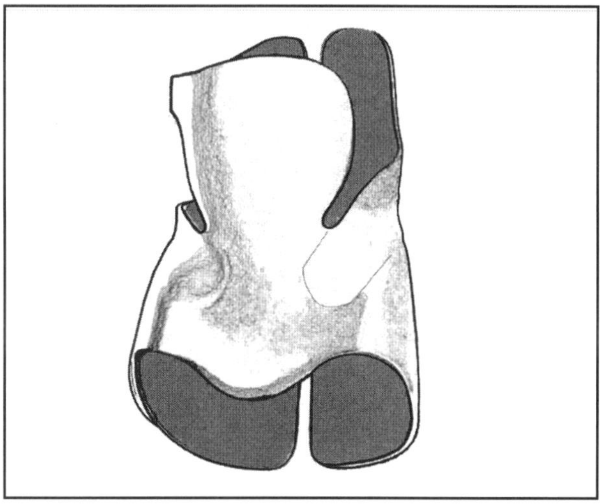

그림 7-13. 보스턴 보조기(Boston orthosis), (reproduced with permission of Boston Brace International, Inc.).

(cervicothoracolumbosacral orthosis, CTLSO)라고도 불린다. 최근의 모델에서는 경부 링이 상부 가슴부위에 놓여 옷 안에 착용하기 쉽게 하고 하악골의 압력 발생 위험을 제거한다. 그것들은 밀워키 보조기 초기 디자인과 관련된 문제점들이었다. 다양한 패드들의 부착점을 제공하여 척추 만곡의 수동적 교정이 가능하다. 환자는 일상생활 동안 종종 간격을 가지고 패드로부터 떨어지는 능동적인 조절을 해야 한다. 최근의 밀워키 보조기는 흉추 만곡의 정점(apex) 위에 "L"자 모양의 흉추 패드를 포함하고 있다. 요추 패드는 다른 일반적인 요소이다.

청소년기 척추후만증이 있는 환자는 때때로 밀워키 보조기를 착용하고, 만곡의 정점에서 각각의 후방지주에 척추후만증 패드를 부착시킨다.

밀워키 보조기의 새로운 변경형태는 보스턴 보조기(Boston orthosis)로 미국 메사츄세추주의 보스턴시에 있는 아동병원에 조사하는 보조기제작사인 William Hall에 의해서 개발되었다(그림 7-13).[14] 이 흉요천추 보조기(TLSO)는 경부 링을 가지고 있지 않기 때문에 "low profile"이라고 한다. 그래서 밀워키 보조기보다는 덜 눈에 띠기 때문에 청소년 환자에게 많이 활용된다. 다른 여러 가지 면에서도 밀워키 보조기와는 다르다. 첫째, 보스턴 보조기는 다양한 범위의 크기로 제작된 플라스틱 모듈(module)로 만든다. 둘째, 압력 패드는 체간에 조절하는 힘을 적용하기 위한 모듈(module)로 보조기 내부에 부착되어 있다. 보스턴 보조기의 변형형태는 척추분리증(spondylolysis)이나 척추골전위증(spondylolithesis)을 가진 환자에게 유익한 것으로 만들어졌다.[15]

다른 low profile 척추측만증 보조기는 윌밍턴 보조기(Wilmington orthosis)와 뉴욕 정형외과병원 보조기(New York Orthopeadic Hospital orthosis)이다. 윌밍턴 보조기는 미국 델라워주 윌밍턴시에 있는 듀폰 아동 병원(DuPont Children's Hospital)에서 개발되었다.

뉴욕 정형외과 병원 보조기는 미국 뉴욕시에 있는 콜롬비아 의학센터(Columbia Medical Center)에서 고안되었다(그림 7-14). 양 보조기 모두 착용하기 쉽도록 전방이 열려있다. 윌밍턴 보조기는 환자를 최대한으로 수동적 교정을 가한 상태를 유지하게 한 체간 성형한 모델 위에서 수제작 플라스틱 재킷을 만든다. 뉴욕 정형외과 병원 보조기는 수제작으로 만들며, 플라스틱 재킷 내부에 교정용 패드를 장착한다. 보조기의 효율성은 얼마나 강력하게 보조기가 조여졌는지(fastened), 압

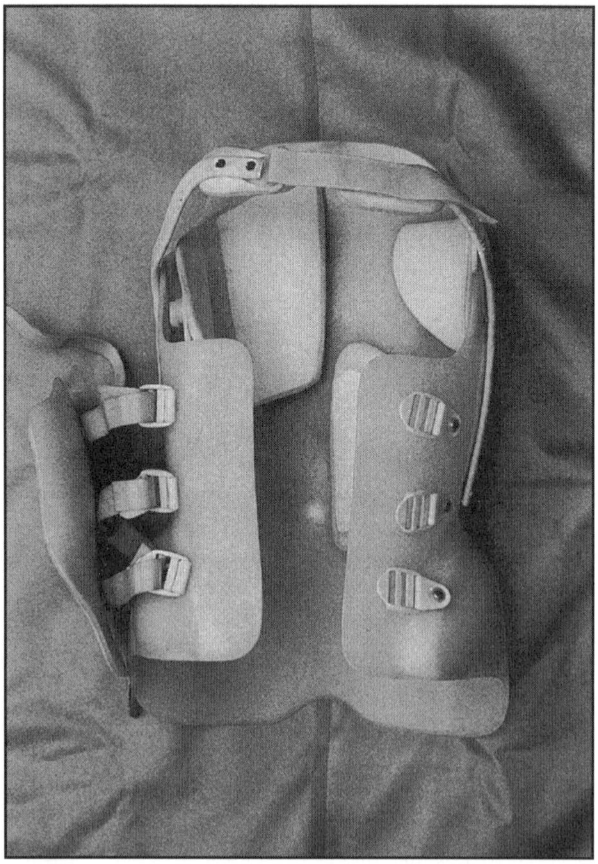

그림 7-14. 뉴욕 정형외과병원 보조기(New York Orthopeadic Hospital orthosis). 이 모델에서는 흉추 패드가 빠진 상태이다.

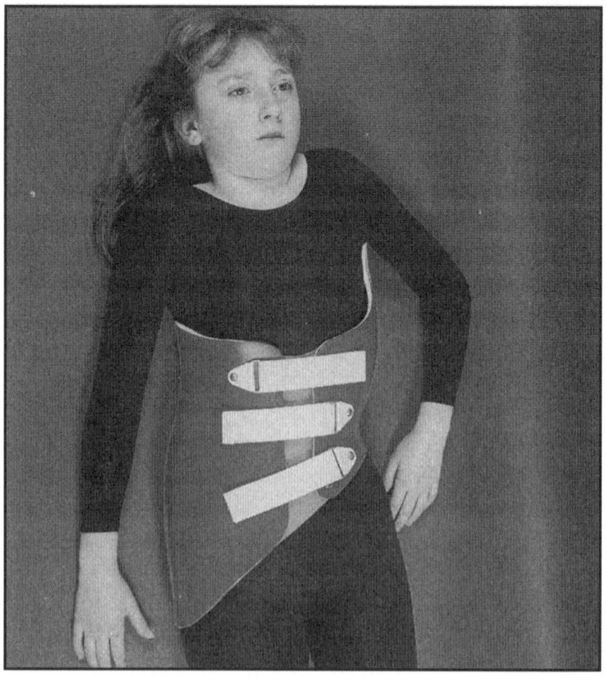

그림 7-15. 누워있는 아동에게 적용한 척추측만증 예견 보조기(Providence Scoliosis System), (reproduced with permission of Spinal Technology, Inc.).

력 패드의 위치, 디자인에 의해서 크게 영향을 받게 된다.[16]

이전의 보조기는 목욕과 운동을 하는 짧은 시간을 제외하고는 낮과 밤 동안 착용해야 한다. 최근에는 환자가 누웠을 때만 착용하는 여러 보조기가 고안되었다. 가장 많이 사용하는 두 가지 형태는 찰스턴 굽힘 보조기(Charleston bending brace)와 척추측만증 예견 시스템(providence scoliosis system)이다(그림 7-15). 찰스턴 굽힘 보조기는 체간을 과도하게 교정한 상태로 유지하도록 유도한다. 척추측만증 예견 보조기는 만곡의 정점에서 반대측의 하부 절단선과 동측에 상부 절단선까지 성형한다. 제한된 임상 경험으로 제안하면, 이들 보조기는 밀워키 보조기와 또는 유사한 보조기보다 좋은 결과를 낳는다.[17-20]

척추측만증과 척추후만증 보조기 평가 (Scoliosis and Kyphosis Orthosis Evaluation)

- 골반대는 치골결합과 대전자에서 끝남
- 골반대는 장골능에서 지나친 압박을 받지 않음
- 골반대는 복부를 압박함
- 후두골 패드는 후두골 결절에 바로 아래 놓임
- 요추 패드, 흉추 패드, 척추후만증 패드는 만곡의 정점에서 견고한 압박을 제공함
- 지주는 호흡 동안 가슴 팽창을 허용함

경부보조기 (Cervical Orthoses)

목을 위한 보조기는 칼라(collars), 세움대 보조기(post devices), 최대 고정 보조기(maximum

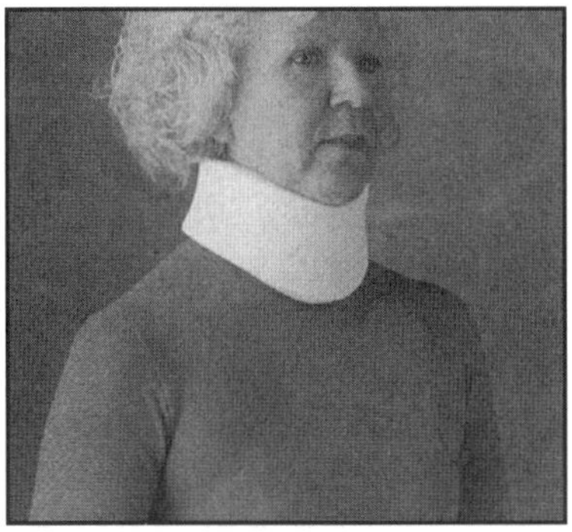

그림 7-16. 연성 칼라(soft collars), (reprinted with permission of CAMP Health care).

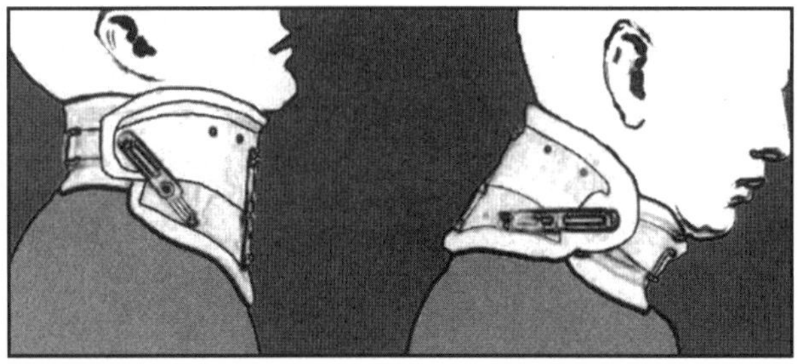

그림 7-17. 반경성 칼라(semirigid collars).

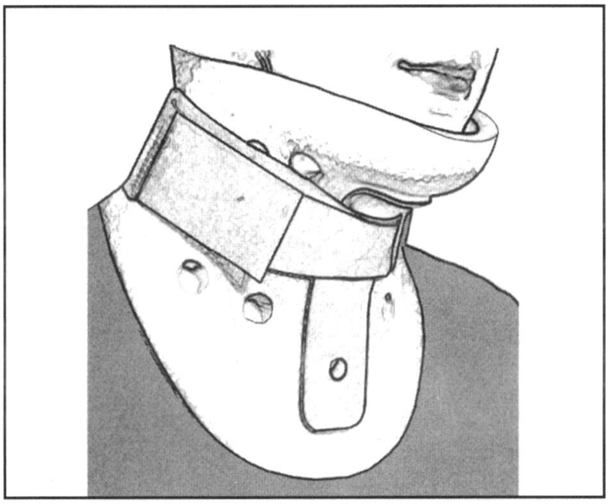

그림 7-18. 필라델피아 칼라(Philadelphia collar).

immobilizing orthoses)로 나눌 수 있다. 경부보조기는 외관이 서로 다르고 목의 움직임을 제한하게 되어있다. 대부분 대량생산을 한다.

칼라 | *Collars*

유연성 또는 반경성 보조기(flexible or semirigid orthosis)로 때때로 연성 칼라(soft collars)라고 하며, 단단한 재질로 목 주위를 감싼다(그림 7-16). 종종 이 칼라는 폼 고무(foam rubber), 폼 플라스틱(foam plastic), 휄트(felt) 재질의 넓은 길고 가느다란 조각(strip)이 면 스타키넷(cotton stockinette)에 의해서 감싸여져 벨크로(velcro, hook-and-pile tape)로 고정하게 되어 있다. 폴리에틸렌 판이 반경성 칼라에 종종 사용된다(그림 7-17). 일부 칼라는 수직 버팀대(stay)가 있는 것이 있으며 약간의 목 움직임을 제한한다. 강화물을 첨가함에도 불구하고 칼라는 다른 경부보조기에 비하여 적은 제한을 한다.[21, 22] 이 보조기는 착용자에게 심한 목 움직임을 못하도록 경각시킨다. 또한 열을 보존하여 근육 경축(muscle spasm)의 발생을 감소시켜 줄 수 있다.

칼라의 변형 형태는 필라델피아 칼라(Philadelphia collar)로 알려져 있다(그림 7-18). 이 보조기는 1971년 미국 펜실베니아주(Pa) 필라델피아시에 있는 보조기제작사인 Anthony Calabrese에 의해서 개발되었다. 전방 수직 강화물이 있는 폴리에틸렌 폼으로 만들었고, 전방은 턱에서 흉골까지 뻗어 있으며, 후방은 후두골 결절에서 견갑골 극 위까지 뻗어 있다. 일부 디자인은 기관절개술 관(tracheotomy tube)을 삽입하기 위해서 전방에 구멍이 있는 것도 있다. 필라델피아 칼라는 일반적인 칼라보다 더욱 움직임을 제한하며, 특히 경부 굴곡을 더욱 제한한다. 필라델피아 칼라의 편안하게 잘 맞춘 형태는 목 주위에 화상을 입은 환자에게 과성장하는 반흔조직을 조절하기 위해 사용할 수 있다.

세움대 보조기 | *Post Orthoses*

경부보조기에 경성 수직 세움대(rigid vertical posts)가 있는 것은 다른 보조기보다 더욱 움직임을 제한하고 시원하게 한다. 이러한 보조기는 상부에 턱과

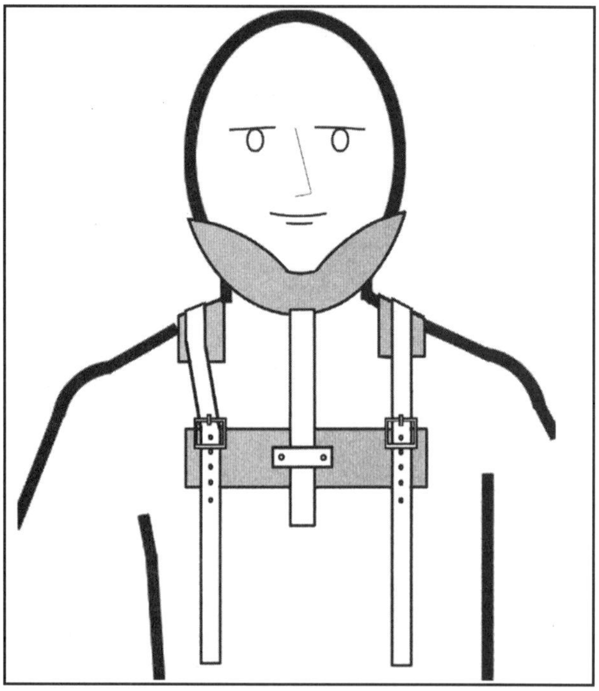

그림 7-19. 세움대가 두 개인 보조기(two-post orthosis).

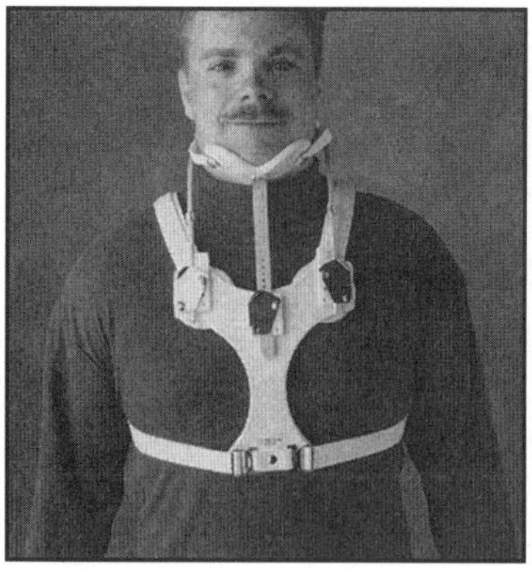

그림 7-20. 세움대가 세 개인 보조기 (three-post orthosis), (흉골-후두골-하악골 고정기, sternal-occipital-mandibular immobilizer, SOMI), (reprinted with permission of CAMP Health care).

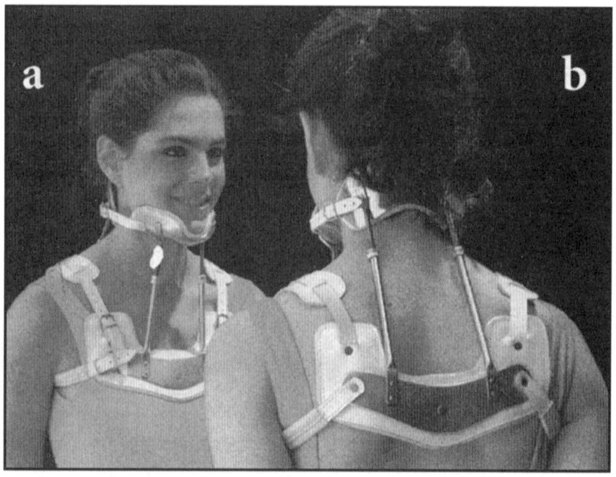

그림 7-21. 세움대가 네 개인 보조기(four-post orthosis): a. 전방에서 본 그림. b. 후방에서 본 그림.

후두골을 연결하고 하부에서 가슴과 위쪽 등에 놓인다. 상부 부위의 전방과 후방 요소는 벨트로 채워진다. 유사하게 하부 부위의 전방과 후방 요소는 벨트로 채워져 착용하고 조정할 수 있으며, 그리고 보조기를 고정하기 위한 스트랩이 있다. 세움대는 상부 부위와 하부 부위 간에 뻗어있다. 대부분의 경우에서 세움대는 조정이 가능해서 머리의 자세를 조절할 수 있다.

세움대가 두 개인 보조기(two-post orthosis)는 전방과 후방 중심에 세움대가 있다(그림 7-19). 이 보조기는 목의 굴곡과 신전을 제한하나 경부 회전과 측방 굴곡을 제한하는데는 효과적이지 않다.

세움대가 세 개인 보조기(three-post orthosis)는 흉골-후두골-하악골 고정기(sternal-occipital-mandibular immobilizer, SOMI)로 알려져 있다(그림 7-20). 중앙 전방 세움대는 하악골 판에서 끝난다. 다른 두개의 세움대는 구부러져서 가슴 판으로부터 양측 옆으로 지나 후두골 판에서 연결된다. 이 보조기는 목의 돌림 없이 환자를 똑바로 누운 자세에서 적용할 수 있게 디자인된 것이다. 흉골-후두골-하악골 고정기(SOMI)는 목의 굴곡 제한을 특히 효과적으로 할 수 있다. 이 보조기의 변형 형태는 하악골 판에서 연장하여 전두 밴드(forehead band)를 부착한 것도 있다.

세움대가 네 개인 보조기(four-post orthosis)는 전방 세움대와 후방 세움대가 하악골 판과 후두골 판 양측으로 설정되어 있다(그림 7-21). 동시에 목의 굴곡과 신전뿐만 아니라 경부 회전과 측방 굴곡을 제한한다.[23-25]

최대 고정 보조기 / *Maximum Immobilizing Orthoses*

경부 골절이 있는 환자나, 척수손상이 있거나 없는

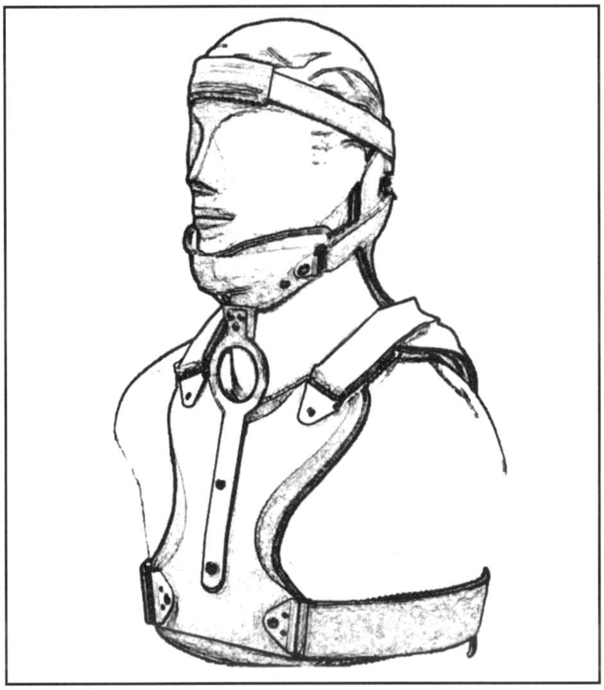

그림 7-22. 미네르바 보조기(Minerva orthosis).

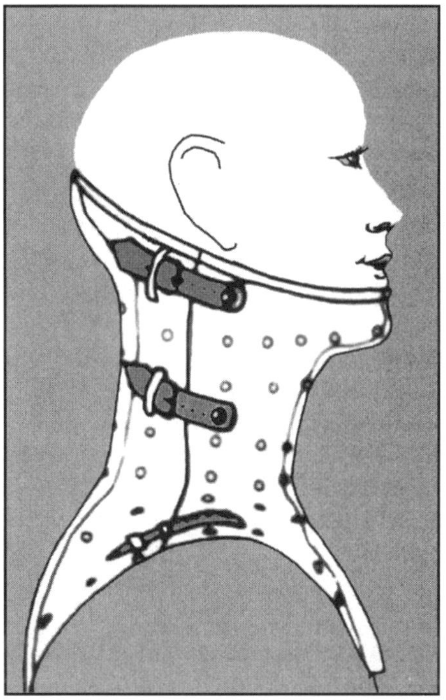

그림 7-23. 퀴레스 보조기(cuirass orthosis).

환자는 현저하게 목을 감싸 움직임을 제한하는 보조기를 착용해야 한다. 이러한 보조기는 환자의 신경근골격계 상태의 악화를 예방하기 위해서 처방한다. 이 보조기는 머리와 가슴의 외측에서 착용되는 것과 같은 비침습적(noninvasive) 방법과 또는 다른 것은 두개골에 핀(pin)을 삽입하는 침습적(invasive) 방법이 있다.[26]

비침습적(noninvasive) 보조기는 미네르바 디자인(Minerva design)과 퀴레스 디자인(cuirass design)이다. 미네르바 보조기(Minerva orthosis)는 수제작이나 대량생산이 가능하다(그림 7-22). 반경성 전방 부는 가슴 중간에서 턱으로 뻗으며, 반경성 후방 부위는 후방 중앙에서부터 두개골의 두정골 부위(parietal area)까지 뻗는다. 후방 부위는 패드를 댄 밴드로 앞쪽으로 전두 부위까지 감싼다.[27] 그 이름은 그리스로마 신화에서 제우스(Zeus) 신의 사랑하는 딸인 미네르바(Minerva)를 본뜬 것이다. 미네르바는 그녀의 이마에서 천둥을 발사할 수 있는 사나운 전투광(fierce combatant)으로 기술되어 있다. 그녀는 또한 지혜의 화신(embodiment of wisdom)이다. 전두밴드에서 대뇌 광선과 지능이 발생하는 것으로 알려져 왔다.

퀴레스 보조기(cuirass orthosis)는 일반적으로 반경성 플라스틱으로 수제작 한다(그림 7-23). 전방 가슴 부위는 미네르바 보조기와 유사하다. 후방 부위는 두개골의 후두두정골 가상자리 위에서 끝난다. "퀴레스"는 가죽으로된 연결선이 있는 중세 갑옷(medieval armor)에서 유래했고, 머리와 목을 감싸고 보호하기 위해 착용하였다. 퀴레스 보조기는 때때로 화상이나 사경으로 인한 굴곡 구축을 예방하기 위해서 사용한다.

가장 빈번하게 최대 고정을 위해서 처방되는 보조기는 헤일로 보조기(halo orthosis)로 세움대 보조기의 침습적 형태이다(그림 7-24). 전방과 후방 가슴 판에 부착된 네 개의 세움대가 경성 링(rigid ring)에 연결된다. 정형외과의사는 두개골의 두피(scalp), 피하조직, 두개 건막(epicranial aponeurosis), 치밀골의 두개 외측면을 통해서 네 개의 나사를 통해 링을 고정한다. 네 개의 핀이 링을 고정하고 있기 때문에 두개골 내부로

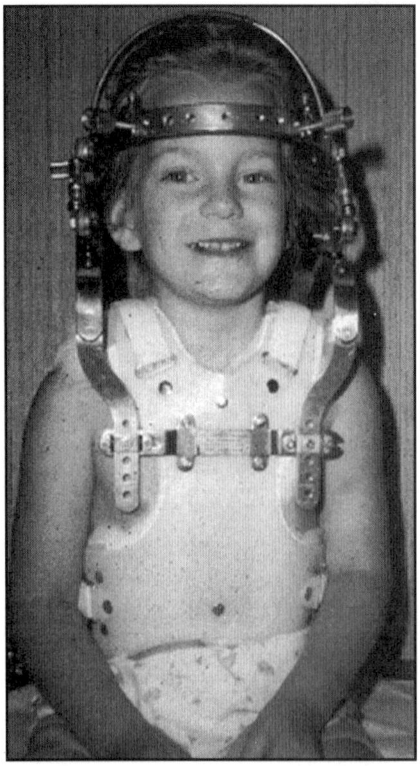

그림 7-24. 헤일로 보조기(halo orthosis), (reproduced with permission of Fillauer, Inc.).

너무 많이 핀을 삽입할 필요는 없다. 보조기제작사는 바람직한 목의 자세를 만들기 위해서 세움대의 높이를 조정해야 한다. 가슴 판은 일반적으로 압력의 집중을 최소화하기 위해서 양가죽을 깔아준다. 이 보조기의 이름은 "후광(halo)을 닮은 링"에서 온 것이다. 이 보조기는 모든 방향에서 목의 움직임을 최대로 고정하기 위해서 처방된다. 착용자의 균형 조절에 손상을 주기 때문에 넘어질 위험이 증가된다.[28]

경부보조기 평가 (Cervical Orthosis Evaluation)

- 머리가 적절한 위치에 있음
- 흉골 판이 경정맥 절흔과 흉골 각 사이에 있음
- 후두골 판은 후두골 결절 바로 아래 놓여 있음
- 하악골 판은 턱에서 일정하게 압력을 적용함
- 흉추 판은 견간골 극에 접촉하지 않음

처방을 위한 안내 (Guidelines for Prescription)

체간보조기와 경부보조기 처방을 위한 생체역학적 안내지침은 아래와 같다.

1. 보조기는 복부의 압박에 의해서 체간 신전근의 스트레스를 줄이는 복대를 포함해야 한다. 복대의 크기는 환자의 외형과 추가적 움직임의 제한이 필요한 양에 맞추어 선정해야 한다.
   a. 천장 코르셋(sacroiliac corset)
   b. 요천추 코르셋(lumbosacral corsets)
   c. 요천추 굴곡 신전 조절 보조기(lumbosacral flexion extension control orthosis, LS FEO)
   d. 요천추 굴곡 신전 측방 조절 보조기(lumbosacral flexion extension lateral control orthosis, LS FELO)
   e. 요천추 신전 측방 조절 보조기(lumbosacral extension lateral control orthosis, LS ELO)
   f. 요천추 굴곡 신전 측방 회전 조절 보조기(lumbosacral flexion extension lateral rotary control orthosis, LS FELRO)
   g. 흉요천추 코르셋(thoracolumbosacral corset)
   h. 흉요천추 굴곡 신전 조절 보조기(thoracolumbosacral flexion extension control orthosis, TLS FEO)
   i. 흉요천추 굴곡 신전 측방 조절 보조기(thoracolumbosacral flexion extension lateral control orthosis, TLS FELO)
   j. 흉요천추 보조기(TLSO)는 흉요천추 굴곡 신전 측방 회전 조절 보조기(thoracolumbosacral flexion extension lateral rotary control

orthosis, TLS FELRO)

2. 체간 굴곡을 제한하기 위해서는 복대, 흉골 패드, 상치골 패드, 후방지주, 후방 부가 있는 보조기를 사용해야 한다. 제한되어져야할 체간의 활동범위와 추가적 움직임의 제한이 필요한 양에 맞추어 선정해야 한다.
   a. 요천추 굴곡 신전 조절 보조기(lumbosacral flexion extension control orthosis, LS FEO)
   b. 요천추 굴곡 신전 측방 조절 보조기(lumbosacral flexion extension lateral control orthosis, LS FELO)
   c. 요천추 굴곡 신전 측방 회전 조절 보조기(lumbosacral flexion extension lateral rotary control orthosis, LS FELRO)
   d. 흉요천추 굴곡 조절 보조기(thoracolumbosacral flexion control orthosis, TLS FO)
   e. 흉요천추 굴곡 신전 조절 보조기(thoracolumbosacral flexion extension control orthosis, TLS FEO)
   f. 흉요천추 굴곡 신전 측방 조절 보조기(thoracolumbosacral flexion extension lateral control orthosis, TLS FELO)
   g. 흉요천추 굴곡 신전 측방 회전 조절 보조기(thoracolumbosacral flexion extension lateral rotary control orthosis, TLS FELRO)
3. 체간 신전을 제한하기 위해서는 복대, 흉추 밴드, 골반 밴드가 있는 보조기를 사용해야 한다. 제한되어져야할 체간의 영역과 추가적 움직임의 제한이 필요한 양에 맞추어 선정해야 한다.
   a. 요천추 굴곡 신전 조절 보조기(lumbosacral flexion extension control orthosis, LS FEO)
   b. 요천추 굴곡 신전 측방 조절 보조기(lumbosacral flexion extension lateral control orthosis, LS FELO)
   c. 요천추 굴곡 신전 측방 회전 조절 보조기(lumbosacral flexion extension lateral rotary control orthosis, LS FELRO)
   d. 요천추 신전 측방 조절 보조기(lumbosacral extension lateral control orthosis, LS ELO)
   e. 흉요천추 굴곡 신전 조절 보조기(thoracolumbosacral flexion extension control orthosis, TLS FEO)
   f. 흉요천추 굴곡 신전 측방 조절 보조기(thoracolumbosacral flexion extension lateral control orthosis, TLS FELO)
   g. 흉요천추 굴곡 신전 측방 회전 조절 보조기(thoracolumbosacral flexion extension lateral rotary control orthosis, TLS FELRO)
4. 체간 외측 굴곡을 제한하기 위해서는 측방 지주가 있는 보조기를 사용해야 한다. 제한되어져야할 체간의 영역과 추가적 움직임의 제한이 필요한 양에 맞추어 선정해야 한다.
   a. 요천추 굴곡 신전 측방 조절 보조기(lumbosacral flexion extension lateral control orthosis, LS FELO)
   b. 요천추 신전 측방 조절 보조기(lumbosacral extension lateral control orthosis, LS ELO)
   c. 요천추 굴곡 신전 측방 회전 조절 보조기(lumbosacral flexion extension lateral rotary control orthosis, LS FELRO)
   d. 흉요천추 굴곡 신전 측방 조절 보조기(thoracolumbosacral flexion extension lateral control orthosis, TLS FELO)
   e. 흉요천추 굴곡 신전 측방 회전 조절 보조기(thoracolumbosacral flexion extension lateral rotary control orthosis, TLS FELRO)
5. 체간 회전을 조절하기 위해서 보조기에 체간을 감싸는 경성 부분이 포함되어야 한다.
   a. 요천추 굴곡 신전 측방 회전 조절 보조기(lumbosacral flexion extension lateral rotary control orthosis, LS FELRO)
   b. 흉요천추 굴곡 신전 측방 회전 조절 보조기

(thoracolumbosacral flexion extension lateral rotary control orthosis, TLS FELRO)

6. 밤과 낮으로 척추측만증과 척추후만증을 조절하기 위해서 골반과 흉곽을 고정하는 것이 필요하다. 밀워키 보조기와 보스턴 보조기는 교정 힘을 제공하는 패드가 있다. 선택은 조절되어지는 양에 의해서 결정된다.
   a. 밀워키 보조기(Milwaukee orthosis)
   b. 보스턴 보조기(Boston orthosis)
   c. 뉴욕 정형외과병원 보조기(New York Orthopeadic Hospital orthosis)
   d. 윌밍턴 보조기(Wilmington orthosis)
7. 밤에만 척추측만증과 척추후만증을 조절하기 위해서 변형의 반대 방향으로 체간을 고정시키는 보조기를 사용한다. 선택은 체간을 싸고 있는 범위에 의해서 결정해야 한다.
   a. 찰스턴 굽힘 보조기(Charleston bending brace)
   b. 척추측만증 예견 보조기(providence scoliosis orthosis)
8. 목 움직임의 최소한의 제한을 하기 위한 보조기는 목을 완전히 감싸야 한다. 선택은 제한의 양과 목을 싸고 있는 범위에 의해서 결정해야 한다.
   a. 연성 칼라(soft collars)
   b. 경성 칼라(hard collars)
9. 목의 굴곡을 제한하기 위해서 보조기는 전방과 후방의 경성 지주나 경성 구조물이 있어야 한다. 선택은 제한의 양과 목을 싸고 있는 범위에 의해서 결정해야 한다.
   a. 필라델피아 칼라(Philadelphia collar)
   b. 세움대가 두 개인 보조기(two-post orthosis)
   c. 세움대가 세 개인 보조기(three-post orthosis), 흉골-후두골-하악골 고정기(sternal-occipital-mandibular immobilizer, SOMI)
   d. 세움대가 네 개인 보조기(four-post orthosis)
   e. 미네르바 보조기(Minerva orthosis)
   f. 퀴레스 보조기(cuirass orthosis)
   g. 헤일로 보조기(halo orthosis)
10. 목의 신전을 제한하기 위해서 보조기는 전방과 후방의 경성 지주나 경성 구조물이 있어야 한다. 선택은 제한의 양과 목을 싸고 있는 범위에 의해서 결정해야 한다.
   a. 세움대가 두 개인 보조기(two-post orthosis)
   b. 세움대가 네 개인 보조기(four-post orthosis)
   c. 미네르바 보조기(Minerva orthosis)
   d. 퀴레스 보조기(cuirass orthosis)
   e. 헤일로 보조기(halo orthosis)
11. 목의 측방 굴곡을 제한하기 위해서 보조기는 측방 지주나 경성 구조물이 있어야 한다. 선택은 제한의 양과 목을 싸고 있는 범위에 의해서 결정해야 한다.
   a. 세움대가 네 개인 보조기(four-post orthosis)
   b. 미네르바 보조기(Minerva orthosis)
   c. 퀴레스 보조기(cuirass orthosis)
   d. 헤일로 보조기(halo orthosis)

요약
(SUMMARY)

체간을 위한 보조기는 극단 범위의 움직임이나 근 장력에 의해 야기되는 통증을 경감시키기 위해서 일반적으로 처방된다. 단기간에 통증이 사라지게 하는 것이 바람직하며, 체간보조기를 장기간 착용할 경우 무용성 위축, 약화, 심리적인 의존성을 유발할 수 있다. 보조기는 신체의 외면에 적용하는 것이기 때문에 척주의 자세 유지에 영향을 주는 힘은 피부와 연부조직에서 분산된다. 피부가 견디어내는 편안한 범위에서 보조기의 힘 적용이 되어야 한다.

천장, 요천추, 흉요천추 부위는 체간보조기에 의해서 덮여진다. 코르셋은 때때로 벨트라고도 하며, 경성 수평 요소를 포함하고 있지 않다. 천장 코르셋은 천장부 팽창을 줄이거나 치골결합 분리, 무거운 물건을 드는 작업을 하는 노동자를 위해 요부 염좌에 대비하여 예방적 차원으로 처방한다. 요천추보조기는 코르셋과 굴곡과 신전, 굴곡과 신전과 측방 움직임, 신전과 측방 움직임, 굴곡과 신전과 측방과 회전 움직임을 제한하기 위한 보조기를 포함한다. 특히 이들 보조기는 골반 밴드와 흉부 밴드와 섬유 복대가 있어, 체간 신전근의 움직임을 줄여주기 위해 복강 내압을 증가시킨다. 대부분의 보조기는 후방 지주를 갖고 있고, 반면 일부에서 측방 지주가 있다. 움직임의 조절은 삼점압 원리에 성취된다(예, 굴곡 조절은 후방 지주의 중간에서 전방으로 미는 힘과 복대의 위와 아래에서 후방으로 미는 힘에 의해 이루어짐).

흉요천추보조기는 코르셋을 포함하며 굴곡과 신전, 굴곡과 신전과 측방 움직임, 굴곡과 신전과 측방과 회전 움직임을 제한하기 위한 보조기를 포함한다. 흉요천추 굴곡 조절 보조기는 복부 앞을 조절하지 못하며, 흉추 추체에 압박 힘을 제한하기 위해 처방된다.

척추측만증과 척추후만증 보조기는 밀워키 보조기(Milwaukee orthosis)를 포함해서 보스턴 보조기(Boston orthosis), 뉴욕 정형외과병원 보조기(New York Orthopeadic Hospital orthosis), 윌밍턴 보조기(Wilmington orthosis)가 있으며 이들 모두 체간의 최대 교정 상태를 유지하고 환자 골격의 성숙이 이루어질 때까지 16~23시간 동안 착용해야 한다. 찰스턴 굽힘 보조기(Charleston bending brace)와 척추측만증 예견 보조기(providence scoliosis orthosis)는 환자가 누워 있는 밤 동안 착용하기 위해 고안되었으며 체간의 과도한 교정 위치를 유지하게 한다.

경부보조기는 다양한 방향으로 신전되고 작용하는 목의 움직임을 제한하기 위해서 사용한다. 유연성 또는 반경성이건 간에 칼라는 목 전체를 감싸며 환자가 과도한 움직임을 피하도록 한다. 필라델피아 칼라는 목의 움직임을 제한한다. 세움대 보조기는 더욱 움직임을 제한하며 세움대가 두 개인 보조기(two-post orthosis), 세움대가 세 개인 보조기(three-post orthosis), 세움대가 네 개인 보조기(four-post orthosis)가 있으며 마지막 것이 최대로 제한한다. 목의 움직임을 최대로 고정하는 것은 비침습적인 것은 미네르바 보조기(Minerva orthosis)와 퀴레스 보조기(cuirass orthosis)에 의해서 이루어지고, 침습적인 것은 헤일로 보조기(halo orthosis)에 의해서 되어진다.

질문
(Thought Questions)

1. 탄력성 체간 지지대는 편지를 배달하는 사람이나 공항에서 짐을 운반하는 사람을 위해서 일반화되어졌다. 이들 종사자들에게 이러한 지지대를 사용하는 것에 대한 당신의 의견은? 요통을 예방하는데 도움을 줄 수 있는 방법은 어떤 것인가? 근 위축을 개선할 수 있는 방법은? 정답을 설명하시오.
2. 골다공증의 병력이 있는 폐경기 여성에게 그녀의 척추에 압박 골절을 예방하기 위한 코르셋의 착용에 대한 당신의 의견을 설명하시오.
3. 특발성 측만증이 있는 많은 사춘기 소녀는 보조기를 착용하고 학교에 나타나서 수치감을 느끼는 것보다는 경미한 척추 만곡을 참고 지내는 것이 낫다고 생각한다. 이들 환자의 척추측만증 관리를 촉진하기 위해 사용할 수 있는 여러 전략을 기술하시오.
4. 요천추 코르셋에서 발생하는 압력/힘 시스템을 기술하시오.
5. 연성 칼라를 처방하는 3종류의 서로 다른 환자를 기술하시오.

참고문헌
(References)

1. Van Poppel MN, Koes BW, van der Ploeg T. Lumbar surpports and education for the prevention of low

back pain industry. *JAMA*, 1998;279:1789-1794.

2. Deamer RM, Anderson RB. Improved orthotic low-back surpport for help with low-back skin. *Journal of Prosthetics and Orthotics.* 1997;9:38-41.
3. Lantz S, Schutlz A. Lumbar spine orthosis wearing: effects on trunk muscle myoelectric activity. *Spine.* 1986;11:838-842.
4. Lantz S, Schultz A. Lumbar spine orthosis wearing: restiction of gross body motion. *Spine.* 1986;11:834-837.
5. McNair PJ, Heine PJ. Trunk proprioception: enhancement through lunbar brace. *Arch Phys Med Rehibil.* 1999;80:96-99.
6. Vogt L, Pfeifer K, Portscher M, Banzer W. Lumbar corset: their effect on three-dimensonal kinematics of the pelvis. *J Rehabil Res Dev.* 2000;37:495-499.
7. Spratt KF, Weinstein JN. Letmann TR, Woody J, Sayre H, Efficacy of flexion and extention treatmanes incorporationg braces for low-back pain patients with retrodisplacement, spondylolisthesis, or normal sagittal translation. *Spine.* 1993;18:1839-1849.
8. Tuong H, Dansereau J, Maurais G, Herrera R. Three-dimesional evaluation of lumner orthpsis effects on spinal behavior. *J Rehabil Res Dev.* 1998;35:34-42.
9. Bell DF, Ehrlich MG, Zaleski DJ. Brace treatment for symptomatic spondylolisthesis. *Clin Orthop.* 1989;142:538-540.
10. Finder MW, Plasmans MT. The effect of four types of support on the seggmental mobility of the lumbosacral joint. *J Bone Joint Surg [Am].* 1983;65:943-947.
11. Sinaki M, Lutness MP, llstrup DM, Chu CP, Gramse RR. Lumbar spondylolishesis: retrospective comparison and three-year follow-up of two conservative treatment programs. *Arch Phys Med Rehibil.* 1989;70:594-598.
12. Smith KM. A Prelimirary report on a new desigh of a spinal orthosis for spondlitic patients: review of the litererature and initiation for future study of a new design. *Journal of Prosthetics and Orthotics.* 1998;10:45-49.
13. Van Leeuwen PJ, Bos RP, Derksen JC, de Vries J. Assessment of spinal movement reduction by thoracolumbar-sacral orthoses. *J Rehabil Res Dev.* 2000;37:35-403.
14. Olafsson Y, Saraste H, Soderlund V, Hoffsten M. Boston brace in the treatment of idiopathic scoliosis. *J Pediatr Orthop.* 1995;15:524-527.
15. Steiner ME, Micheli LJ. Treatment of symptomatic spondylolysis and spondylolisthesis with the modified Boston brace. *Spine.* 1985;10:937-943.
16. Wong MS, Mak AFT, Luk KDK, el al. Effectiveness and biomechanics of spinal orthoses in the treatment of adolescent idiopathic scoliosis. *Prosthlet Orthot Int.* 2000;24:148-162.
17. Montgomery F, Willner S, Appelgren G. Long-term follow-up of patients with adolescent idiopathic scoliosis treatment conservatively: an analysis of the clincal value of progressiong. *J Pediatr Orthop.* 1990;10:48-52.
18. Peltonen J, Poussa M, Ylikoski M, Three-year results of bracing in scoliosis. *Acta orthop Scand.* 1988;59:484-490.
19. Rowe DE, Bernstein SM, Riddick MF, Adler F, Emans JB, Gardner-Bonneau D. A meta-analysis of the efficacy of nonoperative treatment of idiopathic scoliosis. *J Bone Joint Surg [Am].* 1997;79:664-674.
20. Winter RB. Lonstein JE, Drogt J, Noren CA. The effectiveness of bracing in the nonoperative treatments of idiopathoc scoliosis. *Spine.* 1986;11:790-731.
21. Carter VM, Fasen JM, Roman JM, Hayes KW, Petesen CM. The effect of a soft collar, used as

nomally recommand or reversed, on three planes of cervical range of motion. *J Orthop Sports Phys Ther.* 1996;23:209-215.

22. Kaufman BS, Lunsford TR, Lunsford BR, Lance LL. Comparison of three prefabricated cervical collars. *Orthotics and Prosthetics.* 1986;39:485-489.
23. Althoff B, Goldie IF, Cervical Collars in rheumatoid atlanto-axial subluxation: a radiographic comparison. *Ann Rheum Dis.* 1980;39:485-489.
24. Lunsford TR, Davidson M, Lunsford BR, The effectiveness of four comtemporary cervical orthoses in restricting cervical motion. *Journal of Prosthetics and Orthotics.* 1994;6:93-99.
25. Sandler AJ, Drorak J, Humke T, Grob D, Daniels W. The effectiveness of several cervical orthoses: an in vivo comparison of the mechanical stabillity provided by several widely used models. *Spine.* 1996;21:1624-1629.
26. Catipovic RM, Title LA, Mollendorf JC. A new cervical-thoracic orthosis clincal report of seven cases. *Journal of Prosthetics and Orthotics.* 1998;10:33-36.
27. Sharpe KP, Rao S, Ziogras A. Evalution of the effectiveness of the Minerva cervicothoracic orthosis. *Spine.* 1995;20:1475-1479.
28. Richardson JK, Ross ADM, Riley B, Rhodes RL. Hallo vest effect on balance. *Arch Phys Med Rehibil.* 2000;81:255-257.

추천도서
(REFERENCES READING)

1. Bassett GS, Bunnell WP, MacEwen GD. Treatment of idiopathic scoliosis with the Wilmington brace. *J bone Joint Surg [Am].* 1986;68:602-605.
2. Beavis A. Cervical orthoses. *Prosthlet Orthot Int.* 1989;13:6-13.
3. Cassella MC, Hall JE, Current treatment approches in th nonoperative and operate management of adolescent idiopathic scoliosis. *Phys Ther.* 1991;71: 897-909.
4. Emans JB, Kaelin A, Bancel P, et al. The boston bracing system for idiopathic scoliosis: follow-up results in 295 patients. *Spine.* 1986;11:792-801.
5. Price CT, Scoot DS, Reed FE, Riddick MF. Nighttime bracing for adolescent idiopathic scoliosis with the Charleston bending brace: preliminary report. *Spine.* 1990;15:1294-1299.

사례 연구 (CASE STUDIES)

아래의 사례에 대해서 적절한 보조기를 선택하고 장기치료 목표과 단기치료 목표, 치료계획을 세우시오.

- FC는 46세의 남성으로 장부 기록자(bookkeeper)로 익숙하지 않은 많은 양의 화단가꾸기를 하였다. 그는 다음날 아침에 왼쪽 엉덩이에 방사통과 왼쪽 다리 뒤로 내려가는 심한 요통으로 잠을 깼다. 그는 앞으로 구부릴 때, 왼쪽으로 구부릴 때, 똑바로 발을 들 때, 저항을 준 상태로 왼쪽 고관절 내전과 굴곡 움직임 시 통증을 호소했다. 똑바로 누워서는 양측 상전장골극(ASIS)의 압박 시 통증을 호소했다. 오른쪽 옆으로 누워서는 왼쪽 장골능에서 통증을 호소했다. 엎드려서는 천골을 압박 시 통증을 호소했다. 그는 왼쪽 발, 특히 뒤꿈치에 저린 감각(paresthesia)이 있다고 하였다. 슬개인대와 아킬레스 건 반사는 정상반응이었다.
- RK는 심한 골다공증이 있는 72세 여성 박물관 자원봉사자이다. 그녀는 20세 때보다 2인치 정도 키가 줄었고 그녀의 옷은 더 이상 잘 맞지 않는다고 하였다. 그녀는 경미하게 왼쪽 흉부와 오른쪽 요부에 척추후만측만증(kyphoscoliosis)이 있고, 골반이 기울어져있다. 최근에 흉부 중앙에서 통증이 발생하였다.
- AN은 30°의 특발성 오른쪽 흉부, 왼쪽 요부 척추측만증과 왼쪽이 오른쪽보다 높은 골반 경사가 있는 14세의 여자 학생이다. 다리 길이는 동일하다. 그녀는 그녀의 주치의사가 보조기를 착용할 것을 추천하자 울음을 터트린 것으로 보인다.
- MT는 약 6주 전에 자신의 차가 타인의 차에 의해서 받쳐서 목에 과신전 손상을 입은 35세 남성 변호사이다. 방사선 소견 상 골절은 없었다. 그는 모든 목의 움직임 시 통증이 있고, 특히 신전 시 심하다고 하였다. 수동 움직임은 양측에서 목 신전과 측방 회전에서 제한되었다.
- LR은 지갑을 훔치려는 남자에 의해서 공격을 받은 67세의 여성 재봉사이다. 도둑은 강압적으로 벽에 여러 차례 밀었다. 병원에서 그녀는 경추 5번(C5)의 골절로 진단받았다. 그녀의 목은 외과적으로 고정되고 8주 동안 헤일로 견인을 착용했다. 최근 골절이 치유되어 헤일로 견인은 제거하였다. 그녀의 목은 매우 제한된 범위에서 능동적 움직임이 가능하고 왼쪽 팔에서 손목으로 방사통을 호소하였다. 왼쪽 상완이두근 반사는 감소되었다. 그녀는 왼쪽 팔의 회전근개(rotator cuff), 상완이두근, 상완근, 요골상완근, 삼각근, 대원근, 능형근의 근력이 양호(fair) 상태였다. 다른 모든 근육은 정상 근력 강도를 가졌다.

사례연구 의견/반대의견 (POINT/COUNTERPOINT)

BL은 6개월 된 첫째 아기를 임신한 27세 여성이다. 그녀는 왼쪽 엉덩이와 왼쪽 다리에서 뒤꿈치까지 방사통이 있는 심한 요통으로 고통 받고 있다. 통증은 체간을 굴곡, 왼쪽 다리를 들었을 때, 왼쪽으로 측방 굴곡 시, 엎드린 상태에서 천골을 눌렀을 때, 환자를 바로 눕힌 상태에서 양측 상전장골극을 눌렀을 때 나타난다. 통증의 감소는 오른쪽 옆으로 누워 장골능을 눌렀을 때 나타난다. 환자가 똑바로 누웠을 때 왼쪽 다리보다 오른쪽 다리가 3㎝ 정도 길게 나타났으나, 다리를 뻗고 앉은 상태에서는 하지의 길이가 같았다.

보조기 처방 (ORTHOTIC PRESCRIPTION)

JOAN SAYS

인대의 느슨함과 복부 체중의 증가가 통증의 주요 기여요인이다. 천장골 벨트보다 나는 탄력성 복부 지지대가 있고 비대해진 복부에 적응하기 위한 옆에 끈을 묶는 판넬(side-laced panels)이 있는 요천추 코르셋의 사용을 제안한다. 이 코르셋은 체간의 넓은 부위에 힘을 가할 것이고 그래서 더욱 편안할 것이다.

JAN SAYS

나는 인대의 느슨함을 나타내는 임신 동안 발생하는 호르몬 변화에 대응하여 골반대를 안정시키기 위해 최소한의 제한을 하는 보조기를 추천한다. 그래서 그녀의 통증을 경감시키기 위해서는 천장 벨트가 적절하다.

장기 목표 (LONG-TERM GOALS)

JOAN SAYS

나는 그녀가 편안한 상태에서 남은 출산 휴가 전 2개월 동안 학생교육을 계속해야 하기 때문에 통증 조절에 대해 다룰 것이다. 나는 또한 출산 후 건강에 대해 고려할 것이다.

- 통증 경감
- 다리 길이 차이가 있는지 결정할 것이고, 만약 있다면 그것이 통증에 기여하는 요인을 결정할 것이다.

JAN SAYS

그녀의 임신 동안 편안함을 유지하기 위해서는 나는 다음을 제안한다.

- 관리할 만한 수준으로 통증 해소
- 다리 길이 차이 해소

JOAN SAYS	JAN SAYS

단기 목표 (SHOT-TERM GOALS)

JOAN SAYS

- 2주에 VAS 통증척도 상 최소 2점 정도 통증 경감
- 왼쪽 발 아래 블록을 드는 것으로 기립 시 다리 길이를 측정
- 보조기의 독립적인 착용 성취

JAN SAYS

- 2주에 VAS 통증척도 상 최소 2점 정도 통증 경감
- 다리 길이 차이의 원인을 심층 조사

치료 계획 (TREATMENT PLANS)

JOAN SAYS

- 아래 부분이 위로 올라가는 것을 방지하기 위해 코르셋을 조여 주는 것을 강조하며 보조기를 바르게 착용하는 것을 교육한다. 손거울을 사용하여 피부를 조사하는 방법을 알려준다.
- 통증을 경감시키기 위해 온열과 마사지를 한다. 가정 프로그램을 만들어 주어 환자가 가열 패드를 안전하게 대주고 천장 부위를 그녀 스스로 마사지할 수 있게 한다.
- 요부에 부드러운 스트레칭 운동을 한다.
- 가장 편안하게 의자에 앉는 자세와 침상 자세를 선택한다.

JAN SAYS

- 요통을 줄이기 위해서 척추 가동화를 시킨다.
- 네발기기 자세, 고양이 등 자세, 하지 들기, 자세 안정성 운동 등과 같은 요부와 천장 안정화를 위한 가정 운동 프로그램을 시행한다.
- 앉은 자세, 옆으로 누운 자세, 똑바로 누운 자세에서 더 좋은 지지를 위해 베개를 사용해서 자세유지를 한다.
- 참아낼 수 있는 범위에서 습열을 천장 부위에 가한다.
- 요부 마사지를 그녀의 남편에게 교육한다.
- 다리 길이 차이로 나타나는 영향과 신발의 정형적 수정의 필요성을 평가하기 위해서 보행분석을 한다.

8장

상지보조기
(Upper-Limb Orthoses)

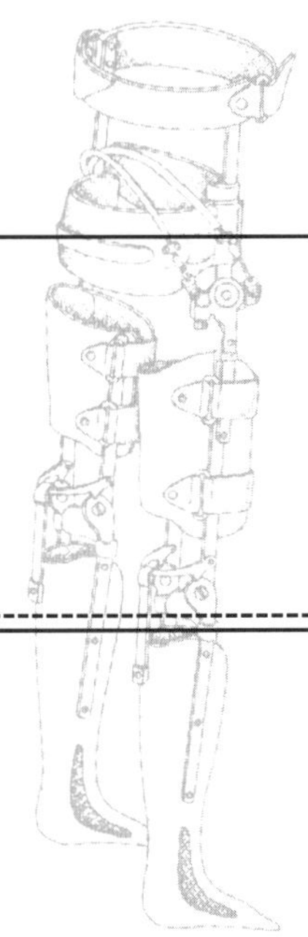

부드러운 작은 손을 가진다,
섬세한 손가락 끝의 술 장식,
그것을 눌러라 – 삽입구 안에 –
이러한 전부를 가져라, 당신은 행운아이다.
William Schwenk Gibert, The Gondoliers

상지보조기는 팔걸이(sling)와 경성보조기를 포함한 어깨에 대한 적용에서부터 주관절 보조기, 광범위한 다양한 수부와 수근관절-수부 장치까지가 범위이다. 단기간 사용과 관련한 것들은 스프린트(splint)라고 부른다.

상지의 부분에 따른 보조기를 고려하여 부목(brace)을 대는 것으로, 보조기는 일차적 기능, 다시 말하자면 보조용(assistive) 또는 보상용(substitutive), 보호용(protective), 교정용(corrective)과 관련한 장치들로 분류할 수 있다. 보조와 보상용(substitutive) 보조기들은 마비환자를 위해 적용한다; 이 장치들은 잔존 운동력을 증가시키거나 상실된 해부학적 기능을 대신하여 기계적 관절 운동과 안정성을 제공한다. 보호용 보조기는 관절염의 경우 통증을 감소시키거나 화상의 경우처럼 구축이 발생되는 것으로부터 손상된 관절을 보호한다. 교정용 보조기는 피부 또는 관절낭(capsular) 구축이 있는 곳에 관절가동범위를 증가시키기 위해 사용된다.

도구의 내성(환자의 보조기 착용에 대한 의지)은 모든 보조기에 대해 관련되지만 특히 수부와 수근관절-수부 보조기와 관련하여 중요하다. 이러한 도구들은 항상 눈에 보이는 것이다. 환자에게 유익이 될지라도 그것들이 일상활동을 수행하는 동안 장애가 되고, 불편하거나 손의 감각이 있는 부위를 덮고 있다면 실패한 것과 같다.

수부와 수근관절-수부 보조기
(HAND AND WRIST-HAND ORTHOSES)

보조용과 보상용 수부 보조기(hand orthosis, HOs)와 수근관절-수부 보조기(wrist-hand orthosis, WHOs)는 재활분야에서 광범위하게 사용되어진다.[1, 2] 비록 다양한 디자인이 소아마비 환자를 위해 개발되었더라도 보조기는 중추와 말초 신경 질환을 가진 사람을

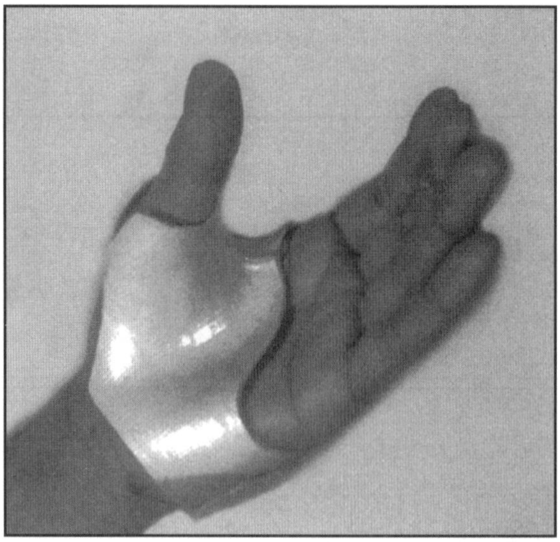

그림 8-1a. 기본적 대립 보조기(basic opponens orthosis) - 플라스틱.

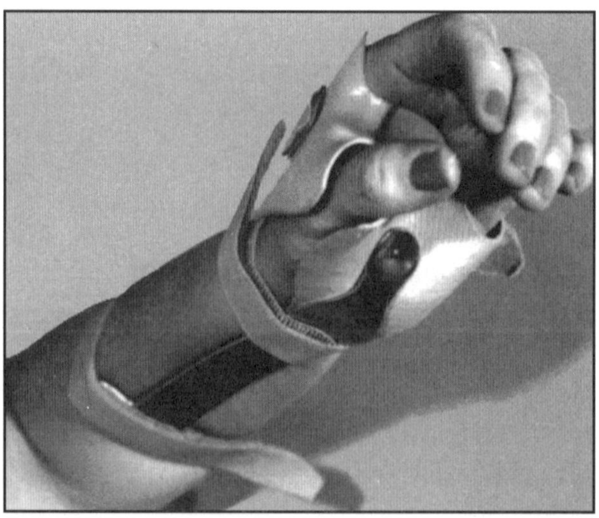

그림 8-2. 손목 조정용 대립 보조기(Opponens orthosis with wrist control)(미국 정형외과 의사협회로부터 재인용. 보조기의 도해서: 생체역학적 원리와 적용. 2판. Philadelphia, PA: W.B. Saunders; 1985:165 W.B. Saunders 출판사의 허가를 받음).

위해 일차적으로 처방되어진다. 보조용 보조기는 환자가 잔존 운동력의 사용을 최대화할 수 있도록 위치를 정한다. 보상용 보조기는 손가락 움직임을 유발하는 손목 또는 더 근위의 신체 부위를 움직임으로서 환자가 잡기(prehension)를 할 수 있도록 해준다.

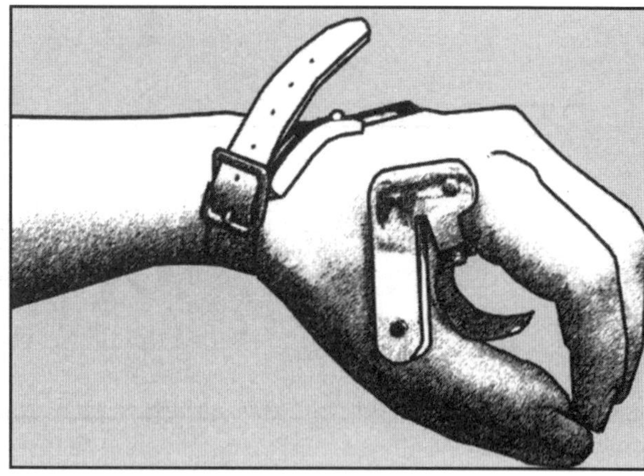

그림 8-1b. 기본적 대립 보조기(basic opponens orthosis) - 알루미늄.

보조용 보조기 (*Assistive Orthoses*)

보조용 수부 보조기인 기본적 대립 보조기(basic opponens orthosis, 그림 8-1a, 8-1b)는 가장 단순한 것 중 하나이다. 이 보조기는 엄지 패드(thumb pad)를 둘째와 셋째 손가락의 손바닥 아래에 놓아두고, 환자가 장측 잡기(palmar prehension)를 성취할 수 있는 잔존 운동력을 사용하도록 보조하며 과거에는 단대립보조기(short oppones splint)로도 불렀다. 보조기의 손등(dorsal)과 손바닥 막대(palmar bar)는 손을 평편함으로부터 보호하는 수장궁(transverse palmar arch)을 지지한다. 외전 막대(abduction bar)는 엄지 웹(thenar web)의 구축을 방지하고 엄지를 적절한 대립자세로 위치하기 위해 엄지를 외전시킨다. 대립 막대(opponens bar)는 첫 번째 중수골이 다른 손가락 면에서 이탈되는 것을 방지한다.[3] 이러한 보조기는 엄지 구축이 유발될 수 있는 위험이 있고, 평편한 손 자세인, 잡기에 보조가 필요한 정중신경(median nerve) 질환 환자에게 유용하다.

전완 막대(forearm bar)는 기본적인 대립 보조기에 손목조절이 되는 수근관절-수부용 보조기를 첨부한 것으로(그림 8-2), 이것은 또한 장대립보조기(long opponens splint)라고 알려져 있다. 전완 막대는 손목과 전완의 바닥, 등, 요골측, 척골측에 위치할 수 있다.

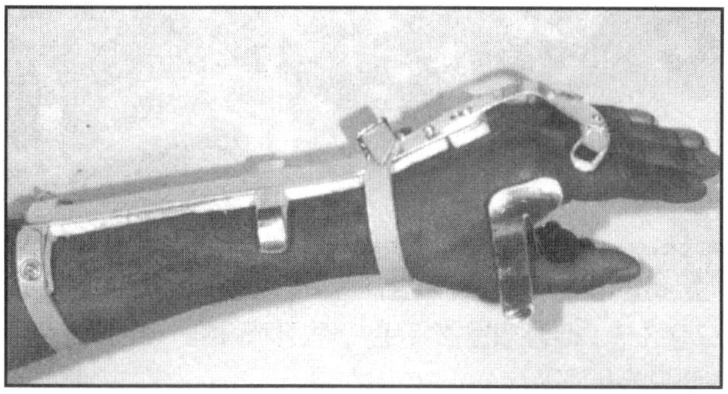

그림 8-3. 중수지절 신전 정지 대립 보조기(opponens orthosis with metacarpophalangeal extension stop).

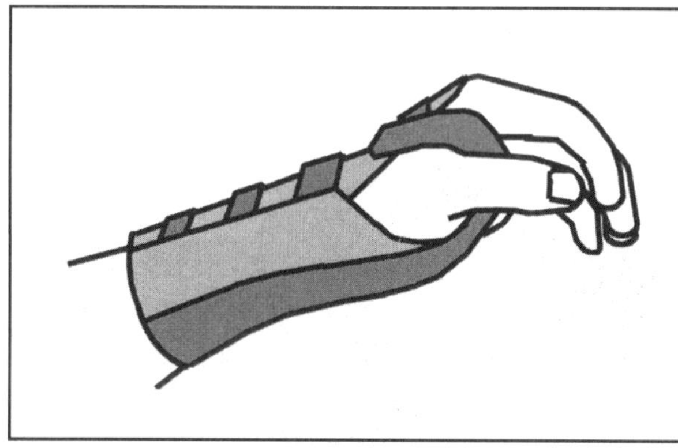

그림 8-4. 손목 굴곡 조절 보조기(wrist flexion control orthosis).

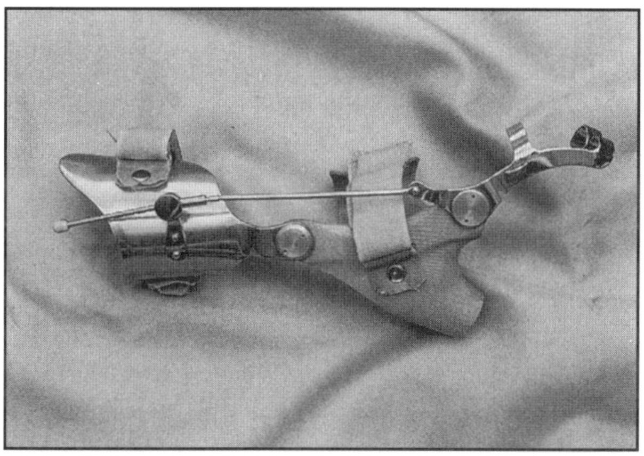

그림 8-5. 손목-작동형 잡기 보조기(wrist-driven prehension orthosis).

전완 막대는 장측 굴곡으로 손이 하수되는 것(wrist drop)을 보호하도록, 고정된 자세에서 손목을 유지한다.

기본적 대립 보조기에 더 첨가한 것은 중수지절관절 신전 정지(metacarpophalangeal extension stop)이다(그림 8-3). 때로는 충양근 막대(lumbrical bar)로 불리는 이러한 정지 장치는 장측 막대에 대해 고정시키고 중수지절관절(MP)의 과신전에 저항하기 위해 근위지절(PIP)에 대해 손바닥 방향의 힘을 적용한다. 이러한 구성요소는 척골신경 또는 정중과 척골신경 질환이 있을 때 갈퀴손 장애(claw hand deformity)로부터 손을 보호하고 그것으로 잡기를 보조한다.

다른 보조용 수근관절-수부 보조기(WHO)는 콕업 보조기(cock-up splint)로도 불리는 손목 굴곡 조절 (wrist flexion control) 수근관절-수부 보조기이다(그림 8-4). 이 디자인은 사지에 대해 보조기를 고정하기 위해 스트랩이 달린 장측 전완 막대(palmar forearm bar)와 장측 손 막대가 특징이다. 이러한 보조기는 부주의한 장측 굴곡으로 하수되지 않도록 요골신경 질환을 보이는 환자의 손목을 보호하고, 더욱 기능적 자세를 유지하도록 정중신경과 척골신경 지배 근육을 보조한다. 이와 같은 보조기는 또한 자판 작동 경험이 있는 반복적 운동 좌상(repetitive motion strain)으로부터 손목을 보호하는데 사용한다.

보상용 보조기 | *Substitutive Orthoses*

잡기 보조기들은 보상적 적용의 예가 된다. 그것들은 특히 사지마비(tetraplegia) 환자에게 적합하다. 보조기는 물체를 수의적으로 쥐기, 유지하기, 놓기 위해 착용 할 수 있다. 손목-작동형 잡기 보조기(wrist-driven prehension WHO)(그림 8-5)는 전완 막대(forearm bar)와 손가락 고정 장치(finger stabilizers) 사이의 연결된 경첩을 가지고 있기 때문에 굴곡 경첩 보조기 (flexor hinge orthosis)로서 고안되었다. 보조기는 첫번째 지절간(interphalangeal) 관절을 고정하는 하나의 막대(bar)와 밴드를 포함하고, 둘째와 셋째 근위지절간관절과 원위지절간관절의 운동을 방지하는 분리된

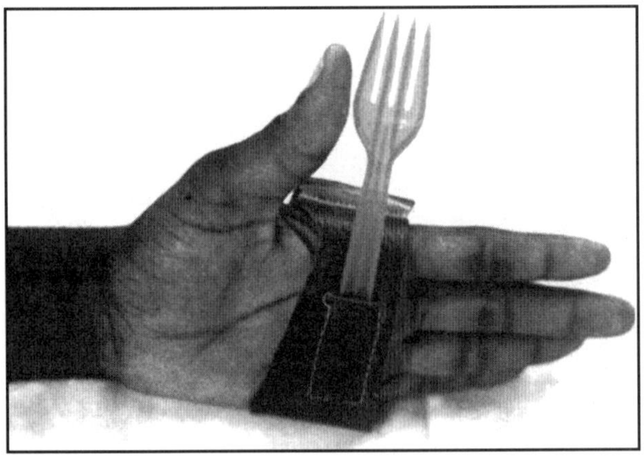

그림 8-6. 유텐실 홀더(utensil holder).

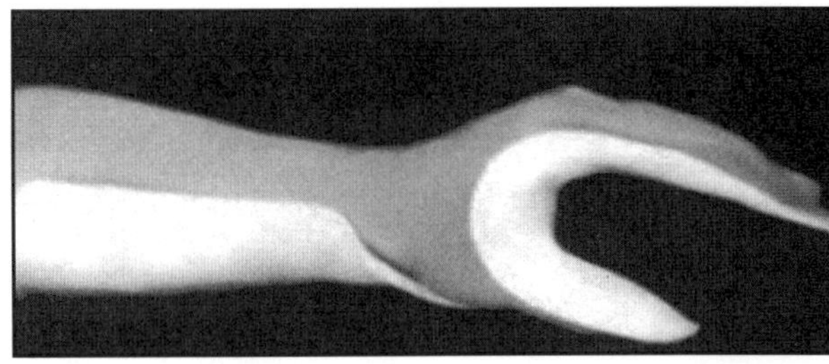

그림 8-7. 스트랩 없는 손목-손 고정 장치(wrist-hand stabilizer without straps).

막대와 밴드를 포함한다. 두 개의 고정 장치(stabilizers)는 둘째 중수지절관절의 요골측의 손바닥과 손등 막대(palmar and dorsal hand bar assembly)를 주축으로 한다. 두 번째 축은 손목에서 손과 전완 막대(hand and forearm bar) 사이의 경계에 위치해 있다.

환자가 손목을 신전할 때, 연결부위는 손가락 고정 장치가 엄지 고정 장치에 접근하여, 잡기를 할 수 있도록 한다. 사용자는 잡고 있는 물체를 유지하기 위해 능동적 신전을 유지해야만 한다. 몇몇 잡기 보조기들은 손목 신전근 위에 부하를 경감하기 위해 잠금 메커니즘(locking mechanism)을 가지고 있다.

물체의 놓기는 사용자가 수동적으로 손목은 굴곡하며, 손목 신전근을 이완시켰을 때 나타난다.[4,5] C6 사지마비 환자는 전완을 회내(pronation)한 자세에서만 보조기를 사용할 수 있다. 만일 전완이 회외(supination)된다면 사용자는 쥐기와 유지하기(holding)를 할 수 있으나, 손바닥 굴곡근 조절의 손상 때문에 물체를 수의적으로 놓지 못한다. 그렇지만, 손목-작동형 잡기 수근관절-수부 보조기(wrist-driven prehension WHO)는 개인위생, 글씨쓰기, 먹기를 촉진시키는 유용한 도구이다.

대부분의 손목-작동형 잡기 보조기는 사용자가 쥐기 크기를 선택할 수 있는 메커니즘을 가지고 있다. 종이 한 장을 쥐기 위해서, 사용자는 손목의 작은 호(arc)의 움직임으로 손가락 닫기를 위한 메커니즘을 조정한다. 보다 두꺼운 물체를 쥐기 위해서, 사용자는 손목 신전의 동등한 작은 호(arc)가 더 넓은 닫기를 성취하기 위한 메커니즘을 조정한다.

C4와 C5 사지마비 환자는 손목 신전근의 충분한 조절이 부족하고 그 결과 잡기 보조기의 다른 변형이 요구된다. 종종 전기-작동형 잡기 수근관절-수부 보조기(electrically-driven prehension WHO)가 처방된다. 보조기의 견고한(rigid) 부위들은 손목-작동형 모델(wrist-driven model)과 유사하다; 손과 전완 구성요소사이의 연결부를 대신하여 전기적으로 작동하는 보조기는 손가락 고정 장치가 금속 케이블이다. 케이블의 근위부 끝은 배터리-작동모터에 연결된 막대에서 끝난다. 잡기 위해서는 환자가 소형 스위치를 작동하기 위해 대부분 반대편 어깨 위에 위치해있는 발동장치(acturator)를 움직인다. 스위치는 근위부에서 케이블을 잡아당겨 모터를 작동시킨다. 케이블 움직임은 손가락 고정 장치가 엄지 고정 장치에 접근하도록 한다. 유지하기(holding)는 환자가 모터의 엔진을 정지시킬 때 실행된다. 놓기(release)는 발동장치에서 또 다른 소형 스위치 위에 수의적인 어깨 압력을 줌으로써 수행된다. 놓기는 케이블 위에서 장력을 이완시켜 모터의 방향을 역회전시키는 것이다. 손가락 고정 장치 위에 위치한 스프링은 손가락을 벌리면 다시 감기게 된다. 대체로 잡기를 유도하는 어깨 거상의 큰 호(arc)의 움직임에 비해 작은 호의 움직임이 소형 스위치를 이완시키도록

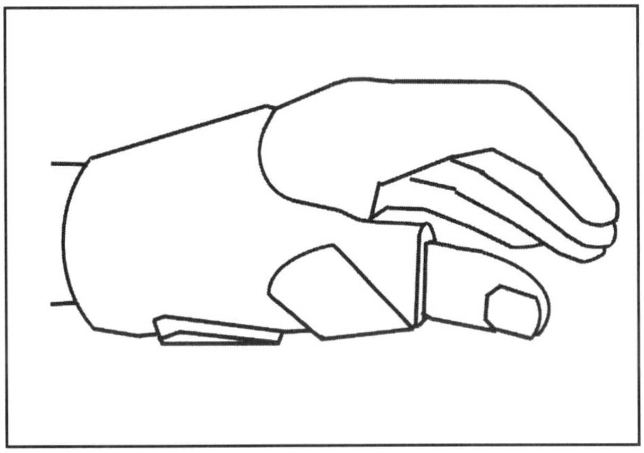

그림 8-8. 엄지 고정장치(thumb stabilizer).

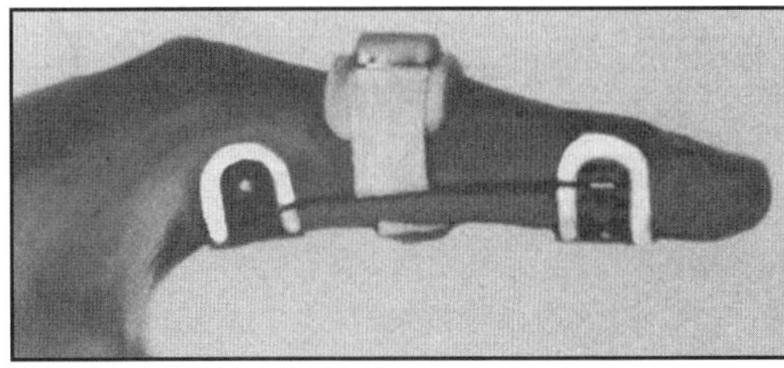

그림 8-9. 손가락 고정 장치(Finger stabilizer).

작동한다.

배터리와 모터는 비교적 무겁고 부피가 크지만 휠체어에서는 쉽게 수송할 수 있다. 걸을 수 있는 손 마비 환자는 전기적으로 작동되는 보조기가 적합하지 않다. 모든 배터리-작동 모터를 가진 보조기에서 배터리는 주기적으로 재충전해야 한다. 많은 환자들이 결국은 배터리 충전의 필요성과 성가신 장치를 착용하는 것을 감소시킨, 잡기를 촉진하기 위한 더욱 단순한 보조기를 선택한다.

유텐실 홀더(utensil holder, 그림 8-6)는 손바닥 주위를 스프링 클립(spring clip)이나 탄력성 있는 주머니(elastic webbing)로 구성한 대량생산되어지는 보조기이다. 클립의 손바닥 면은 펜, 숟가락 손잡이 또는 다른 적합한 크기의 물체들을 넣을 수 있는 얇은 가죽 주머니로 되어 있다. 이것은 때로는 유니버셜 커프(universal cuff)라고도 불린다. 보조기는 손이 보다 기능적인 자세로 남아있도록 원하지 않는 손목의 움직임을 방지하기 위해 전완 바(forearm bar)가 있다. 잡기는 주머니에 물체나 손잡이를 끼워 넣음으로써 성취되어진다. 환자들은 종종 주머니에 그것을 직접 넣거나 또는 이를 사용하여 물체를 잡아줌으로써 사용한다. 대신 보호자가 주머니에 물체를 넣어줄 수도 있다. 주머니는 물체를 제자리에 유지하여 고정한다. 놓기(release)는 치아 또는 다른 수단을 사용하여 물체를 주머니로부터 제거하는 것이 요구된다. 너무 크거나 너무 꽉 끼는 주머니의 물체는 적합하게 주머니에 있을 수 있도록 조정할 수 있다.

보호용 보조기 | *Protective Orthoses*

다양한 보호용 수근관절-수부 보조기(WHOs)는 모든 디자인이 석고 또는 플라스틱 판(sheeting)으로 맞출 수 있더라도 대량생산되어진다.

손목-손 고정 장치 보조기(그림 8-7)는 또한 안정 스프린트(resting splint)로 불리며, 반경성 플라스틱 판에 손과 전완의 바닥면을 놓는다.[6-8] 판은 손가락의 원위부 끝에서 전완의 2/3까지의 길이로, 손바닥 궁(arch)을 지지하고 전완을 감싼다. 스트랩은 손과 전완을 플라스틱에 고정시킨다. 몇몇 고정 장치들은 손가락의 움직임을 방지하기 위한 엄지 구성요소를 포함한다. 고정 장치는 환자에 의해 류마티스 관절염이 악화된 환자와 굴곡 구축의 손상의 위험이 높은 화상환자에게 광범위하게 사용된다.

수근관증후근(carpal tunnel syndrome) 환자의 예견적 무작위 연구(prospective randomized study)에서 손목-손 고정 장치를 하루 종일 착용했던 사람이 동일한 보조기를 밤에만 착용하였던 사람들과 비교할 때, 기능적 손상의 감소를 보였고 신경전도 연구에 향상된 반응이 나타났다.[9]

엄지 고정 장치(그림 8-8)는 첫 번째 지절간관절과 중수지절관절의 움직임을 방지한다. 이 보조기는 고정

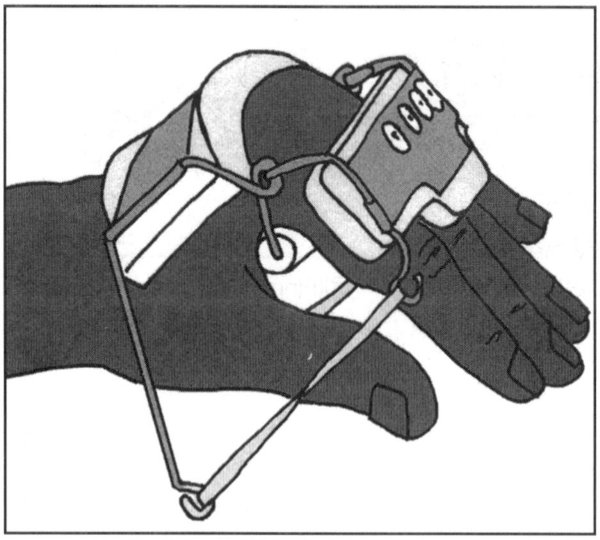

그림 8-10. 손가락 굴곡 보조기(finger flexor orthosis).

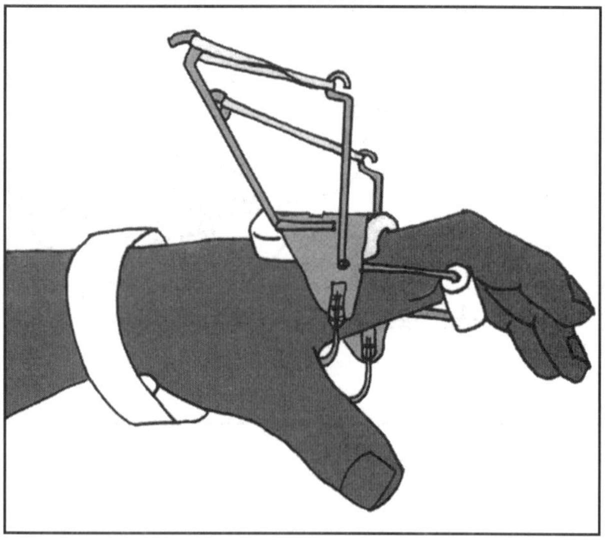

그림 8-11. 손가락 신전 보조기(finger extensor orthosis).

스트랩 또는 엄지 위의 슬리브와 손 주위의 스트랩을 가진 엄지길이를 따라 긴 막대로 구성된다.

손가락 고정 장치(그림 8-9)는 근위 지절간관절의 지속적인 굴곡이 있는 단추구멍 기형(boutonniere deformity) 환자를 위해 사용된다. 그것은 손바닥 방향으로 근위지절간 관절에서 힘을 적용하는 밴드가 있다. 두 개의 밴드는 근위와 세 번째 지절에서 손등 방향의 힘을 적용한다.

교정용 보조기 | *Corrective Orthoses*

교정용 보조기는 구축을 감소하기 위해 적절한 저항력으로 적은, 지속적인 힘을 적용하는 것이다. 그와 같은 적용은 대체로 대량-생산이지만 또한 맞춤형일 수도 있다. 중수지절관절의 신전구축으로 손바닥이 평편한 환자는 손가락 관절 굽힘 장치(knuckle bender)로 알려진 손가락 굴곡 수부 보조기(HO)가 적합하다(그림 8-10). 그것은 중수지절 위 손등으로 판(plate)이 위치하고 또 다른 판(plate)은 근위 지절위에 손바닥 봉(rod)과 연결되어 있다. 스프링 또는 고무밴드가 보조기에 장력을 적용한다. 충분한 기간동안 착용한다면, 보조기는 중수지절관절을 굽혀지게 할 것이다. 치료는 반드시 해야 하고, 피부 위에 지나친 압력을 피해야 한다.

역 손가락 관절 굽힘 장치(reverse knuckle bender)로 알려진 손가락 신전 보조기(그림 8-11)는 반대 힘의 체계를 가지고 있다. 즉 손바닥에 위치하는 막대는 두개의 등쪽 막대(bars)와 연결되어 있다. 고무밴드 또는 스프링은 장력을 가한다. 이러한 교정용 보조기들은 지절간관절의 신전과 굴곡 변형을 교정하는데 유용하다. 전완 근육에 대한 교정용 수근관절-수부 보조기(WHO)와 결합된 신경근육 전기적 자극(neuromuscular electrical stimulation)은 뇌성마비 아동의 경직을 감소시킨다.[10]

전완과 주관절 보조기
(Forearm and Elow Orthoses)

그룹에 따라, 주관절과 전완 보조기는 덜 처방되어진다. 그렇지만, 몇몇 환자들은 보호용 또는 교정용 주관절 보조기가 유용하며, 일부 극소수의 사람들이 보조용 또는 보상용 주관절 보조기를 참아낸다.

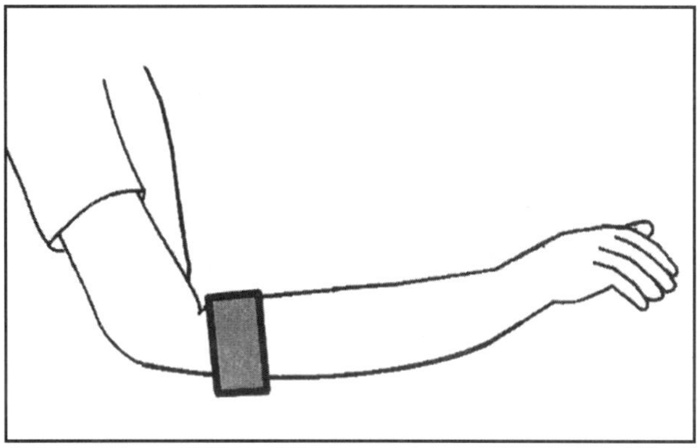

그림 8-12. 전완 커프(forearm cuff).

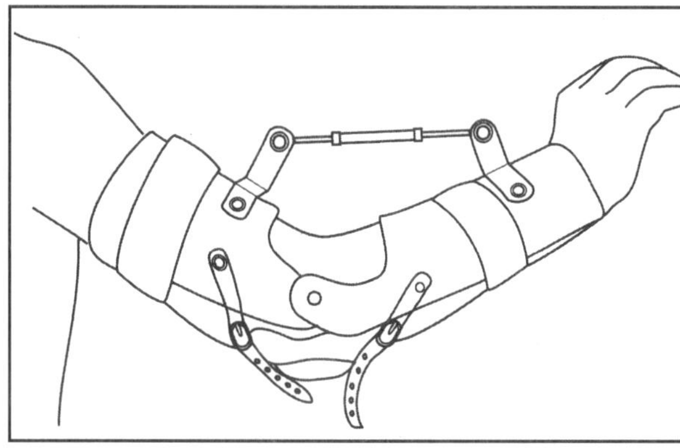

그림 8-13. 주관절 신전 보조기(elbow extensor orthosis).

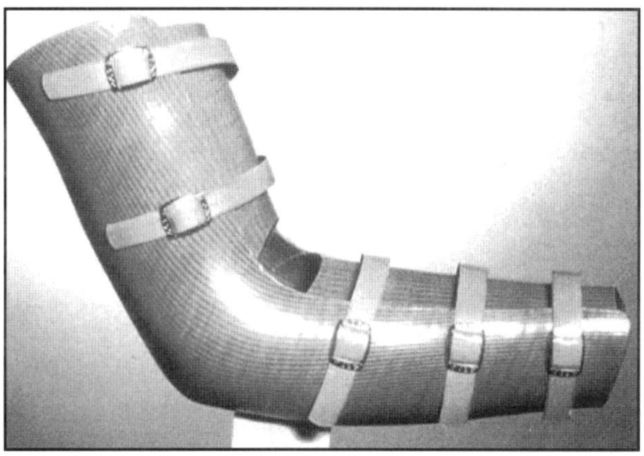

그림 8-14. 주관절 고정장치(elbow stabilizer).

보호용과 교정용 보조기 / *Protective and Corrective Orthoses*

전완 커프(forearm cuff, 그림 8-12)는 "테니스 주관절"로 알려진 외측 상과염이 있는 환자를 위해 전완 신전근에 대한 스트레스를 경감하는데 유용하다. 전형적인 커프는 거친 부분과 부드러운 부분(hook and pile)을 닫도록 된 견고한 직물로 만들어진다.[11, 12] 어떤 커프들은 강화된 막대(bar)를 사용한다.

주관절 굴곡 구축에서, 주관절 신전 보조기(그림 8-13)는 환자가 지속적으로 착용한다면 주관절 운동을 효과적으로 증진시킬 수 있다. 대량-생산되고 맞춤-생산된 보조기 모두 유용하다. 그들의 공급지에 관계없이 모든 것은 주두(olecranon) 근처에서 앞쪽 방향의 힘과 원위 전완과 근위 상완에서 뒤쪽을 향한 반대 힘 즉 삼점압 시스템을 가지고 있다. 대부분의 모델은 전완과 상완사이의 거리를 늘이도록 하여 구축을 감소시키는 조정할 수 있는 메커니즘을 가지고 있다. 스프링 메커니즘을 가진 다른 것들은 커프 사이의 최대 분리를 유지하도록 고안되어 있다. 조정할 수 있는 관절 또는 스프링이 부재할 경우, 보조기는 구축 감소를 위해 정기적으로 재성형되도록 한다.

보조용과 보상용 보조기 / *Assistive and Substitutive Orthoses*

주관절 보조용과 보상용 보조기들은 주관절 굴곡 또는 신전 마비가 있는 환자를 위해 사용된다. 주관절의 수의적 조절의 손상은 작업 영역에서 제한이 된다. 가장 단순한 보조기는 주관절을 부분적 굴곡에서 그리고 전완을 중간 정도의 회내(pronation)에서 유지하는 주관절 고정 장치(elbow stabilizer, 그림 8-14)이다. 이 보조기는 손이 책상 위 작업을 기능적으로 수행하도록 위치한다. 이 보조기는 내구성 있게 만들어 졌고, 값이 싸고 움직이는 부분이 없다. 환자가 걷거나 상의를 입을 때 팔꿈치는 불편한 굴곡된 자세를 유지한다.

보다 용도가 많은 보조기는 상완절단 의지(transhumeral prosthesis)와 비슷한 주관절 굴곡-신전 보조기(elbow flexion-extension orthosis)이다. 맞

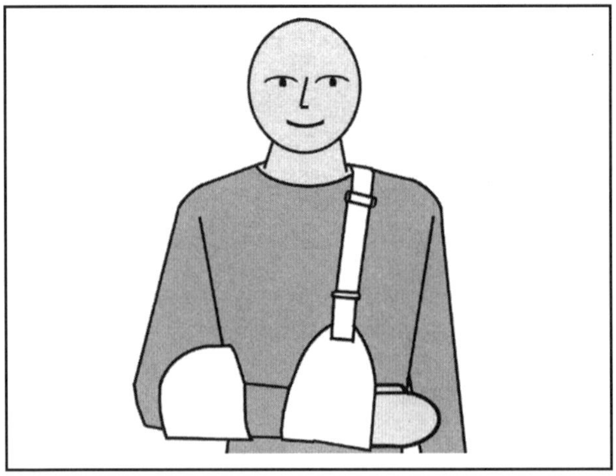

그림 8-15. 단일-스트랩 팔걸이(single-strap sling).

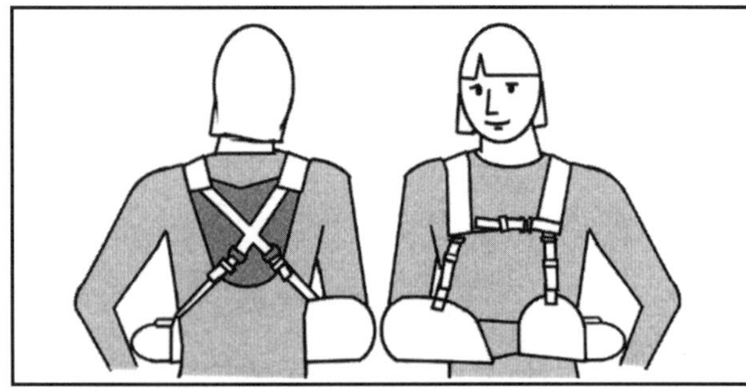

그림 8-16. 다수-스트랩 팔걸이(multiple-strap sling).

춤형 보조기는 몸통 주위에 맞추는 현수끈(harness)과 마찬가지로 원위 전완 커프와 근위 상완 커프가 있다. 금속 케이블은 현수끈(harness)에서 근위 커프까지 연장되어있다. 환자는 수의적인 어깨 굴곡에 의해 현수끈에 힘을 가함으로써 주관절 굴곡을 성취한다. 힘은 케이블이 근위와 원위 커프 사이의 거리를 감소시키도록 한다. 다른 보조기들은 주관절 굴곡을 유지하기 위해 어깨 굴곡을 유지할 필요성을 경감시키기 위해 주관절 잠금을 가지고 있다. 환자가 어깨 굴곡근을 이완할 때 중력이 주관절을 똑바르게 한다. 때로는 더 복잡한 보조기의 형태가 만들어진다. 이러한 것은 근전기적 조절을 사용하거나 주관절 운동을 촉진시키는 유압식(hydraulic) 또는 공기압축식(pneumatic) 실린더를 포함한다. 최근 형태는 피부 전극이 환자가 수의적으로 조절할 수 있는 근육 위에 위치한다. 근육 수축은 보조기 주관절 경첩을 활성화하는 움직임으로 전달된다. 이와 같은 보조기들은 대체로 무겁고, 아주 비싸며, 망가지기 쉽고, 움직임을 작동시키는 배터리를 자주 충전해 주어야 한다.

경직형 뇌성마비 아동의 쥐기를 향상시키기 위한 새로운 접근법은 손목 신전근에 신경근육적 전기적 자극을 주는 주관절-손목-손 보조기(elbow-wrist-hand orthosis)이다. 예비 실험은 손목과 손 자세에서 향상과 증가된 근력, 쥐기와 놓기 조절의 향상을 보였다.[13]

어깨 보조기 (SHOULDER ORTHOSES)

대부분 어깨 보조기들은 이완성 편마비 또는 어깨 관절강의 손상이 있는 환자에게서 잘 발생되는 견관절의 아탈구를 방지한다.

보호용 보조기 | *Protective Orthoses*

광범위하게 사용되는 상지 보조기의 형태로 가장 단순한 보조기가 팔걸이(sling)이다. 다양한 디자인이 있으나, 대부분 단일-스트랩(single-strap), 다수-스트랩(multiple-strap), 상완 커프 팔걸이(humeral cuff sling)로 분류한다.

전형적인 단일-스트랩 팔걸이(single-strap sling, 그림 8-15)는 캔버스로 된 전완 지지대에 반대편 어깨 위로 착용하는 스트랩이 바느질 되어 있다. 전완 지지대는 하나의 연결된 조각이거나 근위와 원위 전완 부위를 나눈 것이다. 단일-스트랩 팔걸이는 특히 부종이 있거나 석고붕대를 하는데 있어 전완, 손목, 손의 무게를 지지한다. 팔걸이는 어깨 근육의 이완성 마비가 있는 환자에게 어깨 아탈구를 방지한다. 그것은 또한 상지가 흔들려서 부딪히거나 물체에 부주의하게 부딪히는 것을 방지하는데 유용하다.[14] 단일-스트랩 팔걸이는 다른

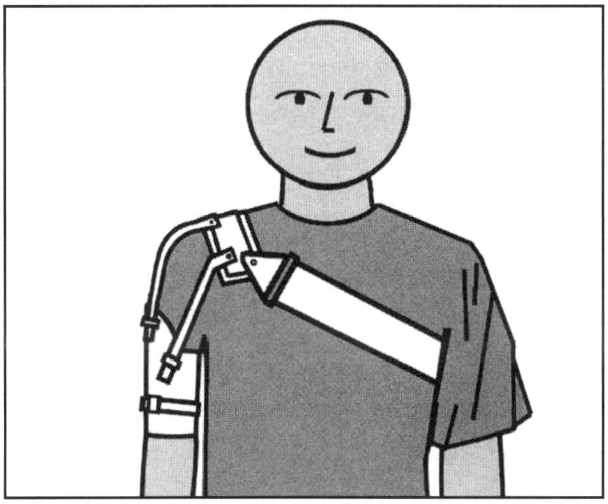

그림 8-17. 상완 커프 팔걸이(humeral cuff slings).

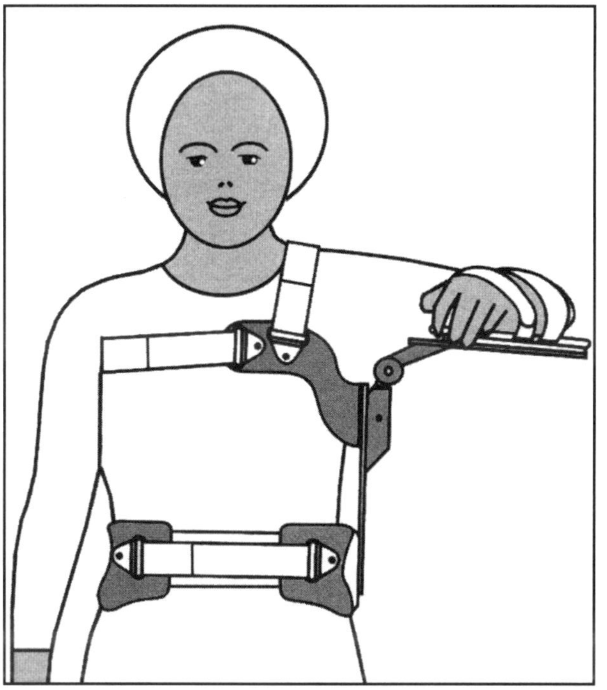

그림 8-18. 어깨 외전 보조기(shoulder abduction orthosis).

모델들보다 착용하기가 더 쉽다.

다수-스트랩 팔걸이(multiple-strap sling, 그림 8-16)는 두개 이상의 스트랩이 있다. 근위와 원위 스트랩은 전완지지대와 연결된다. 근위 스트랩은 원위 스트랩이 반대쪽 어깨 위에 놓이는 동안 동측 어깨 위를 지난다. 뒤에서, 두 개의 스트랩은 두 개의 수직 스트랩 사이의 적절한 거리를 유지하는 사선의 스트랩으로 바느질이 되어 있다. 하나의 스트랩이 동측 어깨 위로 수직적으로 놓이기 때문에 다수-스트랩 팔걸이는 직접적으로 아랫방향으로 어깨 아탈구를 방지한다. 단일-스트랩 팔걸이에서와 같이, 다수-스트랩 형태는 흔들림으로부터 사지를 제한하기 위해 전완과 손의 무게를 지지한다. 단일- 과 다수-스트랩 팔걸이 모두 착용자가 코트를 입을 때 불편하게 주관절을 굴곡시키게 된다.

상완 커프 팔걸이(humeral cuff slings)(그림 8-17)는 전완 지지부가 없다. 대신, 상완을 에워싸는 넓은 커프를 가지고 있다. 수직 스트랩은 커프의 앞쪽과 뒤쪽 근위 경계에서 가슴을 감싸는 수평 스트랩까지 연결된다. 어떤 모델은 압력이 집중되는 것을 경감시키기 위해 어깨 위에 패드를 놓는다. 상완커프 팔걸이는 주관절 또는 전완에 걸치는 것 없이 어깨의 아탈구를 방지한다. 따라서, 착용자는 셔츠 아래에 팔걸이를 숨길 수 있다. 커프는 스트랩에 의해 뒤쪽으로 연결되어진다. 스트랩을 조이는 것은 상완이 각각의 상완관절와(glenohumeral fossae)에서 견고하게 들어가도록 하기 위한 것이다.[15-18]

교정용 보조기 | *Corrective Orthoses*

팔걸이에 더하여, 어깨 보조기는 커프와 스트랩이 있는 연결된 금속 형태의 장치를 포함한다. 금속 관절의 형태에 기초하여, 이러한 보조기들은 환자가 원위 약화를 동반한 어깨 마비가 있다면 나타나는 액와 구축(axillary contracture)이나 대상운동을 교정할 수 있다.

어깨 외전 보조기(shoulder abductor orthosis, 그림 8-18)는 환자가 참을 수 있는 외전의 최대 각도로 팔을 위치함으로서 액와 구축을 교정하도록 고안되어진다. 만일 팔이 외전에서 유지된다면, 보조기는 또한 에어플레인 스프린트(airplane splint)로 불린다. 전완이 위쪽 수직으로 유지된다면 환자의 팔이 자유의 여신상에서 횃불을 들고 있는 자세와 유사한, 세워진 자세

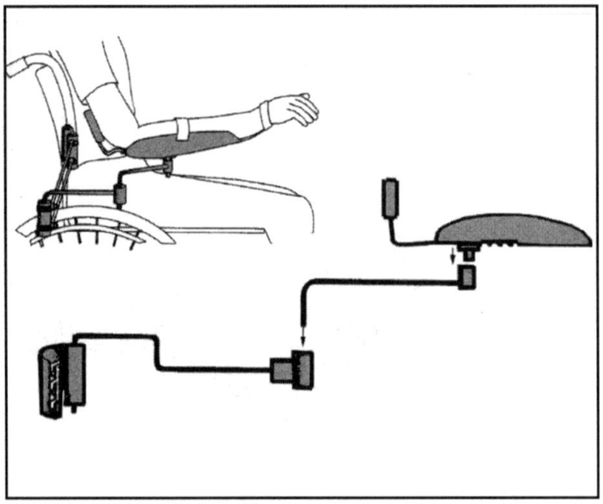

그림 8-19. 균형 잡힌 전완 보조기(balanced forearm orthosis).

를 유지하기 때문에 이 보조기는 때로는 "자유의 여신상(State of Liberty)"과 같은 모습이다.

보조용 보조기 | Assistive Orthoses

어깨의 조절이 손상되었지만 손과 주관절에서 기능을 유지하는 환자는 어깨가 고정된다면 손사용을 더욱 잘 할 수 있다. 어깨 안정화 보조기(shoulder stabilizer orthosis)는 상완에 대한 금속 프레임을 가지고 있다; 프레임은 체간 보조기와 연결된다. 가장 일반적인 어깨 관절은 착용자의 어깨가 바람직한 자세로 유지될 수 있는 마찰 관절(friction joint)이다.

어깨 운동이 바람직 할 때, 가장 실용적인 보조기가 균형 잡힌 전완 보조기(balanced forearm orthosis, BFO, 그림 8-19)이다. 이것은 먹기 위해 필요한 어깨와 주관절 운동을 촉진시켜서 때로는 "feeder"로 불린다. 이것은 대체로 휠체어에 볼트로 죄어지는 대량-생산되는 장치이다. 균형 잡힌 전완 보조기는 휠체어 또는 다른 지지대와 부착되어진 볼베어링 소켓(ball-bearing receptacle)으로 되어있는 근위 링크와 근위와 원위 링크 사이에 볼베어링 소켓으로 된 원위 링크로 구성된다. 원위 링크는 나사로 조여지는 전완 받이(forearm trough)가 축이 되는 잠김 메커니즘(pivoting rocker mechanism)과 연결되어 있다. 근위와 원위 링크의 조정용 경사와 회전 자세(adjusting the tilt and rotational position)에 의해, 이것은 어깨 굴곡, 신전, 회전을 보조하거나 저항할 수 있다.

균형 잡힌 전완 보조기(BFO)를 조절하는 첫 번째 기계적 원리는 기울어진 면(inclined plane)이다. 물체들은 경사로 아래로 움직인다. 예를 들어, 주관절 신전이 굴곡보다 약하다면, 근위와 원위 링크는 그들이 아랫방향으로 경사지기 위해 기울여질 것이다. 그들은 환자가 전완에서 입까지 가기 위해 굴곡 힘을 쏟는 것이 요구되지만 뻗기 방법을 위해 주관절 신전을 보조할 것이다. 두 번째 원리는 제 1 형 지렛대가 전완 받이의 활동에 의해 구현되어지는 것이다. 만일 전완 받이의 근위 부위가 축이 되는 메커니즘으로 조여진다면 주관절 신전이 보조된다. 전완 받이의 원위 끝부분을 향해 나사가 고정되어 있으면 주관절 굴곡을 보조한다.

균형 잡힌 전완 보조기(BFO)는 비용이 싼 보조기와 비교하여 사용자가 팔을 수평적으로 수직적으로 움직이는 것을 가능하게 한다. 그것은 환자가 보조기적으로 잡기를 보조하거나 자연스럽게 유지할 수 있다면 대체로 먹기, 얼굴 위생, 글쓰기, 키보드 작동, 그림그리기와 같은 다양한 일상활동을 수행하기 위해 사지마비 환자가 휠체어에서 사용할 수 있다.

제작 옵션
(FABRICATION OPTIONS)

대부분 대량-생산된 상지 보조기들은 주어진 환자에게 맞게 적용되도록 고안된다. 조정은 늘어나거나 조여진 스트랩 또는 끈, 첨가하거나 생략하는 고무 밴드와 강선, 또는 플라스틱 요소에 열을 가하거나 구부린 형태가 된다.

수부 보조기(HOs)와 수근관절-수부 보조기(WHOs)는 쉽게 맞춤 제작할 수 있다.[6] 수근관절-수부 보조기(WHOs)에 전문적이 임상가들은 광범위한 열가소성플라스틱으로부터 환자에게 보조기 몰딩을 효과적으로 하기 위해 종종 하나 또는 두개의 재료를 선택한다. 첫 단계는 보조기 종이 패턴을 디자인하는 것이 포함된다. 치료사는 환자의 손 위에 종이타월을 감싼다. 트리밍(trimming)은 정확하게 맞을(snug fit) 때까지 수행한다. 스플린트 패턴 책은[3, 8, 19] 기초적 디자인을 제시한다. 이후 패턴은 종이로부터 플라스틱 위에 도안으로 그린다. 플라스틱은 대부분의 경우 제조사에 의해 정해진 온도의 따뜻한 물 안에서 열을 가한다. 몇몇 플라스틱은 오븐에서 열이 가해질 때 특정하게 개방 또는 폐쇄 세포의 거품(foam)을 만든다. 플라스틱에 열을 가하는 동안 임상가는 환자의 손을 스타키넷으로 보호한다. 플라스틱이 휘어지는 상태에 도달하면, 도안된 선을 따라 오려내고 신체 위에서 형태를 만든다. 스플린트의 크기에 따라 임상가들은 따뜻한 플라스틱이 잘 유지되거나 플라스틱이 차가와질 때까지 탄력 밴드를 해둔다. 마지막 단계는 가장자리를 마무리하고 스트랩을 채우거나 또는 다른 액세서리를 하는 것이다.

만일 열가소성 플라스틱으로 따뜻한 물에서 형태를 만들게 된다면 변형될 수 있는 물 속에 잠기지 않도록 주의한다. 폼 플라스틱이 사용된다면, 어떤 용액에 대해서도 괜찮다. 직접적으로 플라스틱이 손상되기 쉬운 것은 건조한 열이 오랜 기간 쬐어질 때이다(예, 스프린트를 햇볕이 내리쬐는 곳에 주차한 차 안에 놓아두어선 안된다).

상지보조기 평가: 손가락, 수근관절-수부, 전완보조기 (Upper-Limb Orthosis Evaluation: Finger, Wrist-Hand, and Forearm Orthoses)

- 뼈 돌출부위에 과도한 압박 없이 보조기가 편안하다.
- 기계적 관절이 해부학적 관절과 일치한다.
- 수근관절-수부 고정 장치(wrist-hand stabilizer)를 제외하고 엄지와 모든 손가락의 손바닥 면이 덮여있지 않다.
- 대립 막대(opponens bar)는 첫 번째 중수골 위에 힘을 적용하고 첫 번째 중수골의 요골측 가장자리까지 연장된다.
- 엄지 외전 막대(thumb abduction bar)는 엄지 지절간관절 또는 둘째 중수지절간 관절을 제한하지 않고 적절한 엄지 외전을 유지한다.
- 손바닥과 손등 막대는 전체 대립을 허용하고 횡궁을 지지하기 위해 위치한다.
- 중수지절관절 신전 정지(metacarpophalangeal extension stop)는 중수지절관절이 과신전되는 것을 방지하기 위한 모양과 위치가 있다.
- 보조용과 보상용 보조기들은 대립을 할 수 있는 엄지와 손가락 자세를 갖게 된다.
- 손목 스트랩은 손목의 움직임에 방해가 없도록 중수골의 기저와 손목 주름 사이에 알맞게 놓인다.
- 전완 막대는 원하는 자세에서 손목을 안정시킨다.
- 전완 막대는 주관절 운동에 제한이 없다.
- 환자는 손가락을 완전하게 펴고 쥘 수 있다.
- 환자는 조절 메커니즘을 작동할 수 있다.
- 환자는 완전한 쥐기 힘이 있다.
- 유텐실(utensile)은 유텐실 주머니에서 충분히 고정되고 적절하게 위치되어진다.

상완보조기 평가: 주관절과 어깨보조기 (Upper-Limb Orthosis Evaluation: Elbow and Shoulder Orthoses)

- 보조기가 특히 뼈 돌출부위에 과도한 압박 없이 편안하다.
- 기계적 관절이 해부학적 관절과 일치한다.
- 전완, 주관절, 어깨는 의도된 관절가동범위를 가진다.

- 상완관절은 잘 지지되고 있다.
- 환자는 조절 메커니즘을 작동할 수 있다.

처방에 대한 안내
(GUIDELINES FOR PRESCRIPTION)

다음은 상지 보조기 처방에 대한 생체역학적 안내이다.

1. 특히 정중 신경 질환 환자를 위해 엄지, 둘째, 셋째 손가락의 대립된 자세를 유지 선택은 추가적인 운동 제한이 유용하다면 그 양에 의존한다.
   a. 기본적 대립 보조기(basic opponens orthosis)
   b. 손목 조정용 대립 보조기(opponens orthosis with wrist control)
   c. 중수지절 신전 정지가 있는 대립보조기(opponens orthosis with metacarpophalangeal extension stop)
2. 특히 척골 신경 질환 또는 정중신경-척골신경 질환이 있는 환자에 대해 손가락의 갈퀴손 변형을 방지하고 손가락 신전을 보조하기 위함이다. 선택은 사용할 수 있는 추가적인 운동 제한의 양에 의존한다.
   a. 중수지절 신전 정지 대립보조기(opponens orthosis with metacarpophalangeal extension stop)
   b. 중수지절 신전 정지와 손목 조절을 가진 대립보조기(opponens orthosis with metacarpophalangeal extension stop and wrist control)
3. 특히 요골 신경 질환 환자는 손목에 대한 손바닥 굴곡을 제한한다. 선택은 추가적인 운동 제한이 유용하다면 그 양에 의존한다.
   a. 손목 굴곡 조절 보조기(wrist flexion control orthosis)
   b. 손목 조절 대립 보조기(opponens orthosis with wrist control)
4. C6 사지마비 환자와 같이 강한 손목 신전근 또는 근력이 Fair+ 이상을 유지하는 손가락마비가 있는 환자에 대한 잡기가 가능하도록 한다. 선택은 장치사용에 대한 인내력에 달려 있다.
   a. 손목-작동형 잡기 보조기(wrist-driven prehension orthosis)
   b. 확대된 손잡이가 있는 유텐실(utensils with large handles)
5. C5 또는 그 이상의 사지마비 환자와 같이 손과 손목 마비가 있는 환자에 대한 잡기가 가능하기 위함이다. 선택은 장치사용에 대한 인내력에 달려있다.
   a. 전기적-작동 잡기 보조기(electrically-driven prehension orthosis)
   b. 수동적 잡기 보조기(passive prehension orthosis)
   c. 유텐실 홀더(utensil holder)
6. 특히 수근관증후군이나 통증이 심한 관절염을 가진 환자를 위해 손목과 손의 제한된 움직임을 위한 것.
   a. 손목-손 고정장치(wrist-hand stabilizer)
7. 첫 번째 지절간관절과 중수지절간관절의 제한된 움직임을 위한 것.
   a. 엄지 고정장치(thumb stabilizer)
8. 손가락 운동 제한을 위한 것.
   a. 손가락 고정장치(finger stabilizer)
9. 중수지절관절의 굴곡을 증진시키기 위한 것.
   a. 손가락 굴곡 보조기(finger flexor orthosis, knuckle bender)
10. 중수지절관절의 신전을 증진시키기 위한 것.
    a. 손가락 신전 보조기(finger extensor orthosis, reverse knuckle bender)
11. 특히 외측상과염이 있는 환자를 위해 전완 신전근위에 스트레스를 경감하기 위한 것.
    a. 전완 커프(forearm cuff)
12. 주두에 대해 앞쪽 방향으로 힘을 적용함에 의해 주관절 신전을 증진하고 뒤쪽 방향으로 주관절에 대한 근위와 원위 힘을 가하기 위함이다.
    a. 주관절 신전 보조기(elbow extensor orthosis)

13. 주관절 약화가 있을 때 상지기능 보조를 위함이다. 선택은 장치사용에 대한 인내력에 달려있다.
    a. 주관절 고정장치(elbow stabilizer)
    b. 유압식, 전기적, 케이블 조절용 경첩이 있는 주관절 보조기(elbow orthosis with hydraulically, electrically, cable-controlled hinge)
14. 어깨 관절 위에 스트레스를 경감하기 위한 것이다. 선택은 장치사용에 대한 인내력에 달려있다.
    a. 단일-스트랩 팔걸이(single-strap sling)
    b. 다수-스트랩 팔걸이(multi-strap sling)
    c. 상완 커프 팔걸이(humeral cuff sling)
15. 어깨 굴곡과 외전을 증진시키거나 구축을 방지하기 위한 것.
    a. 조절할 수 있는 경첩이 있는 어깨 보조기(shoulder orthosis with adjustable hinge)
16. 어깨와 주관절 운동 보조 위한 것.
    a. 균형 잡힌 전완 보조기(balanced forearm orthosis)

요약
(SUMMARY)

상지보조기는 구축의 발생으로부터 분절을 보호하고, 통증이 있는 동작을 감소시키거나, 구축을 교정하는 움직임을 보조하거나 보상한다. 수부 보조기(HOs)는 잡기를 위해 최적 자세에서 엄지를 외전하고, 손바닥 횡궁을 유지함으로서 정중신경 질환을 가진 환자를 보조하는, 기본적 대립 보조기(basic opponense orthosis)가 포함된다. 수근관절-수부 보조기(WHO)가 되려면 전완 막대가 이러한 보조기에 추가될 수 있다. 중수지절 신전 정지(metacarpophalangeal extension stop)는 척골신경 또는 정중신경과 척골신경 질환이 있는 갈퀴손 변형을 방지하려고, 근위지절에 대한 손바닥 방향으로 힘이 추가된 것이다. 손목 굴곡 조절 보조기는 요골신경 질환을 가진 경우 나타나는 손목 하수(wrist drop)를 방지한다. 잡기 보조기(prehension orthosis)들은 사지마비 환자를 위해 고안된다. 손목-작동형 잡기 보조기(wrist-driven prehension orthosis)는 능동적 손목 신전에 의해 잡기를 수행할 수 있게 한다. 보조기 결합방식은 엄지를 향해 둘째, 셋째 손가락이 놓인다. 신전근을 이완하는 것은 잡은 물체를 놓기 위해 보조기를 열 때 중력을 허용한다. 손목 신전을 능동적으로 할 수 없는 사람은 전기적-작동 잡기 보조기 또는 유텐실 홀더(utensil holder)가 유용할 수 있다.

보호용 수근관절-수부 보조기(WHOs)는 엄지 고정장치와 수근관절-수부 고정장치를 포함한다. 굴곡 수근관절-수부 보조기와 같은 교정용 보조기들은 적은, 지속적인 힘으로 구축을 경감시킨다.

전완 커프 보조기(forearm cuff orthosis)는 외측상과염이 있는 환자가 통증이 있는 움직임의 호를 통해 움직이지 않도록 상기시킨다. 신전근 주관절 보조기(extensor elbow orthosis)는 굴곡 구축을 감소시킬 수 있다. 보조적이고 보상적인 주관절 보조기들은 주관절 고정장치와 케이블-작동성 주관절 보조기를 포함한다.

팔걸이는 어깨 보조기의 대중적인 형태이고 상완 커프 디자인과 마찬가지로 단일-스트랩과 다수-스트랩 형태가 포함된다. 연결된 금속 어깨 보조기는 마비가 있는 경우 액와 구축을 교정하거나 어깨 운동에 대한 보상을 한다. 균형 잡힌 전완 보조기(balanced forearm orthosis)는 어깨와 주관절 운동을 보조하는 용도가 다양한 보조기이다.

보조기들은 디자인이 미리 정해져서 바로 환자에게 적용할 수 있는 플라스틱으로 대량-생산되거나 수제작된다.

질문
(THOUGHT QUESTIONS)

1. 손상 치료동안 일터에 돌아가기 위해 요골신경

질환으로 손목-하수가 있는 정육점 주인이 사용할 수 있는 수근관절-수부 보조기를 설명하여라.

2. 류마티스 관절염에 따른 백조목 변형의 진행을 제한하기 위한 힘의 체계를 그림으로 표시하라.
3. 정중신경 손상이 있는 환자를 위한 손의 기능적 자세는 무엇인가? 환자가 적합한 보조기를 착용하지 못하면 어떤 변형이 발생될 수 있는가?
4. 근피신경의 열상(laceration)에 따른 상완이두근 마비를 가진 치과의사가 임상 활동을 지속적으로 하기 위해 사용할 수 있는 보조기를 설명하여라.
5. 수근관절-작동 잡기 보조기를 위한 이상적인 사용자의 특성을 설명하여라.

참고문헌
(REFERENCES)

1. Fess EE, Philips CA, *Hand Splinting: Principles and Methods.* 2nd ed. St.Louis, Mo: The CV Mosby Company; 1987.
2. Irini KD. Upper limb orthoses. In: Braddom RL, ed. *Physical Medicine and Rehabilitation.* Philadelphia, Pa:WB Saunders; 1996:321-332.
3. Maclick MH. *Manual on Static Hand Splinting: New Materials and Techniques.* Pittsburgh, Pa: Harmerville Rehabilitation. Center; 1972.
4. Makaran JE, Dittmer DK, Buchal RO, MacArthur DE. The SMART wrist-hand orthosis(WHO) for quadriplegic patients. *Journal of Prosthetics and Orthotics.* 1993;5:73-76.
5. Malick MH, Meyer CMH. *Manual on Management of the Quadriplegic Upper Extremity.* Pittsburgh, Pa: Harmarville Rehabilitation Center; 1978.
6. McKee P, Morgan L. *Orthotics in Rehabilitation: Splinting the Hand and Body.* Philadelphia, Pa: FA Davis; 1998.
7. Tenney CG, Lisak JM. *Atlas of Hand Splinting.* Boston, Mass: Little, Brown, and Company; 1986.
8. Wilton JC. *Hand Splinting: Principles of Design and Fabrication.* Philadelphia. Pa: WB Saunders; 1997.
9. Walker WC, Metzler M, Cifu DX, Swartz Z. Neural wrist splinting in carpal tunnel syndrome: a comparison of night-one versus full-time wear instructions. *Arch Phys Med Rehabil.* 2000;81:424-429.
10. Scheker LR, Chesher SP, Remirez S. Neuromuscular electrical stimulation and dynamic bracing as a treatment for upper-extremity spasticity in children with cerebral palsy. *J Hand Surg [Br].* 1999;24:226-232.
11. Snyder-Mackler L, Epler M. Effect of standard and Aircast tennis elbow bands on integrated electromyo-graphy of forearm extensor musculature proximal to the bands. *Am J Sports Med.* 1989;17:278-281.
12. Wuori JL, Overend TJ, Kramer JF, MacDermid J. Strength and pain measures associated with lateral epicondylitis bracing. *Arch Phys Med Rehabil.* 1998;79:832-837.
13. Kleiner R. Neuromuscular electrical stimulation and dynamic bracing as a treatment for upper-extremity spasticity in children with cerebral palsy. *J Hand Surg [Br].* 1999;24:226-232.
14. Rajaram Y, Holtz M. Shoulder forearm support for the subluxed shoulder. *Arch Phys Med Rehabil.* 1985;66:191-192.
15. Brooke MM, de Lateur BJ, Diana-Rigby GC, Questad KA. Shoulder subluxation in hemiplegia: effect of three different supports. *Arch phys Med Rehabil.* 1991;72:582-586.
16. Claus SW, Godfrey KJ, A new distal support sling for the hemiplegic patinet. *Am J Occup Ther.* 1985;39:536-537.

17. Idank DM, Zorowitz RD, Ikai T, Hughes MB, Johnston MV. Shoulder subluxation after stroke. a pilot study comparing four slings. *Arch Phys Med Rehabil.* 1995;76:763-771.

18. Zorowitz RD, Idank D, lkai T, Hughes MB, Johnston MV. Shoulder subluxation after stroke: a comparison of four supports. *Arch Phys Med Rehabil.* 1995;76:763-771.

19. Ziegler EM. *Current Concepts in Orthotics: A Dianosis-Related Approach to Splinting.* Minnepolis, Minn: Rolyan Medical Products; 1984.

사례 연구 (CASE STUDIES)

다음의 사례에 대해 적합한 보조기를 선택하고, 장·단기 목표를 수립하고, 치료 계획을 세우시오.

- RM은 68세의 심한 류마티스 관절염을 가지고 있는 할머니이다. 그녀는 양 손의 중수지절관절에 척골 편위가 있다. 그녀는 이러한 관절에 심한 통증이 있고 젓가락 사용, 먹기와 요리하기에 있어 평생 사용한 도구들의 사용에 어려움을 호소한다. 그녀는 잠을 잘 잘 수 없고 때로는 자신의 손 위로 구르다가 심한 통증에 잠이 깬다고 말한다.
- NF는 다이빙 사고로 C6 척추손상이 된 23세의 재무 분석가이다. 그녀는 척추융합(spinal fusion)으로 손상 수준 이하가 마비되었다.
- SB는 농구 시합동안 레이업을 위해 뛰어 올랐다가 착지 시에 리바운드 하는 사람에게 밀리면서 상완신경총 손상이 된 17세 학생이다. 그의 요골신경은 상완신경총에서 단절되어졌다. 모든 관련된 감각과 운동 기능을 상실했다. 그의 의사는 SB가 신경을 치료하는 동안 구축될 것을 염려했다.
- MA는 38세의 자료입력(data-entry) 점원이다. 그녀는 오른쪽 손바닥 면이 아프고, 화끈거리고, 따끔거리는 것을 호소한다(엄지, 둘째, 셋째 손가락: 그리고 넷째 손가락의 내측 부위). 그녀는 깨어있는 밤에 심한 감각이상을 호소한다. 통증이 현재 그녀의 일을 방해한다.

사례연구 의견/반대의견 (POINT/COUNTERPOINT)

바느질 상점 주인인 72세의 PN은 오른쪽 뇌혈관장애로 현재 왼쪽 편마비가 있다. 그녀의 왼쪽 손은 주먹을 꽉 쥐고 있고, 기능적이지 않으며, 손바닥 잡기 반사에 과민한 상태이다. 그녀가 걸을 때 근긴장도에서 눈에 띈 증가를 보이며 왼쪽 팔을 굴곡 시너지(flexor synergy)로 당긴다. 그녀의 왼쪽 어깨는 아탈구 되었다. 통증은 그녀의 왼쪽 어깨에서 팔 아래로 방사된다.

보조기 처방 (ORTHOTIC PRESCRIPTION)

JOAN SAYS

- 아탈구를 방지하기 위해서 그리고 걷기 훈련 동안 통제가 가능하지 않는 팔의 흔들리는 경향을 방지하기 위해 단일-스트랩 팔걸이(single-strap sling). 변형된 팔걸이디자인은 주관절 또는 전완을 묶어두지 말고 어깨를 감싸는 것; 이러한 디자인은 견관절 골두가 골두 와에서 유지되고, 어깨 인대 낭(capsule) 위에서 통증을 주는 스트레스를 경감시킴
- 수근관절-수부 고정장치를 저온-열가소성 플라스틱으로 만든다. 처음으로, 보조기는 중수지절 관절이 과신전으로 미끄러짐 없이 최대 신전하게 엄지는 최대한 외전을 유지하도록 맞추어야 한다. 보조기는 손바닥 궁을 지지할 수 있다.
- 테니스 신발과 함께 후엽 스프링 단하지보조기(posterior leaf spring AFO) 사용
- 지팡이

JAN SAYS

- 수근관절-수부 보조기는 손목 신전 30°, 중수지절관절 굴곡 130°, 엄지는 둘째 손가락에 대해 대립자세에서 유지한다. 보조기는 손바닥 접촉이 아니라 손과 전완의 손등 면으로부터 지지를 제공해야한다.
- 팔을 지지하고 어깨 아탈구를 방지하기 위해서 단일-스트랩 팔걸이 사용
- 보행 수준을 결정하기 위해 적절한 평가와 측정

장기 목표 (LONG-TERM GOALS)

JOAN SAYS

- 어깨에서 통증 경감
- 손, 주관절, 어깨에서 구축 예방
- 보조기 착용에서 독립성 성취
- 옷입기, 꾸미기, 먹기, 화장실가기, 실내 보행, 휠체어 관리를 포함한 매일 활동에서 독립성 성취

JAN SAYS

- 팔에서 통증 경감
- 개인 위생을 위해 왼손에서 충분한 관절범위 유지
- 한 손-기술 사용으로 기능적 활동에 있어 독립성 성취
- 보조기 관리에서 독립성 획득

JOAN SAYS	JAN SAYS

단기 목표 (SHOT-TERM GOALS)

JOAN SAYS

- 최소한의 언어적 지시로 보조기 착용하기
- 환자가 보조기를 바르게 착용한 것인지를 관찰하도록 가족 구성원에게 지시하기
- 상지와 하지 관절에서 최대한의 관절가동범위를 유지하기
- 휠체어에서 화장실이나 다른 의자로 안전한 이동을 성취하기
- 가정 내 보행 성취하기
- 매주 수근관절-수부 보조기의 적합성 재평가하고 수동적 관절가동범위를 향상시키고 피부의 연화를 방지하기 위해 재성형

JAN SAYS

- 언어적 지시로 보조기 착용하기
- 언어적 지시로 왼팔의 관절가동범위 운동 자가-적용
- 한 손을 사용하고 언어적 지시를 사용하여 옷 입기, 먹기, 휠체어 관리를 포함한 자기관리 활동 수행하기

치료 계획 (TREATMENT PLANS)

JOAN SAYS

- 보조기를 착용하기 위해 가족 구성원의 보조가 있든 없든 환자를 교육
- 오른손과 발을 사용한 휠체어 추진 방법을 환자에게 교육
- 오른손을 사용한 매일의 활동을 어떻게 수행하는지를 환자에게 교육
- 왼쪽 상지와 하지에서 수동적 관절 움직임을 유지하고 증진하기 위한 기술을 환자와 가족 구성원에게 교육
- 매주 그녀의 손상된 손바닥으로부터 손톱을 보호하기 위해 매니큐어를 발라줌

JAN SAYS

- 수근관절-수부 보조기와 팔걸이로 보조기 훈련
- 한 손 기술을 사용한 휠체어 추진
- 한 손 기술을 사용한 일상생활 활동 훈련
- 환자 자신이 수행할 수 있는 왼팔의 관절가동범위 운동 수행

9장

화상과 기타 연부조직 장애를 위한 보조기
(Orthoses for Burns and Other Soft Tissue Disorders)

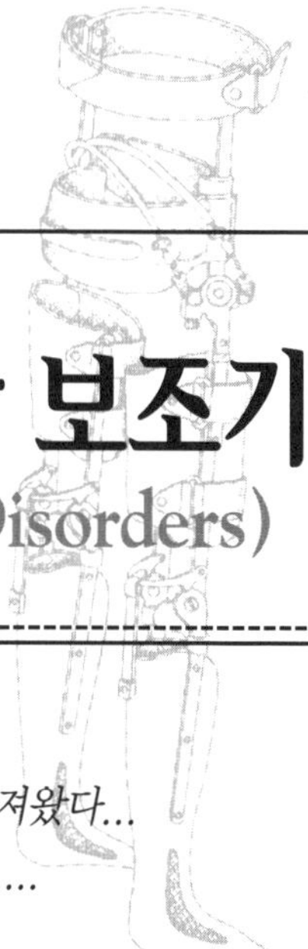

"간호사는... 작은 직사각형 거울을 치웠다...[그리고] 그것을 George에게 가져왔다... 거울 속에 비친 얼굴은.... 전혀 얼굴같지 않았다 그것은 마스크 같았다.... George Bennett의 본래 얼굴을 찾을 수 없게 되었다"
Milwawkee Journal Sentinel

서론
(INTRODUCTION)

보조기는 화상이나 신경근육 병을 동반한 연부조직 장애를 가진 환자를 위한 재활 프로그램의 일부분으로 임시적인 사용이 될 수 있다. 자세를 취하는 장치인 스프린트(splint)와 압박의복(pressure garments)은 비대한 흉터(hypertrophic scarring)와 연부조직의 유착을 관리하는데 사용할 수 있다. 임상가들은 최대 수준의 독립성을 목표로 기능적 활동에 초점을 두어 환자와 함께 목표를 설정해야 한다. 보조기는 그 장치가 포괄적인 재활 프로그램의 부분이 되어지는 경우 환자가 그들의 목표를 성취하는데 매우 효과적일 수 있다.

손은 많은 관절과 복잡한 표면구획선(surface contour), 최소한의 혈액공급, 많은 소동작 작업과 대동작 작업에 있어 기능적이어야 하기 때문에 스프린트를 위한 가장 일반적인 영역이다. 다양한 수부 보조기들은 이러한 요구들을 역점을 두어 다룬다. 다른 영역들은 일반적으로 손목, 주관절, 액와, 목, 발목, 무릎을 포함한 스프린트를 적용하는 것이다. 이러한 부위들은 화상과 비대한 흉터로 연부조직 구축이 발생할 위험이 높다.

연부조직 장애를 위해 대량-생산된 보조기는 상처 점검을 위해 쉽게 개방할 수 있도록 대체로 벨크로 형태의 잠금(hook-and-pile closure) 또는 지퍼(zippers) 형태이다. 그들은 벗기 쉽고 세탁할 수 있는 안감으로 된 통기성 천으로 만들어진다. 디자인은 뼈돌출부 위에 압박을 최소화하고 관절가동범위를 유지할 수 있는 형태를 포함한다. 단하지보조기(AFO)에서 선택사항은 이동과 보행을 촉진하기 위해 발바닥을 고도-견인(high-traction)하는 것을 포함한다.

화상 관리를 위한 보조기
(ORTHOSES FOR BURN MANAGEMENT)

관리 문제 | *Management Issues*

현재의 임상에서는, 스프린트의 사용이 어느 정도 선택사항이다. 부분-화상을 입은(partial-thickness burns) 환자는 피부이식 또는 재건 수술이후 구축이 발생되기 시작할 때 스프린트를 착용한다. 제한된 장비에 의한 최소한의 장애물은 환자 움직임의 범위와 연부조직 보호의 효율성을 최대화한다.[1-3] 보조기의 목적은 흉터 관리, 변형방지, 손상된 부분 보호, 기능증진이다.

흉터 관리 (Managing Scars)

심부 부분(deep partial-thickness)과 완전손상(full-thickness) 화상의 결과로 발생한 심한 상처는 치유과정(healing process)의 일부로서 육아조직(granulation tissue)이 증식된다. 적절한 관리가 없으면 세포들은 육아 기간(granulation phase) 동안 손상되기 쉬운, 불변하는, 모양이 좋지 않은 조직의 두꺼운 덩어리로 성장 할 것이다. 적절하게 적용된 압박은 과도한 흉터를 방지하기 위해 육아조직의 침착(deposition)을 조절할 수 있다.[4-7]

변형 방지 (Preventing Deformity)

완전손상 상처가 있는 화상은 교원질 침착(collagen deposition)이 적절하게 조절되지 않으면 과도한 흉터와 함께 치유되는 경향이 있다. 만일 화상이 정상적으로 고려할 수 있는 운동성을 가진 신체 부위에 발생한다면 과도한 흉터가 움직임을 제한하고, 변형과 기능손상을 야기할 것이다. 예를 들어, 손과 손가락의 손바닥 면에 대한 완전손상 화상은 심각한 굴곡 구축 결과로 주먹 쥔 자세와 비기능적인 손이 되게 할 수 있다. 치료의 목표는 손가락과 손의 바른 정렬을 유지함으로서 변형을 방지하는 것이다. 기능적인 스프린트는 적절한 중재가 될 수 있다.[8, 9]

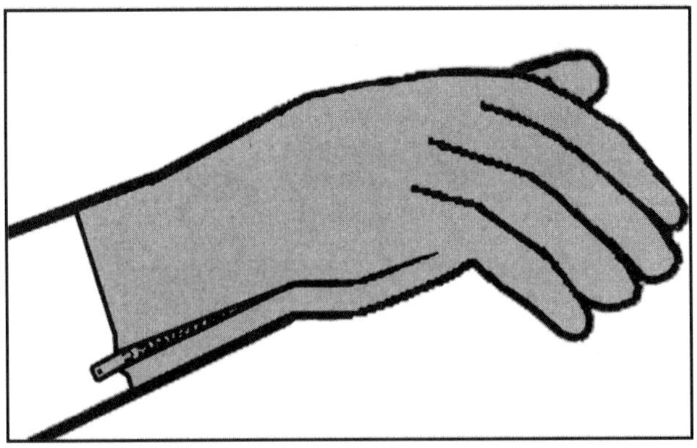

그림 9-1. 탄력성 긴 장갑(elastic gauntlet).

손상된 부분의 보호 (Protecting Injured Parts)

심한 화상은 환자의 감각신경 종말부를 파괴하여 보호 감각을 박탈할 수 있다. 예를 들어, 뜨거운 것과 차가운 재료를 구별하지 못하는 환자들은 이차적인 피부 손상의 위험이 있다. 고유수용성감각과 운동감각의 손상으로 신체 부위는 정상 활동을 진행하는 동안 타박상이나 열상을 입을 수 있다. 잘 맞춰진 보조기는 손상 이후 신체를 보호한다.

기능 증진 (Promoting Function)

손상된 피부, 건, 인대, 신경, 근육들은 환자의 이동, 보행의 능력을 방해하거나 다른 일상생활활동을 수행하는 것을 방해한다. 기능적 보조기는 환자가 손상된 구조물들을 치유하는 동안 최대한 독립적 기능 수준을 성취하도록 도와줄 수 있다.

보조기 형태 | *Types of Orthoses*

압박 의복 (Pressure Garments)

육아조직 조절과 비대 흉터 방지를 위해, 임상가들은 맞춤-주문형이며, 탄력성 재질로 만들어진 완전-접촉식(total-contact) 의복을 사용한다. 그들은 피부의 재성장을 유도하기위해 손상된 조직을 감싼다. 예를 들어, 손에 화상을 입은 환자는 손 가리개(gauntlets) 또는 장갑(glove)을 착용할 수 있다(그림 9-1). 잘 고안

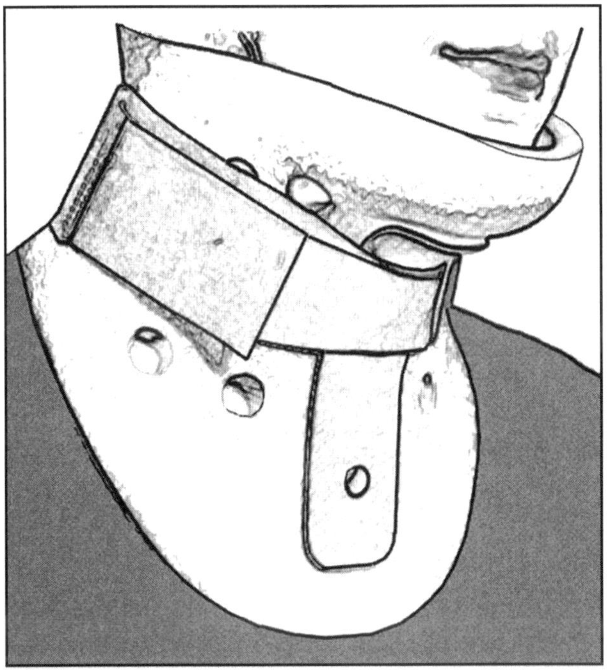

그림 9-2a. 목에 대한 정적 스프린트(static splint for the neck).

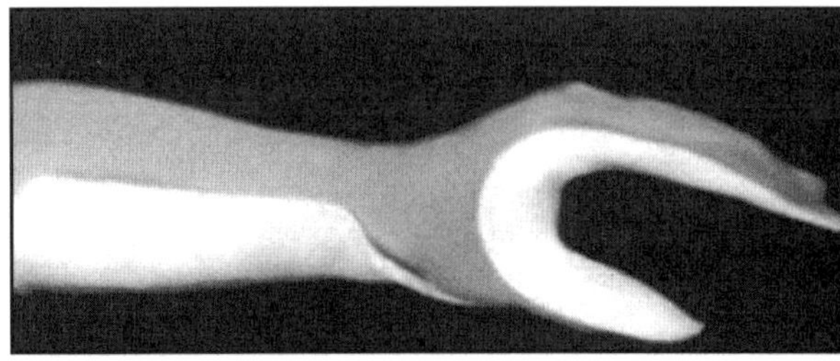

그림 9-2b. 손목에 대한 정적 스프린트(static splint for the wrist). 손목 스프린트는 관절 구축에서 감축을 조절하기위해 가열되어질 수 있고 재성형(remold) 할 수 있다. 스트랩이 추가될 것이다.

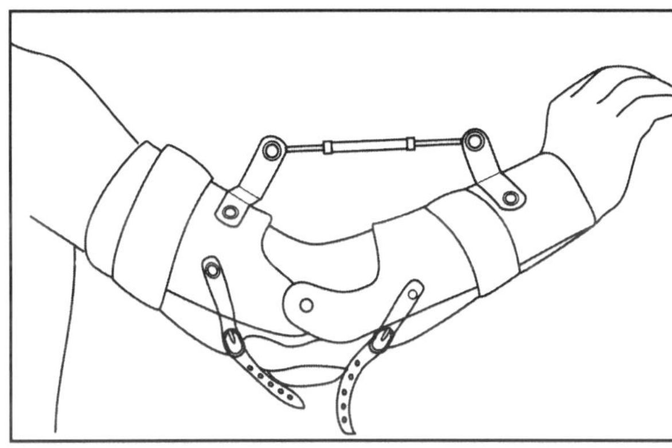

그림 9-3. 죔쇠(turnbuckle) 메커니즘을 가지고 있는 주관절에 대한 점진적 연속적 정적 스프린트(progressive serial static splint for the elbow with a turnbuckle mechanism).

된 압박 의복은 통증을 조절하고, 화상부위 위를 미학적으로 수용할 수 있도록 감싸는 것을 제공하고, 이차적 손상에 대해 방지하고, 더욱 기능적인 결과를 가져올 수 있다.[10]

압박 의복은 몇 가지 문제가 있다. 대부분이 독립적으로 입고 벗기가 어려워서 환자들이 옷 입는데 보조가 필요하다. 그들은 한 벌을 세탁하는 동안 입을 수 있기 위해 최소한 두 벌 정도의 의복이 필요하다. 꽉 조이는 직물은 호흡을 제한하기 때문에 환자들이 의복을 덥고 불편하게 느낄 수 있다. 각각의 의복은 조직의 특정 부피에 알맞게 만들어진다. 그래서 의복은 부피의 변화로 납작해진 부위에서는 계속적인 치료효과가 없다. 압박 변화도는 여러 생산품에서 다양하여[11, 12] 특정 의복의 치료적 효과를 측정하기 어렵게 한다.

정적 스프린트 (Static Splints)

다양한 보조기들이 정적 보조기로서 분류될 수 있다. 그들은 대체로 판(sheet)이나 폼(foam) 플라스틱으로 만들어지고 빈번하게 손, 목, 액와, 발, 무릎과 같은 운동성을 고려해야할 부위에 대해 사용되어진다(그림 9-2a와 그림 9-2b). 그들은 추후 손상으로부터 치료 부위를 보호하고 관절 정렬을 유지하기 위해 사용되어진다. 정적 스프린트는 특정한 한 자세로 신체 부위를 유지한다.

관절 구축이 있는 사람을 위해서, 관절가동범위는 두 가지 방법으로 향상시킬 수 있다. 첫 번째 접근법은 개조하는 것이고 그것에서 재적용되는 정적 스프린트를 고안하는 것이다. 이러한 스프린트는 움직이는 부위가 없고, 마무리선이 매끈하며, 비교적 가벼운 무게이다. 그러나 반복적인 적용에 따른 개조가 된 후 스프린트 재료는 약화되어 교정 효과가 상실된다. 두 번째 접근법은 점진적 연속 스프린트(progressive serial splinting)에 대해 맞추어 넣은(built-in) 메커니즘을 사용한다(그림 9-3). 이 장치에는 스트랩, 끈, 죔쇠

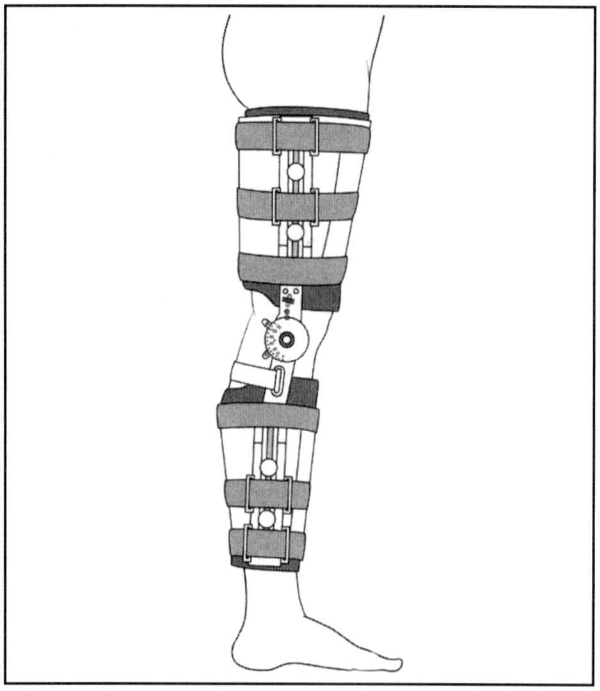

그림 9-4. 동적 무릎 스프린트(dynamic knee splint).

(turnbuckle)가 있다. 이러한 대안은 무게, 용적, 복잡성, 장비의 비용에 더해진다. 점진적 연속 스프린트는 환자가 승낙해야하고 이것은 비협조적인 사람이나 심한 인지손상이 있는 사람에게는 금기증이다.

동적 스프린트 (Dynamic Splints)

사용자가 조절된 범위 내에서 움직이는 것을 허용하는 장치들을 동적 스프린트라고 한다(그림 9-4). 이러한 보조기들은 환자의 관절가동범위를 증진시킬 수 있다. 이 스프린트는 또한 저항을 제공함으로써 특정 근육을 강화한다. 교정력(corrective forces)은 스프린트의 프레임에 부착되는 탄력밴드, 강철 스프링, 또는 천 조각들에 의해 가해지거나 또는 아우트리거(outrigger)로 불리는 보조기 외부의 연장 선들이나 묶어주는 것으로 고정된다. 환자는 운동요법의 일부로서 동적 보조기를 사용하게 된다.

자세유지 스프린트 (Positioning Splints)

보조기는 관절 구축을 예방하기 위해 신체 부위를 일정한 자세로 위치하도록 사용되어질 수 있다. 일반적인 규칙으로, 자세유지 스프린트는 신체 부위를 구축과 변형의 반대 자세로 유지한다. 예를 들어, 만일 환자가 주관절의 앞쪽 부위에 화상을 입었다면, 주관절은 굴곡 구축이 발생하게 되므로 스프린트는 주관절 신전을 유지한다. 표 9-1은 가장 일반적으로 적용되는 신체부위와 추천되는 스프린트 자세에 대해 설명한다. 자세유지 스프린트는 증가된 운동성이 있는 신체 부위와 화상이 주 손상인 경우 가장 일반적으로 사용된다. 따라서 표면 일부 화상 부위보다 완전 손상 화상 부위와 심부 부분 화상 부위에서 가장 빈번하게 스프린트를 한다.

보행을 위한 보조기 (Orthoses for Walking)

하지 관절 운동성, 근력, 운동 조절을 유지하기 위한 가장 최선의 방법 중 하나는 환자가 의학적으로 가능해지면 곧 서고 걷도록 하는 것이다. 환자는 서기 테이블(tilt-table)에서 체중-지지를 할 수 있다. 체중-지지 시간과 테이블의 수직적 지남력이 증가함에 따라 환자는 바른 자세(upright posture)에 대한 내성이 증진되고 보행을 위한 준비가 향상된다. 스프린트는 무릎 신전을 안정화하는데 사용되어질 수 있다. 저측 굴곡 구축(plantar flexion contractures) 환자를 위한 플라스틱 단하지보조기(plastic AFOs)가 구축을 조정하기 위해 사용될 수 있다. 이러한 정렬은 기저면의 지지력이 있는 환자가 보행을 하는데 적절하도록 해준다. 약한 배측 굴곡근육(dorsiflexor muscles)을 가진 환자를 위해서, 플라스틱 또는 금속 재질의 배측 굴곡 보조 단하지보조기(AFO)가 유용하다.

소아 화상 관리를 위한 보조기 (Orthoses for Pediatric Burn Care)

소아 환자는 화상 치료팀에게 특별한 도전을 준다. 아동은 성인보다 더욱 얇은, 더욱 손상되기 쉬운 피부를 가지고 있고 더욱 심한 손상을 받는다. 아이들은 때로는 인과관계에 대한 통찰력이 부족하기 때문에 그들이 어떻게 손상을 입었고 재활프로그램에 왜 참여해야

표 9-1

화상환자를 위한 관절 자세

(Joint Positions for Patients with Burns)

신체 분절 (Body Segment)	일반적 변형 자세 (Position of Usual Deformity)	교정된 자세 (Corrected Position)	보조기/자세유지 관련 (Orthotic/Positioning Implications)
목	화상 쪽 방향으로 굴곡과 회전	목 약간 신전; 외측 회전 없음; 바르게 누운 자세에서 자도록 함	목 아래 수건을 말거나, 필라델피아 칼라, 또는 머리와 목을 약간 신전자세로 유지하기 위해 탄력성 있는 칸막이가 있는 매트리스
어깨	약간의 내회전과 함께 내전, 중립적 굴곡	90° 각도로 외전, 중립적 회전, 약간의 굴곡	폼 플라스틱 웨지 또는 비행기 외전 스프린트; 상완신경총에 영향을 줄 수 있는 어떠한 자세도 피해야 함
팔꿈치	주관절 굴곡과 전완 회내	완전하게 주관절 신전, 전완 회외	침대 위에서 주관절과 전완 자세에 대해 베개 또는 폼 플라스틱; 주관절 신전 보조기; 팔걸이 현수
손목	화상 부위에 대한 편위와 함께 손바닥 굴곡	중립적 편위로 신전	저온 열가소성 플라스틱 스프린트; 탄력 의복 또는 붕대 위에 천스프린트를 사용할 수 있음
손과 손가락	갈퀴손 장애(claw hand); MCP 과신전, PIP와 DIP 관절 굴곡; 엄지 내전과 굴곡	MCP 관절 굴곡; PIP와 DIP 관절 신전; 엄지 손바닥 대립과 약간의 신전	기능적 자세에서, 웹 스페이스(web space)를 보존하기 위해, 손가락과 관절을 유지하기 위해 정적 스프린트
고관절	굴곡, 외전, 외회전	중립적 정렬, 회전 없음; 화상이 내측 대퇴부에 있다면 반대편 대퇴부와의 접촉과 상처의 침연(maceration)을 방지하기 위해 고관절은 10~15° 외전시켜야 함	웨지(wedge), 타월, 또는 시트 말이(sheet rolls); 플라스틱 스프린트
무릎	굴곡	신전	이식(grafting) 이전에 아킬레스 건 아래에 타월을 말아둠; 이식 이후에 플라스틱, 천, 또는 무릎 보조기가 필요할 수 있음; 오금과 비골 두 주위의 비골신경에 압박을 피함
발목(talocrural) 관절	저측 굴곡	중립	야간형 경성 발목 단하지보조기(AFO-SA); 매일 뒤꿈치 자극에 대한 점검

주: MCP = 중수지절관절; DIP = 원위지절관절; PIP = 근위지절관절

하는지를 이해하지 못한다. 착용을 격려하기 위해 보조기는 아동이 선호하는 색깔 또는 아동이 좋아하는 만화 주인공 또는 운동 팀의 로고의 도안으로 장식할 수 있다. 화상 재활은 수 년 동안 지속된다. 화상 센터에서 퇴원할 때까지 관습적인 생활을 회복할 수 있는 성인과는 달리 아동은 흉터 치료를 위해 그리고 성장에 따라 변형을 가져올 수 있기 때문에 새로운 보조기를 위해 정기적으로 입원치료를 해야 한다.[13]

신경근육장애를 동반한 연부조직 손상 환자를 위한 보조기 (ORTHOSES FOR PATIENTS WITH SOFT TISSUE PROBLEMS ASSOCIATED WITH NEUROMUSCULAR DISORDERS)

관리 문제 / *Management Issues*

근육병 또는 중추신경계나 말초신경계 환자는 특히 변형의 형성과 기능적 능력의 감소가 있는 화상 환자가 겪는 다양한 문제점들을 공유한다. 그 결과로서 화상관리를 위해 고안된 다양한 보조기들이 신경근 장애 환자들을 위해 사용될 수 있다.

보조기는 연부조직 장애를 포함한 신경근육 질환이 있는 개인을 위해 전체 재활 프로그램의 매우 효과적인 부분이다. 임상가는 포괄적인 평가를 수행해야 하고 그 후 환자를 위해 개별화된 치료목표를 설정한다. 보조기가 장기 목표와 단기 목표를 성취할 수 있게 도움을 주는 정도는 재활의 중요한 요소이다.

변형 방지 (Preventing Deformity)

관절 구축 방지 또는 관리는 건강전문가들이 기능적 활동을 정적인 자세보다 더 강조하는 것을 요한다. 걸을 수 있는 듀센 근이영양증 소년들은 만일 그들이 단하지보조기(AFOs)를 발과 발목 정렬을 조정하기 위해 밤에 착용했다면 최소한의 저측 굴곡 구축을 가지게 된다.[14, 15] 그들이 휠체어에 한번 의존하게 되면 급격한 발목 구축이 진행된다.[16]

상지 손상(예, 관절구축에서 보이는 바와 같이)은 손, 손목, 팔꿈치 자세를 유지하는 스프린트가 필요하다. 어깨 관절과 팔꿈치가 약화된 환자는 휠체어에 부가되는 보조기 구성요소로 사용할 수 있다. 무릎 선반(lap tray), 전완 받이(forearm tray), 또는 팔걸이 현수(sling suspension)는 최대한의 독립적 기능이 가능할 수 있도록 바른 관절 정렬을 유지할 수 있다.[17]

관절가동범위 증진 (Increasing Range of Motion)

보조기는 관절가동범위를 증진시키기 위해 사용될 수 있다. 그들은 수술 후 프로토콜의 일부이거나 연부조직 긴장을 관리하기 위한 비수술적 방법이 될 수 있다.

연속적인 캐스팅(serial casting)은 건, 근육, 기타 연부조직을 신장하기 위해 적용되는 기술이다. 그것은 관절을 최대 길이에서 도수적으로 신장시켜 연장시킨 자세에서 신체 부위를 유지하기 위해 석고 붕대를 적용한다. 며칠 또는 몇 주 후 석고가 제거된다. 대체로, 관절은 도수적으로 다시 신장되고 새로운 석고를 적용한다. 개별화된 치료 프로토콜은 얼마나 자주 석고를 교환하고 얼마나 자주 과정을 반복하는지를 결정한다. 연령, 진단, 근 긴장도의 정도와 석고에 대한 피부 내성과 같은 요소들이 치료 프로토콜을 결정한다.

연속적인 캐스팅에 대한 대안은 연속적 정적 스프린트(serial static splinting)와 점진적 연속적 스프린트(progressive serial splinting)이다. 연속적 정적 스프린트에서, 스프린트는 관절가동범위의 증가에 따라 고쳐서 만든다; 점진적 연속적 스프린트에서, 보조기는 적응을 위한 메커니즘을 가진다. 다른 선택사항은 사지 위에서 스프린트를 연속적으로 움직이는 전동기가 있는 기계에 의한 연속적 수동적 운동(continuous passive motion)이다. 이러한 기계는 특정 기간동안 작동하도록 프로그램화 될 수 있고 미리 결정한 관절가동범위를 통해 관절이 움직이도록 적용할 수 있다.

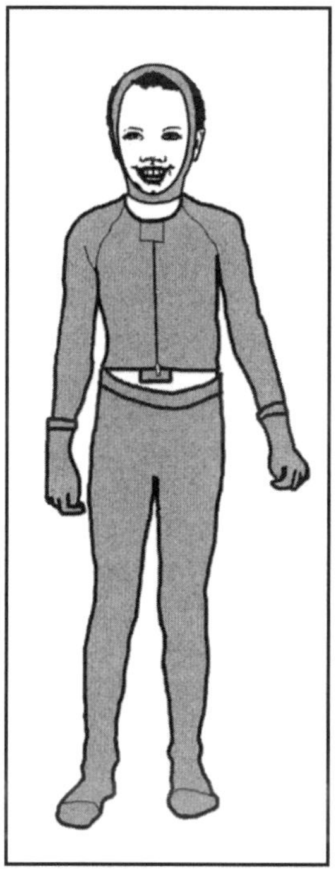

그림 9-5. 신체의 넓은 부위 위에 힘(force)을 적용하는 보호용 보조기(protective orthosis that applies force over a large area of the body).

욕창 방지 (Preventing Pressure Sores)

근골격계 약화가 있는 환자는 욕창(decubitus ulcers)으로 알려진 압박성 욕창에 취약하다. 뼈 돌출 부위는 특히 조직 손상에 민감하다. 자세유지 도구인 스프린트와 휠체어 쿠션과 볼스터(bolsters)는 힘을 재분산 할 수 있어 욕창의 위험을 감소시킨다(그림 9-5). 이러한 도구들은 보다 넓은 부위로 체중-지지 힘을 재분배함으로써 압박의 집중 점을 제거한다. 2시간마다 환자의 체위를 변경하고, 매일 관절가동범위, 신장과 근력강화 운동을 포함한 포괄적인 프로그램을 사용할 때 가장 효과적이다.

기능 증진 (Promoting Function)

보조기는 일상활동을 다시 시작하는 상지 약화 환자를 도와줄 수 있다. 먹기, 옷입기, 유사한 활동에 참여하는 움직임이 자기-관리의 심리적이고 신체적인 도움이 필요한 환자에게 제공되는 동안 구축 감소를 도울 수 있다. 몸통과 하지마비 환자들은 보행을 증진시키기 위해 보조기를 착용할 수 있다. 예를 들어, 듀센 근이영양증 소년들은 수술을 받거나 그렇지 않은 경우에 보조기를 맞춘다.[18-20] 발목 각도가 90° 인 견고한 고리 잠금(drop-lock) 무릎 관절을 가진 가벼운 플라스틱 장하지 보조기(plastic KAFOs)가 때때로 처방된다. 경골 앞 밴드(pretibial band), 무릎 위 밴드(suprapatellar band), 무릎 패드가 있는 무릎 잠김 관절은 무릎 굴곡 구축을 방지한다. 환자는 보행을 위해 보행기(walker), 목발(crutches), 지팡이(canes)가 필요할 수 있다. 발목과 무릎 신장 프로그램은 비록 그것의 빈도와 기간에 논쟁의 여지가 있지만 기능을 증진시킬 수 있다.[15]

요약
(SUMMARY)

보조기는 화상, 상처, 연부조직 장애의 관리에 있어 일시적으로 사용되어진다. 화상 관리에서 사용되는 보조기는 스프린트, 자세유지 도구, 압박 의복을 포함한다. 화상 팀 구성원들은 환자가 더욱 운동을 자유롭게 하고 움직임을 제한시키는 장비가 덜 장애가 되도록 하는 접근법을 채택한다. 최신의 관리는 비대한 흉터(hypertrophic scar)보다는 유연한 조직이 되도록 치유를 촉진한다. 연부조직 문제를 가지고 있는 환자들은 특정 치료 목표를 성취하도록 돕기 위해 보조기를 사용한다: 지속적인 독립적 보행을 촉진하기 위해, 변형을 방지하기 위해, 압박성 욕창을 방지하기 위해, 관절가동범위를 증진하기 위해. 정적 스프린트, 연속적 정적 스프린트, 점진적 연속적 스프린트와 연속적 수동적 운동 기계는 연부조직 구축을 방지하고 관절가동범위를 증진시킨다.

질문
(THOUGHT QUESTIONS)

1. 압박 의복이 어떻게 흉터 생성을 호전시키는지를 설명하시오.

2. 연속적 스프린트, 정적 스프린트, 점진적 연속적 스프린트 사이의 차이점은 무엇인가? 왜 당신이 다른 것에 비해 한 접근법을 선호하는지를 설명하시오. 각각의 장치에 대한 적합한 환자를 설명하시오.
3. 손가락 굴곡의 저항 운동이 가능한 동안 중수지 절관절 위에 견인(traction)을 제공하기 위한 동적 손 스프린트를 디자인하시오. 이러한 스프린트의 모든 구성요소들을 설명하시오.
4. 2~5지 중수지절 관절의 관절가동범위를 증진하기 위해 환자에게 적용할 수 있는 동적 스프린트를 고안하시오.
5. 화상 환자의 목이 신전자세를 유지할 수 있게 하는 최소한 세 개의 보조기를 설명하시오.
6. 듀센 근이영양증 환자에게 있어 지속적인 보행이 저측 굴곡 구축(plantar flexion contracture)을 예방하기 위한 최선의 방법이 되는 이유를 설명하시오.

참고문헌 (REFERENCES)

1. Richard R, Staley M, Miller S, Warden G. To splint or not to splint – past philosophy and present practice: part I. *J Burn Care Rehibil.* 1996;17:444-453.
2. Richard R, Staley M, Miller S, Warden G. To splint or not to splint – past philosophy and present practice: part II. *J Burn Care Rehabil.* 1997;18:64-71.
3. Richard R, Staley M, Miller S, Warden G. To splint or not to splint – past philosophy and present practice: part III. *J Burn Care Rehabil.* 1997;18:252-255.
4. Frikle NB, Omnell ML, Dutcher KD, et al. Skeletal and dental disturbances after facial burns and pressure garments. *J Burn Care Rehabil.* 1996;17:338-345.
5. Frikle NB, Omnell ML, Dutcher KD, et al. Skeletal and dental disturbances in children after facial burns and pressure garmnets use: a 4-year follow-up. *J Burn Care Rehabil.* 1999;20:239-249.
6. Staley MJ, Richard RL. Burns. In: O'Sullivan SB, Schmitz TJ, eds. *Physical Rehabilitation: Assessment and Treatment.* 4th ed. Philadephia, Pa: FA Davis; 2001:845-872.
7. Ward RS. Pressure therapy for the control of hypertrophic scar formation after burn injury: history and review. *J Burn Care Rehabil.* 1991;12:257-262.
8. Evans EB, Alvarado MI, Ott S, McElroy K. Presentation and treatment of deformity in burn patients. In: Herndon DN, ed. *Total Burn Care.* Philadephia, Pa: WB Saunders; 1996:443-454.
9. Flynn AE, Gunter LL. Rehibilitation of the burn patient. In: Martyn JAJ, ed. *Acute Management of the Burned Patient.* Philadelphia, Pa: WB Saunders; 1990:320-332.
10. Malick MH. *Manual on Management of th Burn Patient Including Splinting, Molding, and Pressure Techniques.* Pittsburgh, Pa: Harmarville Rehabilitation Center; 1982.
11. Mann R, Young EK, Moore M, et al. Do custom-fitted pressure garments provide adequate pressure? *J Burn Care Rehabil.* 1997;18:247-249.
12. Giele H, Liddiard K, Booth K, Wood F. Anatomical variations in pressures generated by pressure garments. *Plast Reconstr Surg.* 1998;101:399-406.
13. Ott S, McElroy K, Alvarado MI, et al. Treating deformities via positioning and splinting, using skeletal suspensions and traction, and with prosthetics and orthotics. In: Herndom DN, ed. *Total Burn Care.* Philadelphia, Pa: WB Saunders; 1996:454-470.
14. Scoot OM, Hyde SA, Goddard C, Dubowitz V. Prevention of deformity in Duchenne's muscular

dystrophy: a prospective study of passive stretching and splintage. *Physiotherapy.* 1921;67:177-180.

15. Stuberg WA. Muscular dystrophy and spinal suscular dystrophy. In: Campbell SK, ed. *Physical Therapy for Children.* Philadelphia, Pa: WB Saunders; 1995:295-324.
16. McDonald CM. Limb contractures on progressive neuromuscular disease and the role of stretching, orthotics, and surgery. *Phys Med Rehibil Chin N Am.* 1998;98:187-211.
17. Pedretti LW, Zoltan B. *Occupational Therapy: Practice Skills for Physical Dysfunction.* St. Louis, Mo: Mosby-Year Book; 1990:332-344.
18. Siegel IM, Miller JEM Ray RD. Subcutaneous lower limb tenotomy in the treatment of pseudohypertrophic muscular dystrophy. *J Bone Joint Surd [AM].* 1968; 50:1437.1443.
19. Heckmatt JZ, Dubowitz, V Hyde SA, et al. Prolongation of waking in Duchenne's muscular dystroohy with lightweight orthoses: review of 57 cases. *Dev Med Child Neurol.*1995;27:149-154.
20. Shapiro F, Bresnan MJ. Orthopaedic management of childhood neuromuscular disease, part III : disease of muscle. *J Bone Joint Surg [Am].* 1982;64:1102-1107.

사례 연구 (CASE STUDIES)

다음의 사례에 대해 적합한 보조기를 선택하고, 장 · 단기 목표를 수립하고, 치료 계획을 세우시오.

- RM은 59세의 파트 타임 요리사로 45년간 알코올 남용을 한 과거력을 가지고 있다. 그는 아주 뜨거운 목욕물에 빠져 실신할 때 양쪽 발과 발목, 다리, 허벅지, 아래 체간에 심부 부분 화상과 완전 손상 화상을 입었다. 그녀의 딸이 무의식 상태인 그를 욕조에서 발견하여 진료보조원에게 연락을 취하고 그를 화상 센터로 이송하였다.
- BG는 38세의 세일즈맨으로 화가 난 전처가 뿌린 염산(hydrochloric acid)으로 인해 얼굴과 앞쪽 목 부위에 완전 손상 화상과 심부 부분 화상을 입었다. 성형 수술은 상처 위에 피부 이식을 했고 흉터를 최소화하기 위해 보조기 관리가 요구되었다.
- OC는 18세의 경직성 뇌성마비로 최근 걷기 시작했다. 그녀는 발가락으로 걷는다. 그녀의 주치의는 그녀의 발이 저측 보행이 되는 것에 대해 아킬레스 건의 수술적 신장을 고려하고 있다. 그녀가 이완된 자세에 있을 때, 물리치료사는 강력한 신장 프로그램 이후 양측에 10° 정도의 수동적 배측 굴곡을 획득할 수 있었다. 그녀의 어머니와 물리치료사의 요구에 따라 그녀의 주치의는 수술 대신 연속적 캐스팅 또는 점진적 정적 스프린트의 시험 프로그램에 동의하였다.
- GH는 14세의 학생으로 축구 경기 동안 머리를 차였다. 그는 손상이후 혼수상태이다. CT 검사에서 시상(thalamus)에 심각한 손상을 보였다. 간호사들은 자세유지 제안에 대한 자문을 요구했다.
- JH는 68세로 세미프로(semiprofessional) 여성 골퍼로 무릎관절 전치술을 받았다. 수술 후 첫째 날, 그녀는 능동적 관절가동범위를 15°에서 85°까지 하게 되었다. 수술의사는 이 환자의 보조기 관리에 대한 자문을 요구했다.
- MM은 8세의 듀센 근이영양증 환자이다. 그는 심각한 요추전만(lumbar lordosis)이 있지만, 독립적으로 걸을 수 있다. 그는 매우 천천히 걷고 넘어지지 않기 위해 벽과 탁자를 잡는다. 그는 양쪽 발이 과회내(hyper-pronation)되어 있고 양쪽 대퇴사두근에 약화가 심해지고 있다(3/5). 그는 계단 오르는데 어려움이 있고 바로 누운(supine) 자세에서 일어서기(standing)가 어렵다. 그는 평가를 위해 보조기 클리닉에 의뢰되었다.
- PN은 생후 6개월의 경직성 뇌성마비로 심각한 정신지체가 있고 머리 조절과 사물에 대한 손 휘두르기(swiping)를 시도하고 있다. 그는 양쪽 엄지를 주먹 안에 넣고 태어났다(thumb in palm). 그의 어머니는 그의 손이 한번도 펴지지 않았다고 하였다. 그녀는 손 스프린트가 도움이 될 것인지를 궁금해 하였다. PN의 주치의는 보조기 클리닉에 그의 평가를 의뢰했다.

CASE STUDIES 사례연구 의견/반대의견 (POINT/COUNTERPOINT)

KF는 24세 자료-입력 점원으로 표시등을 끈 후 가스 오븐에 불을 붙이려 할 때 오른쪽 손, 손목, 전완에 심부 부분 화상을 입었다. 그녀는 오른손잡이(right-handed)로 혼자 살고 있다.

보조기 처방 (ORTHOTIC PRESCRIPTION)

JOAN SAYS

- 이것은 원주상(circumferential) 화상이기 때문에, 주문-제작한 손가락 분리대가 있는 플라스틱 손목-손 고정장치가 굴곡 구축을 방지하기 위해 손바닥 면 위에 놓여져야 한다. 고정장치는 팔오금(antecubital fossa)을 신전시켜야 한다. 보조기는 지절간관절을 신전하고, 중수지절관절을 굴곡, 손바닥의 횡궁 만곡, 엄지 외전과 대립, 중립적 편위에서 손목의 약간 신전, 전완의 부분적 회내를 유지하기 위해 성형되어진다. 고정장치는 넓은 배측 스트랩으로 단단히 고정한다. 손가락 분리대는 내전 구축을 방지한다.
- 탄력성 손가리개 장갑은 비대한 흉터를 최소화하기 위해 고정장치 위에 착용할 수 있다. 단일-스트랩 팔걸이는 부종을 감소시킨다.

JAN SAYS

- 나도 동의한다. 나는 특히 이 젊은 아가씨의 손과 전완 부위 위에 눈에 거슬리는 비대한 흉터를 방지하는 것에 관심을 기울였다.

장기 목표 (LONG-TERM GOALS)

JOAN SAYS

- 손목과 전완에서와 마찬가지로 모든 손가락의 완전한 운동성을 유지하기. 정상적 피부 유연성과 외관을 회복하기. 그녀는 직장에서 많은 시간동안 쉴 수 없어서 모든 일상, 집안일, 직업적 활동을 독립적으로 수행하지 않으면 안된다. 이것은 평상시 양손을 사용한 활동들에 대해 왼손을 사용하도록 배우는 것도 포함된다.

JAN SAYS

- 주요한 사항은 광범위한 화상의 경우 감염을 방지하는 것이다. 나는 관리하기 쉬운 수준에서 그녀의 통증을 감소시키는 것과 기능적 활동에서와 마찬가지로 피부 관리에서도 독립적이도록 그녀를 돕길 원한다.

JOAN SAYS	JAN SAYS

단기 목표 (SHOT-TERM GOALS)

Joan says

- 엄지 대립과 마찬가지로 지절간관절과 중수지절관절, 손목, 전완의 전체 능동적 관절가동범위를 유지하기. 비대한 흉터와 피부 발적(reddening)을 최소화하기. 운동성은 3주 이내에 달성하기. 피부 회복은 6주 이내에 하기. 그녀는 1주 이내에 일상과 기본적인 집안 활동을 독립적으로 성취할 수 있다.

Jan says

- 시각적 아날로그 척도(visual analog scale)에서 적어도 두 단계정도 통증의 감소. 감염을 방지하기 위한 피부 관리 교육. 보조기기를 사용하여 일상 활동을 수행할 수 있는 방법 제안. 그녀가 보조기를 착용하고 벗는 것과 관절가동범위 운동에서 독립적이도록 한다.

치료 계획 (TREATMENT PLANS)

Joan says

- 한 손을 사용하여 옷 입기, 몸단장하기, 먹기, 왼손으로 글쓰기 활동을 훈련한다. 손상된 손과 전완을 유지하는 동안 어깨 지지를 지속할 수 있기 위한 목욕 프로그램을 계획한다. 스프린트와 장갑을 제거하자마자, 그녀의 왼손을 사용하여 오른손과 전완을 움직이도록 능동-보조 운동을 시작한다. 환자가 피부 치유를 위해 단계적인 압박으로 손과 전완을 마사지하도록 유도한다.

Jan says

- 그녀가 독립적으로 보조기를 착탈의 하도록 훈련한다. 그녀가 자신의 왼손을 사용하여 어떻게 관절가동범위 운동을 수행하는지를 교육한다. 이것은 그녀가 의복 형태와 관리가 용이한 잠금을 선택하도록 도와 줄 수 있다. 그녀에게 상처 관리와 피부 관리를 교육한다.

10장

목표 설정과 치료 계획
(Goal Setting and Treatment Planning)

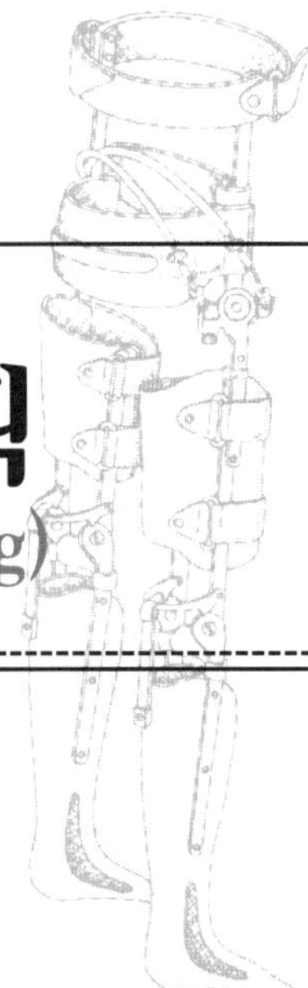

"걸어가라, 걸어가라, 네 맘에 희망을 품고
넌 결코 혼자 걷지 않을 것이다"
Oscar Hammerstein, Carousel

임상가가 보조기 관리가 필요하다는 것을 결정한 후, 다음 단계는 환자에게 적절한 장기 목표, 단기 목표, 치료 계획을 발전시키는 것이다.[1-3] 보조기 관리를 위한 목표 설정은 세 가지의 광범위한 분류(손상 방지, 기능적 제한 감소, 장애 최소화)가 포함된다. 미국 물리치료 협회(American Physical Therapy Association)에서는 이러한 용어들을 임상 물리치료 안내(Guide to Physical Therapist Practice)에서 정의하였다.[4]

장기 목표
(LONG-TERM GOALS)

장기 목표는 사회에서 자신의 바람직한 역할을 회복하는 것과 관련된다. 임상 물리치료 안내에 의하면, 손상은 "생리적, 심리적, 또는 해부학적 구조와 기능의 손상 또는 비정상"[4] 이라고 하였다. 이러한 정의를 사용한 보조기 관리를 위한 적절한 장기 목표는 통증경감, 연부조직(soft tissue) 구축 방지, 정상적인 근력 향상, 전체 관절가동범위의 회복, 근골격계 장애 방지이다.[5] 표 10-1은 손상을 방지하기 위한 보조기 관리의 장기 목표를 설명한다.

기능적 제한은 습관적 방법에서 주어진 의무 또는 활동을 수행하기 위한 사람의 능력에 한계를 가져온다. 기능적 제한을 최소화하도록 고안된 보조기는 동적 균형을 향상시키고, 균형을 보조하고, 일상생활 수행을 보다 더 증진시키기 위해 사용될 수 있다. 동적 균형을 증진하는 장기 목표의 예는 평지에서 걷기, 침대에서 휠체어로 이동하기, 최소한의 보조로 침대에서 옆으로 구르기의 독립성을 포함한다. 균형을 보조하는 보조기들은 앉거나 서는 동안 사람을 보조할 수 있다. 일상생활동작의 더 나은 수행을 향상시키기 위해 보조기는 먹기, 옷 입기, 개인위생에서 독립적일 수 있도록 고안되어진다. 기능적 제한을 최소화하도록 고안된 보조기의

표 10-1

장기 목표: 손상 방지를 위한 보조기 관리

(Long-Term Goals: Orthotic Management for Preventing Impairments)

- 변형을 예방
- 부종 예방 또는 감소
- 관절 가동성 유지 또는 증진
- 과운동성 예방
- 관절 안정성 증진
- 최적의 관절 정렬 획득
- 참을 수 있게 압력 분배
- 비대한 흉터(hypertrophic scarring) 예방
- 근력(strength) 증진
- 통증 최소화 또는 감소

표 10-2

장기 목표: 기능적 제한에 대한 보조기 관리

(Long-Term Goals: Orthotic Management for Functional Limitations)

- 독립적 보행의 최대 수준을 성취하기
- 모든 지지면으로부터 독립적으로 이동하기
- 침대 이동성에 있어 독립성 성취하기
- 모든 먹기, 음식 준비, 청소활동을 독립적으로 수행하기
- 모든 개인위생과 몸단장 활동을 독립적으로 수행하기
- 독립적으로 옷 입고 벗기
- 모든 집안 청소와 일상 활동 독립적으로 수행하기
- 독립적으로 모든 정원과 잔디 가꾸기
- 독립적으로 자동차 작동하기
- 환자의 작업의 일상적 과제를 독립적으로 수행하기
- 여가 시간 활동에 독립적으로 참여하기

장기 목표는 표 10-2에 제시되었다.

보조기의 목표설정의 세 번째 분류는 장애를 최소화하는 것과 관계있다. 이러한 맥락에서, "장애"는 특정 물리적 환경 내의 주어진 사회적 환경(setting)에서 적절한 사회적 역할을 수행하는 것을 방해하는 개인적 상태로 설명한다.[6] 불안전한(unstable) 무릎을 가진 고등학교 야구부원의 보조기 관리에 대한 장기 목표는 시합 기간동안 무릎에 대한 추후 손상을 최소화하는 것이다. 기능적 제한을 최소화하기 위한 보조기 관리의 장기 목표 예들은 표 10-3에 제시하였다.

표 10-3
장기 목표: 장애에 대한 보조기 관리
(Long-Term Goals: Orthotic Management for Disability)

- 남편 또는 아내로서의 역할 회복하기
- 기능적 부모 역할하기
- 고등학교 학생과 대학대표 운동선수의 역할 회복하기
- 학령기 전 활동에 친구와 참여하기

단기 목표 (SHORT-TERM GOALS)

단기 목표는 장기 목표로부터 추론한다. 각각의 단기 목표는 관찰가능하고, 측정가능한 것으로 기간을 명시해야 한다. 예를 들어, 비골 신경질환으로 인한 발목 하수(foot drop)가 있는 환자는 넘어짐 없이 5m를 걷는 것이 어렵다. 정상적으로 걷기 위한 능력을 갖기 위해 환자는 동기화되어지고 건강상태가 좋아야 한다. 장기 목표는 후엽 스프링 단하지보조기(AFO-PLS)를 사용하여 편평한 면 위와 계단에서 독립적 보행을 하는 것이 될 수 있다. 환자가 처음 보조기를 착용할 때 그는 동적 균형에 어려움이 있고 지구력에 제한이 있다. 단기 목표는 "환자가 2주 이내에 하루에 두 번씩 35m 거리를 후엽 스프링 단하지보조기(AFO-PLS)를 착용하고 접촉에 주의하여 편평한 면 위를 안전하게 보행할 수 있게 될 것이다"로 설정할 수 있다. 단기 목표의 기술을 훈련하는 것은 이 장 끝부분에 제시되어있다.

치료 계획 (TREATMENT PLANNING)

장기 목표와 단기 목표를 설정한 후, 재활의 다음 단계는 치료 계획을 세우는 것이다. 이 계획은 환자가 지정한 기간 내에 단기 목표를 성취하는 것을 가능하게 하고 퇴원까지 장기 목표를 성취하게 한다. 보조기를 착용하고 벗는 것을 훈련하고 피부와 장치에 대한 적절한 관리를 교육하는 것은 보조기를 포함한 치료 계획의 일부분이다.

임상가는 환자에게 피부와 연부조직이 새로운 장치에 적응할 수 있기 위해 필요한 적응기간을 설명해야한다. 적응 시간의 기간은 환자의 신체적 상태와 보조기의 범위에 의존적이다. 피부 보전이 취약하고, 상당한 약화가 있고, 많은 구축을 가진 장하지보조기(KAFO)가 필요한 사람은, 발 보조기를 착용한 튼튼하고 건강한 운동가보다 적응하는데 더 오랜 시간이 걸릴 것이다.

초기에, 보조기가 평가되고 인도된 후, 환자는 한번에 2시간미만 동안 보조기를 착용해야한다. 보조기를 벗어서 피부를 관찰해야한다. 발적(redness) 부위에 대해서는 피부가 정상 색(color)으로 돌아오는지를 5~10분 이후 재조사해야 한다. 지속되는 발적, 수포, 상처가 있으면 환자가 보조기를 착용하는 것을 중단시키고 가능하면 빨리 그것을 제작한 보조기제작사와 연락해야 한다.[7] 만일 환자가 한정된 기간동안 보조기 착용을 인내한다면, 착용 시간은 점차적으로 증가될 수 있다. 각 기간이 연장되어지고, 환자는 보조기를 벗는 동안 피부 검사를 해야 한다. 이러한 방법으로 하루 종일 안전하게 보조기를 착용할 수 있게 될 때까지 보조기 착용에 대한 지구력이 향상될 수 있다.

하지에 대한 보조기는 신발과 걷는 면에 영향을 준다. 환자는 울퉁불퉁한 지형, 계단, 경사로, 모래, 자갈, 얼음과 같은 불안정한 면을 움직이는 것을 가르쳐야한다. 울퉁불퉁하거나 탄력 있는 면 위에서 맞추어진 경성 발목 단하지보조기(AFO-SAs)를 착용하여 걷는 것은 부주의한 무릎 굴곡을 유발할 수 있다. 경사면에 대해 발이 직각을 이루어(perpendicular) 경사로를 오르는 것과 또는 지그재그 모양으로 "갈지자로 가는"것과 같은 전략은 과제를 성취할 수 있게 한다. 주요한 인지 손상이 없는 개인들은 환경적 문제를 보상하기 위한 그들 자신의 기술을 발전시키도록 격려를 받게 된다. 그래서 그들은 보조기를 착용하는 동안 조정하는 것을 느낄 수 있다. 환자가 주어진 과제에 대해 각각의 접근을 시도하는 동안, 임상가는 각 경험의 장점에 대해 피드백을 제공한다. 임상가는 그들의 환자가 자주 방문하는 다양한 장소에 친숙해야 하고 환자와 각각의 장소에서 취할 자세에 대한 도전을 토론해야 한다. 특별히 위험한 상황에 대해, 임상가와 환자는 보조기를 착용하기 위하여 그 장소를 방문해야 한다. 치료실에서 위험물을 재현하는 것은 환자가 문제에 대해 다양한 해결방안을 시험하도록 할 것이다.

심각한 인지 손상이 있는 환자를 위해서, 임상가는 과제를 분석하고, 과제를 그것의 요소들로 분류하고, 그 이후에 환자가 각각의 하위과제를 훈련하도록 해야 한다. 예를 들어, 임상가는 환자가 불규칙하거나 고른 면을 확인하는 것을 도우면서 시작할 수 있다. 다음 단계는 환자에 대해 특정 전략을 선택하고 그 전략에 대해 환자에게 훈련한다. 간단한 지시가 훈련을 강화하고 환자가 기술을 기억하도록 도와줄 수 있다. 예를 들어, 계단을 오를 때; "좋은 쪽(발)을 위에 나쁜 쪽(발)은 아래에" 미끄러운 면 위를 걸을 때: "미끄러질 때, 다리를 넓게 걷기" 이러한 것은 환자가 걷는 지지면(walking base)을 넓히도록 상기시킨다.

퇴원을 위한 기준
(CRITERIA FOR DISCHARGE)

환자는 장기 목표를 성취하거나 임상가가 최초의 목적이 현실적이지 않다고 결정할 때 치료실에서 퇴원하게 된다. 후자의 경우 목표를 재수정한다; 퇴원은 재수정된 목표를 성취할 때 적합하다. 어떤 환자들은 보조기 착용을 거부한다. 그들은 사용하는데 있어 보조기가 보기 싫거나, 무겁거나, 착용하기가 어렵다고 생각한다. 보조기 사용을 거절하는 사람들은 그들이 더 이상 보조기 중재로부터 유리한 점을 찾기 어렵기 때문에 치료실에서 퇴원하게 된다. 환자와 치료 팀의 모든 구성원 사이의 원활한 의사소통은 공통적으로 동의할 수 있는 퇴원을 하게 한다.

보조기 관리
(CARE OF ORTHOSES)

구조화된 보조기 관리 프로그램은[8, 9] 보조기 사용이 기대되는 기간동안 보조기가 적절하게 기능하도록 하기 위해 모든 치료 계획의 일부가 된다. 보조기는 착용하지 않을 때 탁자 위나 바닥 위에서 연장된 정렬선 상에 놓여야 한다.

구성요소 | *Components*

신발 (Shoes)

- 밤에 신발을 물기 없이 말린다; 이상적으로, 대체용 신발은 하루하루 바람에 말릴 수 있도록 하고, 그 신발은 보조기의 나머지로부터 분리될 수 있다.
- 신발의 본래의 형태를 유지하기 위해 구두의 골(shoe trees)을 사용한다.
- 신발을 착용하기 전에 있을 수 있는 파편을 제거하기 위해 신발을 털어낸다.

- 뒤 굽(heels)과 신발창(soles)은 잘 수선하여 둔다.
- 안감이 닳거나 찢어짐 없이 완전한 지를 살펴본다; 만일 그렇지 않다면 구두를 재수선 한다.
- 신발창으로부터 못이 튀어나온 것이 있는지 신발의 내부를 점검한다.
- 신발을 스터럽(stirrup)에 고정(rivet) 시켰다면, 아무것도 분리되지 않도록 리벳을 점검한다; 만일 리벳이 헐겁다면, 수리를 위해 보조기제작사에게 보조기를 다시 보낸다.
- 눈, 진흙, 호우로부터 신발을 보호하라; 만일 신발이 젖게 되면, 신발 골(insert shoe trees) 또는 신문지와 같은 재료(stuff)를 신발에 삽입하고 신발을 열을 가해 말리도록 한다.

플라스틱 받침 (Plastic Shells)

- 경성 비누를 엷게 탄 용액과 물로 천을 적셔 닦는다.
- 차가운 물 또는 뜨거운 물에 보조기를 담그지 않는다.
- 헤어드라이어 또는 다른 열기구로 보조기를 말리지 않는다.
- 햇볕아래 자동차를 주차한 곳에 보조기를 놓아두는 것과 같은 열과의 접촉을 피한다.
- 열에 노출되어 나타나는 표면의 흠집을 점검한다.
- 일정한 몸무게를 유지하고 가장 자리 압박을 피하기 위해 부종을 조절한다.
- 아동용 보조기에서, 연부조직에 움푹 들어간 곳이 없도록 가장자리를 제작하기 위해 3개월마다 받침의 적합성을 점검한다.

금속 관절 (Metal Joints)

- 관절면을 청결하게 유지한다; 탈지면 또는 머리핀과 같은 가는 철사로 파편을 점검하고 제거한다.
- 일주일에 한번, 가죽이나 천부분에 오일(oil)이 떨어지지 않도록 주의하여, 기계 오일을 떨어뜨려 관절에 기름을 칠한다.
- 보조기 기능이 원활하게 되도록 잠김 메커니즘을 점검한다; 만일 잘 되지 않으면 보조기제작사에게 보조기를 다시 보낸다.

금속 지주 (Metal Uprights)

- 보조기는 매주 나사와 볼트의 헐거움이나 분실에 대해 점검하고 필요하다면 원위치 시킨다.
- 아동용 보조기의 경우, 보조기가 여전히 적절하게 잘 맞는지를 확인하기 위해 3개월마다 점검한다.

금속 밴드 (Metal Bands)

- 아동용 보조기의 경우, 밴드의 가장자리가 연부조직을 움푹 들어가도록 하는지를 확인하기 위해 3개월마다 맞춤을 점검한다. 만일 밴드가 너무 작아졌다면 밴드를 확장하기 위해 아동과 함께 보조기를 보조기제작사에게 가져간다.

재료 | *Material*

가죽 (Leather)

- 밴드의 내부 면은 대체로 경성 비누를 엷게 탄 용액과 물을 축인 천으로 닦을 수 있는 말가죽으로 덮여있다.
- 밴드의 외부 면은 대체로 쇠가죽으로 되어 있다; 안장용 비누(saddle soap)를 적신 천은 얼룩 부위를 제거할 수 있다.
- 다른 가죽부위는 대체로 안장용 비누(saddle soap)로 깨끗이 할 수 있는 쇠가죽으로 되어 있다.

천 (Fabric)

- 보조기와 피부사이에는 깨끗한 천을 착용한다; 하지보조기에 대해 천이 땀을 흡수하기 때문에 면 스타킹(hose)이 적합하다. 나일론 스타킹은 마찰을 줄여준다. 스타킹은 보조기의 상단보다 약간 더 높이 착용한다. 상지보조기에는 관모양의 면(tubular cotton) 또는 인조 스타키넷(synthetic stockinette)을 착용한다. 천추, 요천추, 흉요 천추 보조기에는 면 티 셔츠를 착용한다. 경부보조기에는 스타키넷을 착용한다.

- 분리할 수 있다면 인조 천은 완만한 주기로 세탁기에서 세탁할 수 있다.
- 다른 천들은 얼룩을 깨끗이 할 수 있다.

액세서리 | *Accessories*

버클 (Buckles)

- 버클이 잘 수선되었는지를 점검한다.

끈 (Laces)

- 특히 단단한 면(rigid surface)과 접촉되는 부위의 끈을 점검한다.
- 예상치 못한 손상을 피하기 위해 끈은 6개월마다 교체한다.

스트랩 (Straps)

- 잠김이 적절할 수 있도록 희석된 비눗물을 칫솔에 묻혀 벨크로(hook-and-pile) 스트랩을 청결히 한다; 바깥 환경이나 의복으로부터 파편들이 스트랩의 면에 달라붙는 경향이 있다.
- 특히 스트랩이 단단한 면(rigid surface)과 접촉하는 부위의 가죽과 천 스트랩을 점검하고 필요하면 재위치 시킨다.

강선 (Wires)

- 습기로부터 강선을 보호한다.
- 특히 보조기를 착용하여 한 장소에서 다른 곳으로 이동을 하는 동안 강선에 과도한 견인을 피한다.

배터리 (Batteries)

- 밤마다 배터리를 재충전한다.
- 원래의 세트가 재충전되는 동안 사용하기 위해서나 원래의 배터리에 교체가 필요할 때 사용하기 위해 또 다른 배터리 세트를 보유한다.
- 6개월마다 배터리가 최적으로 기능할 수 있는지를 확인하기 위해 전류계로 배터리를 점검한다; 배터리가 작동하지 않으면 배터리를 교환한다.

요약
(SUMMARY)

보조기 관리가 지시될 때, 임상가는 장기 목표, 단기 목표, 치료 계획을 설정해야 한다. 목표 설정은 손상을 방지하고, 기능적 제한을 감소하고, 장애를 최소화하는 것을 포함한다. 단기 목표는 특정 장기 목표로부터 유도하여야 하고 관찰이 가능하고, 측정이 가능해야 하며, 일정한 기간을 가지고 있어야 한다. 치료 계획은 환자가 그들의 목표를 성취할 수 있도록 한다. 계획은 보조기의 착용과 벗기, 관리에 관한 훈련을 포함해야 한다. 적응기간은 환자가 장치를 착용하는데 익숙해지도록 한다. 임상가는 문제에 대한 대처 전략을 발전시키고 환경에서 위험함을 피할 수 있도록 하기 위해 환자에게 하지보조기 착용을 숙지시켜야 한다. 임상가는 손상으로부터 환자를 안내할 수 있어야 하고 치료전략 기간동안 피드백을 제공한다. 임상가가 전략을 제공하고 특정 접근법으로 환자를 훈련할 때 인지 손상을 가진 사람에게도 유익하다. 환자는 장기 목표가 성취될 때 또는 임상가가 추가적인 중재로부터 이득이 없는 것으로 판단될 때 퇴원을 시킨다. 보조기 관리는 정기적인 점검과 구성요소들, 재료들, 그리고 액세서리의 상태에 대한 주의를 필요로 한다.

질문
(THOUGHT QUESTIONS)

1. 장기 및 단기 목표 사이의 차이를 구별하시오.
2. 장하지보조기(KAFO)를 착용한 T8 척수손상환

자에 대한 적응시간의 개요를 설명하시오.

3. 임상가가 후엽 스프링 단하지보조기(AFO-PLS)의 안전한 사용에 대해 인지손상이 있는 환자에게 어떻게 지시할 수 있는가?
4. 12세의 척추측만증이 있는 Susan은 보조기를 착용하는 것을 거부하였다. 그녀가 치료계획을 받아들이도록 도울 수 있는 몇 가지 기술들을 제시하시오.

참고문헌
(REFERENCES)

1. Coulehan JL, Block MR. *The Medical Interview: A Primer for Students of the Art.* 2nd ed. Philadelphia, Pa: FA Davis; 1992.
2. Kleinman A. *Patients and Healers in the Context of Culture : An Exploration of the Borderland Between Anthropological Medicine and Psychiatry.* Berkeley, Calif: UniVersity of California Pless; 1980.
3. Parry K. Culture and personal meanings. *PT Magazine.* 1994;2:39-45.
4. American Physical Therapy Association. *Guide to Physical Therapist Practice.* Alexandria. Va: American Physical Therapy Association; 1999.
5. McCollough NC. Biomechanical analysis systems for orthotic prescription. In: American Academy of Orthopaedic Surgeons. *Atlas of Orthotics.* 2nd ed. St. Louis, Mo: CV Mosby; 1985:34-75.
6. Verbrugge L, Jette A. The disablement process. *Soc Sci Med.* 1994;38:1-4.
7. Marshall AT. *Care & Use Guide: Plastic Ankle-Foot Orthosis.* Alexandria, Va: American Academy of Orthotists and Prosthetists; 1986.
8. Edelstein JE. Orthotic assessment and management. In: O'Sullivan SB, Schmitz TJ, ed. *Physical Rehabilitation: Assessment and Treatment.* 4th ed. Philadelphia, Pa: FA Davis; 2001:1025-1060.
9. Redford JB. Principles of orthotic devices. In: Redford JB, ed. *Orthotics Etcetera.* 3rd ed. Baltimore, Md: Williams & Wilkins; 1986:1-21.

추천도서
(RECOMMENDED READING)

Lower Limb Orthotics. New York, NY: New York University; 1986.

사례 연구 (CASE STUDIES)

다음 사례에 대해 장기 목표와 단기 목표 설정과 치료 계획을 세우시오.

- 66세인 AB는 페인트의 납에 몇 년간 노출되어 왼쪽 비골신경병(peroneal neuropathy)을 갖게 된 은퇴한 도장공이다. 그는 인슐린 비의존형 당뇨병도 있어 두 발바닥에서 날카롭고 무딘 자극을 구별하거나 가벼운 자극을 느끼지 못한다. 그는 두 눈의 백내장을 제거하였고 현재는 두꺼운 안경을 쓴다. 그는 만족하게 평가받고 수용하여 후엽 스프링 단하지보조기(AFO-PLS)를 착용하고 있다. AB씨 부인은 그의 치료 회기에 함께 참여하였다. 그들은 그들의 결혼 40주년을 축하할 수 있었던 것을 자랑하였다. AB씨 부인은 남편의 건강에 대해 염려하였고 그의 발과 건강을 되찾을 수 있는 것에 대해 "그것이 무엇이건 간에" 하기를 원했다.
- FV는 경직성 왼쪽 편마비가 있는 72세의 독거 노인이다. 그녀의 왼발은 10° 정도의 저측 굴곡을 유지하고 그녀의 왼쪽 무릎은 구부려져있어 그녀가 다리로 계단을 오를 때 과신전되어 꺾인다. 그녀는 왼쪽 견관절에 1인치 정도의 아탈구가 있다; 그녀의 왼손은 주먹이 쥐어지고 기능적이지 못하다. 그녀는 왼쪽편의 동측성 반맹증(homonymous hemianopsia)과 왼편 무시(neglect), 옷 입기 실행증(dressing apraxia)이 있다. 그녀는 또한 분명치 않은 발음과 입의 왼쪽 편에서 침을 흘리는 경향이 있다. 보조기 클리닉은 반나선형 보조기(hemispiral AFO)와 손목-손 고정장치(wrist-hand stabilizer) 그리고 어깨 팔걸이(shoulder sling)를 처방하였다.
- DT는 아들의 생일 파티를 준비하는 중 바베큐를 하는 동안 숯에 불을 붙일 때 그의 얼굴, 양 손, 양쪽 전완에 2~3도의 화상을 당한 36세의 전화 수리공이다. 스프린트를 양쪽 손과 전완에 제작하였다; 마스크는 그의 얼굴에 제작되었다. DT씨는 직장에 다시 돌아갈 수 있을 지에 대해 걱정하였다.
- MC는 2세의 여아로 L4 이하에 감각과 운동 조절이 되지 않는 이분척수증(spina bifida) 환자이다. 그녀는 현재 스스로 당겨서 일어서는 자세를 취하고 혼자 소파 주위를 맴돈다. 그녀는 양쪽 경성 발목 단하지보조기(AFO-SAs)를 맞추었고 치료를 위해 치료실에 의뢰되었다.
- RA는 특발성 척추측만증(idiopathic scoliosis)이 있는 12세의 학생이다. 그녀는 최근 뼈돌기(spur)가 성장하였고 그 결과 만곡이 증가되었다. 그녀는 덥고, 부피가 크고, 눈에 보이는 몸통 자켓(body jacket)을 싫어한다. 그녀의 주치의는 만일 만곡이 보조기를 착용하여 교정되지 않으면, 척추를 수술적으로 고정해야 될 것이라고 경고하였다.
- FN은 그의 딸이 그의 손 위에 차 문을 세게 닫는 우연한 사고를 당해 세 개의 왼쪽 손가락이 절단된 47세의 회계사이다. 손가락은 수술로 재봉합하였다. 그는 손목-손 고정장치(wrist-hand stabilizer)와 손가락 굴곡 보조기를 맞추었다.

찾아보기
(Index)

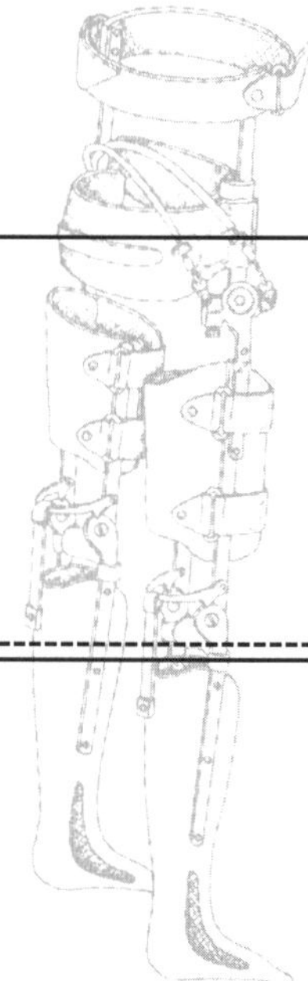

2점 보행(two-point gait), 97
3/4 길이의 인서트(three-quarter insert), 29
4점 보행(four-pont gait), 97

Atlanta 보조기(일명 Scottish Rite), 103
"A"자형 기립 틀("A" standing frame), 93

Balmoral 구두목, 24
Birko Cork, 15
Blucher 구두목, 24
Boots, 96

Camp ToeOFF Gait Rehabilitation Orthosis, 58

feeder, 156

Kemblo, 16

Legg-Calvé-Perthes Disease, 102
low profile, 133
Lycra, 24
"L"자형 기립 틀("L" standing frame), 93

Neoprene, 24

ParaStep system, 101

Spandex, 24
Spenco, 16
Spreader Bar, 97
Standing-Walking-and-Sitting-Hip (SWASH) 보조기, 105
Swivel 보행기(Swivel Walker), 93

Thermocork , 15

Toronto 보조기, 103
Trilateral 보조기, 103

Up and About, 97

Vannini-Rizzoli Stabilizing 단하지보조기, 96
Walk-A-Bout, 97

가단성(전성, malleability), 12
가소성(plasticity), 12
가슴끈(chest harness), 102
가장자리(brim), 59
가죽 무릎 패드(leather knee pad), 75
가죽-금속 단하지보조기(leather-metal AFOs), 54
갈고리발가락(claw toes), 117
갈퀴손 장애(claw hand deformity), 149
강도 (Strength), 10
강직도(stiffness), 11
개방기포 수지(open-cell neoprene), 33
개방형 구두목(open lacing), 24
거각관절(talocrural joint), 47
거대 척수 움직임(gross spinal movement), 131
건너뛰기 보행(swing-through gait), 97
걸음 잠금(Step Lock), 74
격자 창(waffle sole), 28
견갑간 밴드(interscapular band), 129
견인력(distraction), 10
경골 내반(tibia varum), 12
경골 내염전(interanl tibial torsion), 37
경골 앞 밴드(pretibial band), 171
경골평원부(tibial plateau), 116
경기장용 신발(field shoes), 28
경부 링(neck ring), 132
경성 또는 경첩 발목(solid or hinged ankle), 70
경성 발목 단하지보조기(solid ankle AFO; AFO-SA), 48
경성 배측 밴드(rigid dorsal band), 100
경성 수직 세움대(rigid vertical posts), 135
경성 체간-고관절-장하지보조기(Rigid THKAFO), 99
경성 틀(rigid frame), 131
경성 플라스틱 판(rigid plastic plate), 127
경정맥 절흔(jugular notch), 132
경직(spasticity), 48
경첩 슬관절(hinged knee joint), 81
경흉요천추 보조기(cervicothoracolumbosacral orthosis, CTLSO), 132
고관절 들림(hip hiking), 123
고관절 외전 장하지보조기(hip abduction KAFO), 104, 105
고관절 탈구(Hip Dislocation), 102
고리걸이(hook-and-pile), 23
고리잠금(drop ring), 72
고정형 모델(solid model), 54
골반대(pelvic girdle), 132
골절 보조기(fracture orthosis), 78
공기 스프린트(air splint), 53
공기압축식(pneumatic), 154
공기팽창식 스프린트(inflatable splint), 10
괸목(balsa wood), 15
관절성형술(arthroplasty), 105
교원질 침착(collagen deposition), 166
교정용(corrective), 147
구두굽 거상(heel elevation), 35
구두굽 벌어짐(heel flare), 34
구두굽 보조기(heel orthosis), 31
구두굽 월형(heel counter), 26
구두굽, 25
구두목, 24
구두창(Sole), 25
굴곡 경첩 보조기(flexor hinge orthosis), 149
균형 잡힌 전완 보조기(balanced forearm orthosis, BFO), 156

금속 강선(cable), 100
금속-가죽 단하지보조기(metal-leather AFO), 58
기관절개술 관(tracheotomy tube), 135
기능적 전기자극(functional electrical stimulation, FES), 101
기립 틀(Standing Frame), 92
기본적 대립 보조기(basic opponens orthosis), 148
긴장 감소 단하지보조기(TRAFOs), 52
깔쭉 톱니바퀴 잠금(ratchet lock), 74

나이트 보조기(Knight spinal brace), 128
나이트-테일러 보조기(Knight-Taylor brace), 130
내반-교정 스트랩(varus-correction strap), 58
내반족(pes varus), 31, 47
내부 구두굽 수정(interanl heel modification), 30
내측 경골과(medial tibial condyle), 47
내측 구두굽 웨지(medial heel wedge[post]), 32
내측 수직 윤각(medial vertical contour), 32
내측으로 긴 월형(medial long counter), 26, 32
네오프렌(neoprene), 15

다공성(porous), 13
다리길이 차이(leg-length discrepancy), 35
다수-스트랩(multiple-strap), 154
다이얼 보조기 슬관절(dial knee joint), 72
다축 보조기 슬관절(polycentric knee joints), 72
단대립보조기(short oppones splint), 148
단량체(monomer), 12
단일-스트랩(single-strap), 154
단추구멍 기형(boutonniere deformity), 152
단축 관절(single axis joints), 70
단축 보조기 슬관절(single axis joint), 72
단화(low quarter shoes), 97
단화(low shoe), 117
당뇨병성 발 궤양, 28
대량생산(mass-produced) 보조기, 115
대립 막대(opponens bar), 148
대전자(greater trochanter), 119
대퇴 받침(thigh shell), 70
대퇴 수준 스프링 부하 이완 장치(thigh-level spring-loaded release), 73
대퇴사두근(quadriceps), 48
데니스 브라운 스프린트(Denis Browne splint), 37
데크론 허리밸트(dacron waist belt), 105
동적 검사(dynamic examination), 116
뒤꿈치 들기(vaulting), 123
뒷공간이 열린 구두(open back, "sling back" shoe), 23
듀센 근이영양증, 171
등중심 상반 보행 보조기(isocentric reciprocating gait orthosis), 97
뛰기 보행(swing-to gait), 97

라미네이션(층판을 쌓는 것, lamination), 117
라이너(liner), 16
라텍스 폼, 16
락커 바(Rocker Bar), 34
로커 기전(rocker mechanism), 49

망원경 같은 중심 봉(telescoping central rod), 94
망치발가락 변형(hammer toe deformity), 117
맞춤 구두(custom-made shoe), 22
맞춤형 보조기, 17
매듭죔쇠(buckles), 23
면 스타키넷(cotton stockinette), 135
면 플란넬(cotton flannel), 16
면(cotton), 16
모노필라멘트, 29
모직 펠트(wool felt), 16
모직, 16
목발(crutches), 171
무릎 선반(lap tray), 170
무릎 위 밴드(suprapatellar band), 171

무릎 패드, 171

미네르바 디자인(Minerva design), 137

밀워키 보조기(Milwaukee orthosis), 132

밀폐 기포 네오프렌 스펀지(closed-cell neoprene sponge), 33

밀폐기포 폴리에틸렌 수지(closed-cell polyethylene foam), 33

바닥 또는 지면 반발력(floor or ground reaction force), 8

바닥 반작용 보조기(floor reaction orthosis), 52

바른 자세(upright posture), 168

반경성 플라스틱 재킷(semirigid plastic jacket), 128

반금속(metalloids), 13

반복적 운동 좌상(repetitive motion strain), 149

반장화(high quarter shoes), 97

반흔(scar), 117

발 보조기(foot orthosess), 6

발 보조기기사(pedorthist), 2

발가락 끌기(toe drag), 122

발동장치(acturator), 150

발차기(kicking), 102

배측굴곡 정지(dorsiflexion stop), 56

벨트(belt), 126

보상용(substitutive), 147

보스턴 보조기(Boston orthosis), 133

보조기제작사(orthotist), 1

보조기학(orthotics), 1

보조용(assistive), 147

보행기(walker), 171

보행대(parallel bar), 92

보호용(protective), 147

본(impression), 36

본창 (Outer Sole), 34, 21, 25

볼베어링 소켓(ball-bearing receptacle), 156

볼스터(bolsters), 171

부목(brace), 147

부식 저항(corrosion resistance), 12

부식성 관절염(septic arthritis), 104, 105

부적절한 이동(inadequate transition), 122

부채꼴의 잠금(fan lock), 74

부츠(boot or bootie), 23, 27

부하수용기(loading response), 47

분리형 모델(split model), 54

분절적 움직임(segmental movement), 131

브레이스(brace), 1

브림(brim), 119

비골신경(peroneal nerve), 7

비대한 흉터(hypertrophic scar), 171

뻣뻣한 다리 보행(stiff-legged gait), 121

사변형(quadrilateral), 78

사선지주(oblique upright), 128

사지마비(tetraplegia), 149

상과 장하지보조기(supracondylar KAFO), 76, 80

상반 보행 보조기(Reciprocating Gait Orthosis, RGO), 99

상부 치골 판(suprapubic plate), 131

상슬개골 밴드(suprapatellar band), 75

상완 커프 팔걸이(humeral cuff sling), 154, 155

상완관절와(glenohumeral fossae), 155

상완절단 의지(transhumeral prosthesis), 153

상전장골극(ASIS), 132

상후장골극(PSIS), 132

샌달(sandal), 28

생리학적 소모지수(physiologic cost index), 101

샤르코-마리-투스병(Charcot-Marie-Tooth disease), 58

석고모델(plaster model), 13

선심(toe box), 117, 26

섬유 슬관절보조기(fabric KOs), 82

섬유성 복대(abdominal front), 127

손 가리개(gauntlets), 166
손가락 고정 장치(finger stabilizers), 149
손가락 관절 굽힘 장치(knuckle bender), 152
손목 굴곡 조절(wrist flexion control), 149
손목 하수(wrist drop), 159
손목-작동형 잡기 보조기(wrist-driven prehension WHO), 149
손바닥 막대(palmar bar), 148
손잡이(bail), 73
수근관절-수부 보조기(wrist-hand orthosis, WHOs), 147
수근관증후근(carpal tunnel syndrome), 151
수부 보조기(hand orthosis, HOs), 147
수술적 장치(surgical appliance), 1
수장궁(transverse palmar arch), 148
수직 강화 지지대(vertical reinforcing stay), 126
수직력(vertical force), 9
수직의 스트립(vertical strip), 46
수평힘(horizontal force), 9
스웨덴식 슬관절보조기(Swedish knee cage), 80
스프린트(splint), 147
슬개골 건 부하(patellar tendon bearing; PTB), 59
슬개골 연화증(patellar chondromalacia), 79
시험용 장치(traial device), 35
신경근육 전기적 자극(neuromuscular electrical stimulation), 152
신근 경직(extensor spasticity), 52
신근 협력작용(extensor synergy), 48
신연 응력(tensile stress), 10
실리콘 겔(silicon gel), 33
십자형 디자인(cruciform design), 131

아우트리거(outrigger), 168
아치 지지대(arch support), 32
안정 스프린트(resting splint), 151
안정화 부츠(stabilizing boots), 96
안창(inner sole), 25
압력원리(pressure system), 8
압박 응력(compressive stress), 10
압박의복(pressure garments), 165
압축성(compressibility), 13
앞쪽 근위 받침(anterior proximal shell), 77
액와 구축(axillary contracture), 155
액와 스트랩(axillary strap), 129
양발 지지기간(double support phase), 100
양성모델(positive model), 17
양측 금속 지주(bilateral metal uprights), 70
양측 지주(bilateral upright), 58
어깨 외전 보조기(shoulder abductor orthosis), 155
엄지 건막류(bunion), 8
엄지 웹(thenar web), 148
엄지 패드(thumb pad), 148
얽퍼(upper), 22
에어플레인 스프린트(airplane splint), 155
에틸렌 비닐 아세테이트(ethylene vinyl acetate), 28
역 손가락 관절 굽힘 장치(reverse knuckle bender), 152
연골형성질환(chondroplastic disease), 102
연성 칼라(soft collars), 135
연속적 수동적 운동(continuous passive motion), 170
연속적 정적 스프린트(serial static splinting), 170
연속적인 캐스팅(serial casting), 170
열가소성 플라스틱 (Thermoplastic), 12
열경화성 플라스틱 (Thermosets), 13
염력(torsional force), 26
옥스퍼드 신발, 23
완전한 길이의 인서트(full-length insert), 29
외반-교정 스트랩(valgus-correction strap), 58
외반슬(genu valgum), 8
외전 막대(abduction bar), 148
외측으로 벌어져 있는 화형(outflared last), 27

요족(pes cavus), 32
요천추 굴곡 신전 조절 보조기(lumbosacral flexion extension control orthosis, LS FEO), 127
요천추 굴곡 신전 측방 조절 보조기(lumbosacral flexion extension lateral control orthosis, LS FELO), 128
요천추 굴곡 신전 측방 회전 조절 보조기(lumbosacral flexion extension lateral rotary control orthosis, LS FELRO), 129
요천추 신전 측방 조절 보조기(lumbosacral extension lateral control orthosis, LS ELO), 128
요천추보조기(Lumbosacral Orthoses), 126
욕창(decubitus ulcers), 171
운동학적(kinematics), 120
웅크리는 자세(crouched posture), 9
워킹 슈즈(walking shoes), 27
원위대퇴밴드(distal thigh band), 119
월형(counter), 117
윌리암 보조기(Williams brace), 128
유니버셜 커프(universal cuff), 151
유아용 구두(toddlers' shoes), 27
유압식(hydraulic), 154
유지 버튼(retention button), 73
육아조직(granulation tissue), 166
음성모델(negative model), 17
응력(stress), 10, 11
이분척수(spina bifida), 91
이중 방 공기 스프린트(double chamber air splint), 82
이중채널 조절 발목 잠금(bichannal adjustable ankle lock, BiCAAL), 57
임상 팀, 4
임시 신발(temporary shoe), 28
임프린트(imprint), 29

잠기지 않는 보조기 슬관절(unlock knee joint), 72
잡기 보조기(prehension orthosis), 159
잡기(prehension), 148
장대립보조기(long opponens splint), 148
장대퇴인대(iliofemoral ligament), 96
장딴지 받침(calf shell), 45, 59, 75
장식 못(studded), 28
장측 잡기(palmar prehension), 148
장측 전완 막대(palmar forearm bar), 149
재활용 슬관절보조기(Rehabilitative KOs), 80
저온 플라스틱(low-temperature plastic), 12
저자극성 플라스틱(hypoallergenic plastic), 13
저측굴곡 정지(plantar flexion stop), 55
전경골 밴드(pretibial band), 75
전기-작동형 잡기 수근관절-수부 보조기(electrically-driven prehension WHO), 150
전두 밴드(forehead band), 136
전면접촉식 인서트(total contact insert), 36
전반슬(genu recurvatum; back knee), 52, 77
전완 막대(forearm bar), 148
전완 바(forearm bar), 151
전완 받이(forearm tray), 170
전완 커프(forearm cuff), 153
절단선(trimline), 46
점진적 연속 스프린트(progressive serial splinting), 167, 170
점탄성 폴리머(visoelastic polymer), 33
정적 검사(static examination), 116
정형화, 22
제1형 지렛대, 156
제한된-움직임 정지(limited-motion stop), 56
족저골극(heel spur), 26, 30
족저근막염(plantar fasciitis), 31
종아리 받침(calf shell), 70
종아치(longitudianl arch), 27
종자골염(sesamoiditis), 33
좌골 부하 브림(ischial weight brim), 119
좌골 시트(ischial seat), 7

좌골받침(ischial seat), 78, 119
죔쇠 슬관절 보조기(turnbuckle knee orthosis), 10
주관절 고정 장치(elbow stabilizer), 153
중간입각기(midstance), 47
중수지절관절 신전 정지(metacarpophalangeal extension stop), 149
중심에 축회전 바(centrally pivoting bar), 100
중족골 축(metatarsal shaft) , 32
중족골 패드, 32
중창(midsole), 25
지주(upright), 55
지팡이(canes), 171
짝힘(couple force), 132

찰스턴 굽힘 보조기(Charleston bending brace), 134
척수손상(spinal cord injury), 91
척추골전위증(spondylolithesis), 133
척추보조기(spinal orthosis), 125
척추분리증(spondylolysis), 133
척추측만증(scoliosis), 132
척추후만증(kyphosis), 132
천(canvas), 24
천장보조기(sacroiliac orthosis), 126
첨내반족(talipes equinovarus), 37
첨족(pes equinus), 23
체간보조기(trunk orthosis), 125
체어백 보조기(chairback brace), 127
체중경감 밴드(weight-relieving band), 59
충분한 여유 공간이 있는 구두(extra-depth shoe), 23
측 굴곡 구축(plantar flexion contractures), 168

칼라(collar), 23, 135
코르셋(corset), 126
코일 스프링 시스템(coiled spring system), 26
콕업 보조기(cock-up splint), 149
쿠션, 171
퀴레스 디자인(cuirass design), 137
크레그-스코트 장하지보조기(Crag-Scott KAFO), 97

탄성(elasticity), 12
테두리를 가진 단하지보조기 | Flanged AFOs, 53
테일러 보조기(Taylor brace), 129
토마스 구두굽(Thomas heel), 34
톱니 모양의 잠금(serrated lock), 74
톱니멈춤쇠 잠금(pawl lock), 73

파라워커(ParaWalker), 101
파라포디움(Parapodium), 94
팔걸이 현수(sling suspension), 170
팔걸이(sling), 147
패턴 버텀 장하지보조기(KAFO with patten bottom), 59
패턴 버텀(pattern bottom), 7
편안한 신발(comfort shoes), 27
편측 지주(unilateral upright), 58, 70
평발(pes planus, pes valgus, pes planovalgus), 26, 31
폐쇄형 구두목(closed lacing), 24
폴리머(polymer), 12
폴리우레탄(polyure thane), 28
폼 베킹(foam backing), 80
폼 폴리머(foam polymer), 25
표면구획선(surface contour), 165
프랩(flap), 24
피로 저항력(fatigue resistance), 12
필라델피아 칼라(Philadelphia collar), 135

하이브리드 시스템(hybrid system), 101
하퇴밴드(calf band), 59
합금(alloys), 13
합성 직물 (Synthetic Fabrics), 16
합성수지(synthetic resins), 16

허리쇠(shank), 26
헤일로 보조기(halo orthosis), 137
현수끈(harness), 92, 154
환자맞춤형(custom-made) 보조기, 115
회선보행(circumduction), 123
회음부(perineum), 119
회전력(rotational force), 9
횡 후방요부 밴드(transverse dorsolumbar band), 93
후두골 판(occipital plate), 132
후방 공기팽창식 패드(posterior inflatable pad), 132
후방요부 판(dorsolumbar plate), 131
후엽 스프링 단하지보조기(AFO-posterior leaf spring), 46
후회백수염 증후군(postpolio syndrome), 58
훅과 파일 스트랩(hook-and-pile strap, velcro), 45
흉골 판(sternal plate), 131
흉골-후두골-하악골 고정기(sternal-occipital-mandibular immobilizer, SOMI), 136
흉골하 패드(substernal pads), 132
흉요천추 굴곡 신전 조절 보조기(thoracolumbosacral flexion extension control orthosis, TLS FEO), 129
흉요천추 굴곡 신전 측방 조절 보조기(thoracolumbosacral flexion extension lateral control orthosis, TLS FELO), 130, 132
흉요천추 굴곡 조절 보조기(thoracolumbosacral flexion control orthosis, TLS FO), 131
흉요천추 코르셋(thoracolumbosacral corset), 129
흉요천추보조기(thoracolumbosacral orthoses, TLSO), 126, 129
흔들 구두창(rocker sole), 50
흠집(blemishes), 117